# VOCÊ
## SEMPRE
# JOVEM

# MICHAEL F. ROIZEN
# MEHMET C. OZ

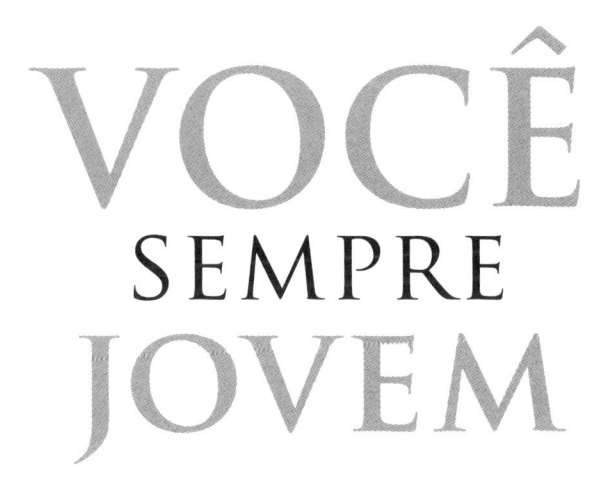

# VOCÊ SEMPRE JOVEM

## Estenda sua garantia de vida com qualidade

Tradução
Maria Clara De Biase W. Fernandes

Ilustração
Gary Hallgren

Título original
*You Staying Young*
The Owner's Manual for Extending Your Warranty

*Copyright* © 2007 *by* Michael F. Roizen, M.D., e Oz Works LLC
Todos os direitos reservados, incluindo o direito de reprodução no todo ou em parte sob qualquer forma, exceto com a prévia autorização por escrito do proprietário.

Direitos para a língua portuguesa reservados
com exclusividade para o Brasil à
EDITORA ROCCO LTDA.
Av. Presidente Wilson, 231 – 8º andar
20030-021 – Rio de Janeiro, RJ
Tel.: (21) 3525-2000 – Fax.: (21) 3525-2001
rocco@rocco.com.br
www.rocco.com.br

*Printed in Brazil* Impresso no Brasil

Preparação de originais
*Michelle Strzoda*

Adaptação de capa e projeto gráfico
*Fatima Agra*

Diagramação
*FA Editoração Eletrônica*

---

CIP – Brasil. Catalogação-na-fonte.
Sindicato Nacional dos Editores de Livros, RJ.

---

R644v
Roizen, Michael F.
    Você sempre jovem: estenda sua garantia de vida com qualidade / Michael F. Roizen, Mehmet C. Oz; tradução de Maria Clara De Biase W. Fernandes – Rio de Janeiro: Rocco, 2009.
    (Saúde do dia-a-dia)

    Tradução de: You staying young: the owner's manual for extending your warranty

    ISBN 978-85-325-2376-1

    1. Longevidade – Obras populares. 2. Envelhecimento – Prevenção – Obras populares. 3. Qualidade de vida. I. Oz, Mehmet, 1960-. II. Título. III. Série.

08-2869                                                                                                                      CDD-612.68
                                                                                                                                CDU-612.68

*Para todos aqueles que desejam uma vida mais longa
para assim poder servir mais.*

## Nota

Este livro contém as opiniões e as idéias de seus autores, com o objetivo de fornecer um material útil e informativo sobre os temas abordados. É comercializado com a compreensão de que os autores e a editora não pretendem prestar serviços médicos, de saúde ou qualquer outro tipo de serviço profissional pessoal. O leitor deve consultar seu médico ou outro profissional competente de saúde antes de seguir as sugestões ou tirar conclusões sobre o conteúdo deste livro.

Os autores e a editora se isentam de toda responsabilidade por qualquer risco ou prejuízo, pessoal ou em outros contextos, incorrido como conseqüência direta ou indireta do uso e da aplicação do conteúdo deste livro.

# Sumário

## Parte I: Por que você envelhece e como permanecer jovem

*Introdução*   13
   Grande Fator de Envelhecimento
   Genes ruins & telômeros curtos
   Como a genética influi no envelhecimento – e você controla seus genes

*Capítulo 1 Tenha uma memória notável*   31
   Grande Fator de Envelhecimento
   Oxidação & mitocôndrias ineficientes
   Mantenha o bom funcionamento das fábricas de energia de seu corpo

*Capítulo 2 Não agrida seu coração*   59
   Grande Fator de Envelhecimento
   Diminuição das células-tronco
   O que você pode aprender sobre as células-tronco – e usar seus conhecimentos – para manter seu corpo forte

*Capítulo 3 Vença o estresse*   77
   Grande Fator de Envelhecimento
   Defesas baixas
   Por que as bactérias e os vírus podem ser seus piores inimigos

*Capítulo 4 Estimule seu nervo vago e seu sistema imunológico*   95
   Grande Fator de Envelhecimento
   Toxinas
   Impeça a entrada de imundícies em seu corpo

*Capítulo 5 Livre-se do câncer*   113

*Capítulo 6 Respire com facilidade*     123
    Grande Fator de Envelhecimento
    Glicosilação
    Como o excesso de glicose pode envelhecer você

*Capítulo 7 Evite o diabetes*     139
    Grande Fator de Envelhecimento
    Consumo de calorias & desativação da sirtuína
    Conheça os fatores fundamentais para a desaceleração do envelhecimento

*Capítulo 8 Tenha um ótimo aparelho digestivo*     153
    Grande Fator de Envelhecimento
    Desequilíbrio de neurotransmissores
    Como o sistema químico de mensagens em seu cérebro pode envelhecer você

*Capítulo 9 Durma para chegar ao topo*     171
    Grande Fator de Envelhecimento
    Hormônios desequilibrados
    As oscilações naturais nos níveis dos hormônios não são totalmente ruins

*Capítulo 10 Tire o máximo proveito da menopausa*     189

*Capítulo 11 Proteja seu aparelho genital*     205
    Grande Fator de Envelhecimento
    Falta de óxido nítrico
    Como os níveis desse gás podem mudar sua saúde

*Capítulo 12 Tenha uma vida sexy*     219
    Grande Fator de Envelhecimento
    Radiação UV
    Como o sol pode nutrir ou destruir seu corpo

*Capítulo 13 Veja o mundo*     239
    Grande Fator de Envelhecimento
    Atrofia por desuso
    Exercite-se para manter seu corpo funcionando bem

*Capítulo 14 Fortaleça seus ossos*   253
   Grande Fator de Envelhecimento
   Desgaste
   Como o corpo lida com o processo de deterioração

*Capítulo 15 Ouçam, ouçam*   271
   Grande Fator de Envelhecimento
   Erros desnecessários
   Por que nosso corpo não consegue agüentar as loucas situações que acontecem na vida

## Parte II: O Plano de Garantia Estendida de VOCÊ

*Capítulo 16 Plano de Garantia Estendida de VOCÊ de 14 dias*   289

*Capítulo 17 A caixa de ferramentas de VOCÊ*   305

*Capítulo 18 VOCÊ mais forte*   335

Agradecimentos   353

# PARTE I

# Por que você envelhece e como permanecer jovem

# Introdução

A maioria de nós acha que o envelhecimento ocorre assim: seguimos nosso caminho vivendo alegremente, até que um dia começamos a nos *sentir* velhos e o efeito dominó dos sintomas ocorre bem diante de nossos olhos enevoados pela catarata. Nossos ossos rangem, temos dor nas costas, dificuldade em nos lembrar dos nomes de nossos vizinhos, detestamos dirigir à noite, não conseguimos mais jogar golfe e ouvir o que nossos cônjuges dizem e nossa vida sexual quase se resume a ficarmos encostados na máquina de lavar para senti-la vibrar. Logo jantaremos às 15:30h e nosso principal objetivo do dia será ficarmos acordados tempo o suficiente para assistir à novela das oito.

Para nós, essa abordagem significa afundar na vida – não se banhar em sua beleza. Estamos aqui para desafiar essa percepção da velhice e criar um novo modo de pensar sobre a "medicina antienvelhecimento". O foco tradicional da comunidade médica tem sido o tratamento das doenças crônicas e a reversão das doenças graves associadas ao envelhecimento – câncer, doença cardíaca, acidente vascular cerebral. A suposição era clara: como a doença cardíaca e o câncer respondem sozinhos por mais de 50% de todas as mortes, talvez você pudesse viver 50% de tempo a mais se evitasse os grandes assassinos. Mas isso não se revelou verdadeiro. Por mais que essas doenças sejam devastadoras, evitá-las só aumenta sua expectativa média de vida em cerca de nove anos e meio – não os trinta a quarenta anos que você esperaria. Por quê? Porque algo mais ocupa o seu lugar.

Para acrescentar muitos anos à sua vida – e viver bem esses anos –, você tem que reduzir o risco de ser contagiado por *todas* as doenças. E o único modo de fazer isso é desacelerar seu envelhecimento *no nível celular*. A cura do câncer ou de outra doença não é suficiente para mudar a natureza ou a velocidade do processo de envelhecimento físico. Envelhecimento e doença – embora interajam entre si – não são a mesma coisa. À medida que envelhecemos, todos os nossos sistemas pouco a pouco se deterioram, tornando-nos mais vulneráveis às doenças. Desacelerando o envelhecimento celular e ao mesmo tempo prevenindo doenças, podemos não só ter uma qualidade de vida melhor, como também viver mais. É para onde estamos conduzindo VOCÊ.

É claro que o motivo pelo qual o envelhecimento é tão assustador é que parece avançar furtivamente sobre você como um ladrão hábil. Na verdade, é mais como um assaltante de banco experiente que passou meses estudando o local. Por que a discrepância? Porque há um longo tempo entre a causa e os efeitos do problema que você vê em sua vida. Isso significa

**Qual é sua idade real?**

Do início ao fim deste livro, nós nos referiremos à sua idade verdadeira – isto é, uma fórmula para descobrir sua idade biológica baseada em seu estilo de vida e seus comportamentos, e não em sua simples idade cronológica. Faça coisas boas e sua idade real será muito menor do que sua idade cronológica. Faça coisas ruins e poderá ter o corpo de uma pessoa idosa, mesmo que o calendário lhe diga que ainda não chegou aos 30. Uma das ótimas coisas que a fórmula da idade verdadeira nos ensinou foi: faça mudanças e veja as recompensas. Você pode calcular sua idade real com um teste gratuito em www.realage.com.

que você tem de começar a criar defesas na casa dos 30, 40 e 50 contra ataques que podem só ocorrer na casa dos 60, 70 e 80.

Felizmente, a ciência enfim entendeu a maioria dos processos biológicos espetaculares que controlam o envelhecimento. E aprendendo sobre coisas como mitocôndrias, sirtuína, óxido nítrico e o nervo vago – com a ajuda deste livro –, você saberá aplicar essas descobertas notáveis à sua própria vida. Quando nós o levarmos para dentro de seu corpo, você vai aprender sobre o cromossomo semelhante a um cadarço de sapato que influi na perda da memória. Descobrirá as fábricas de energia celular do corpo que têm um papel no dano e na preservação das artérias (e você achava que tudo era por causa dos biscoitos amanteigados). Descobrirá até mesmo se é um bom candidato a terapia hormonal quando envelhecer e vai entender como seu terceiro olho controla seu padrão de sono (sim, nós dissemos *terceiro*). Em última análise, ao compreender a ciência oculta em seu corpo, você desacelerará seu envelhecimento – para viver mais e se fortalecer. Embora a ciência tenha as chaves, só você tem o poder para destravar sua longevidade potencial.

Afinal de contas, o envelhecimento pode ser inevitável, mas seu ritmo certamente não o é.

## Seu corpo, sua cidade

Talvez o melhor modo de explicar a dinâmica do envelhecimento seja examinar outro sistema complexo sujeito às mesmas forças que o corpo: uma cidade. Algumas cidades envelhecem mantendo sua beleza e elegância (pense nas velhas e elegantes cidades européias, como Londres), enquanto outras menos velhas parecem desgastadas, danificadas e precisando de uma UTI. Toda cidade experimenta os altos e baixos do envelhecimento; o quão bem seus administradores e habitantes se adaptam determina em grande parte se a cidade vai envelhecer elegantemente ou se vai terminar no lado errado, com pichações, baderna e decadência urbana (veja figura intro 1).

Contudo, toda cidade tem o próprio código genético, assim como você tem um. Os genes de uma cidade são sua geografia – se é construída sobre um rio, se fica em um local de clima quente ou frio ou no caminho comum de furacões. A geografia da cidade não pode mudar. Mas a cidade pode se adaptar a esse ambiente, com construções à prova de terremotos, túneis subterrâneos para as pessoas andarem no inverno ou um sistema de balsas para transporte de passageiros. A adaptação que a cidade faz para sobreviver e prosperar é crucial para sua vitalidade. O mesmo vale para VOCÊ.

O fato de seus genes o predisporem a ataque cardíaco, diabetes ou fazerem com que você precise de calças do tamanho de um pára-quedas não significa que você não possa abrandar seus efeitos. Uma das principais coisas que vamos ensinar a você é que, embora você não possa mudar seus genes, pode mudar se estão ativados ou não, ou como os *expressa*. Nem todos os genes agressivos prejudiciais precisam estar ativados e nem todos os genes protetores têm de permanecer dormentes. Assim como uma cidade, você pode compensá-los elegantemente se entender suas opções. Afinal de contas, Roma é chamada de cidade *eterna*.

Enquanto algumas cidades podem se deteriorar se não são bem administradas, outras podem ser conservadas e revitalizadas, se os recursos e investimentos certos se tornarem disponíveis. Esse é o modo pelo qual você também pode viver elegante e intensamente com uma infra-estrutura basicamente mais velha. Em todo este livro, você aprenderá muitos modos de administrar sua metrópole pessoal. Verá que seu sistema imunológico é a força policial de seu corpo. Suas artérias são como estradas que podem ser obstruídas, bloqueadas ou desgastadas por anos de uso. Seu cérebro é como a rede elétrica que fornece energia para toda a cidade e pode ser danificada se você deixar ramificações neurológicas caírem em suas linhas de transmissão de força. Sua pele funciona como os parques e espaços verdes de uma cidade, contribuindo para a impressão geral de beleza e vitalidade. Sua gordura? Ela é como os depósitos de lixo.

E você? Considere-se o prefeito, com o poder de tomar todas as decisões sobre o que é melhor para sua cidade biológica.

Nosso objetivo final não é apenas impedir que sua cidade biológica se pareça com um *tumbleweed*\* – em outras palavras, impedir que você morra (embora isso certamente seja importante). É pôr seu corpo no topo da lista das "dez melhores cidades para se viver". Deixá-lo cheio de vida e em boa forma, com muitos recursos bem administrados. Talvez,

---

\* Grandes tufos de plantas mortas típicas do deserto norte-americano. Por serem muito leves, rolam levadas pelo vento. São muito vistas nos filmes de faroeste. (N. da T.)

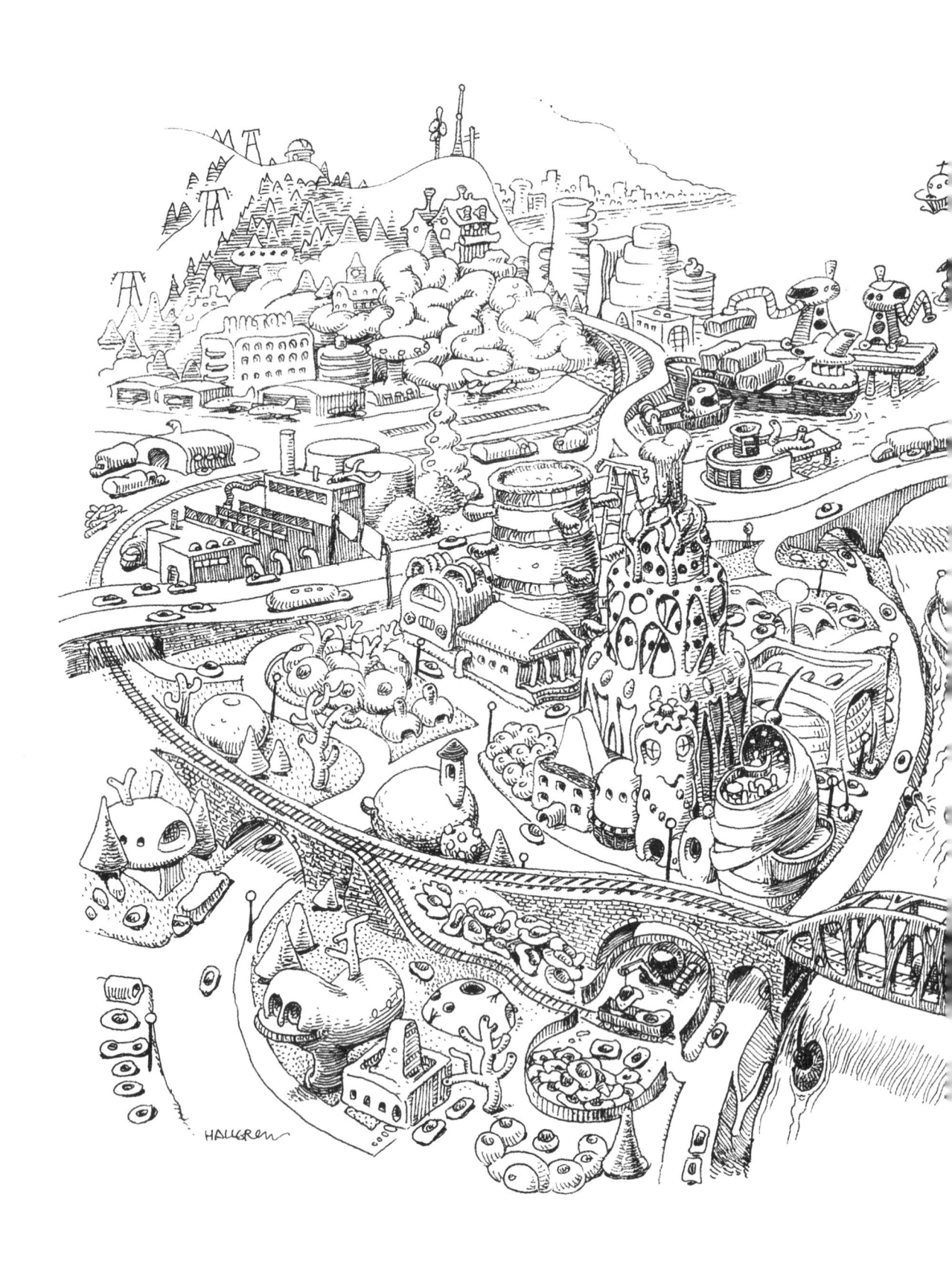

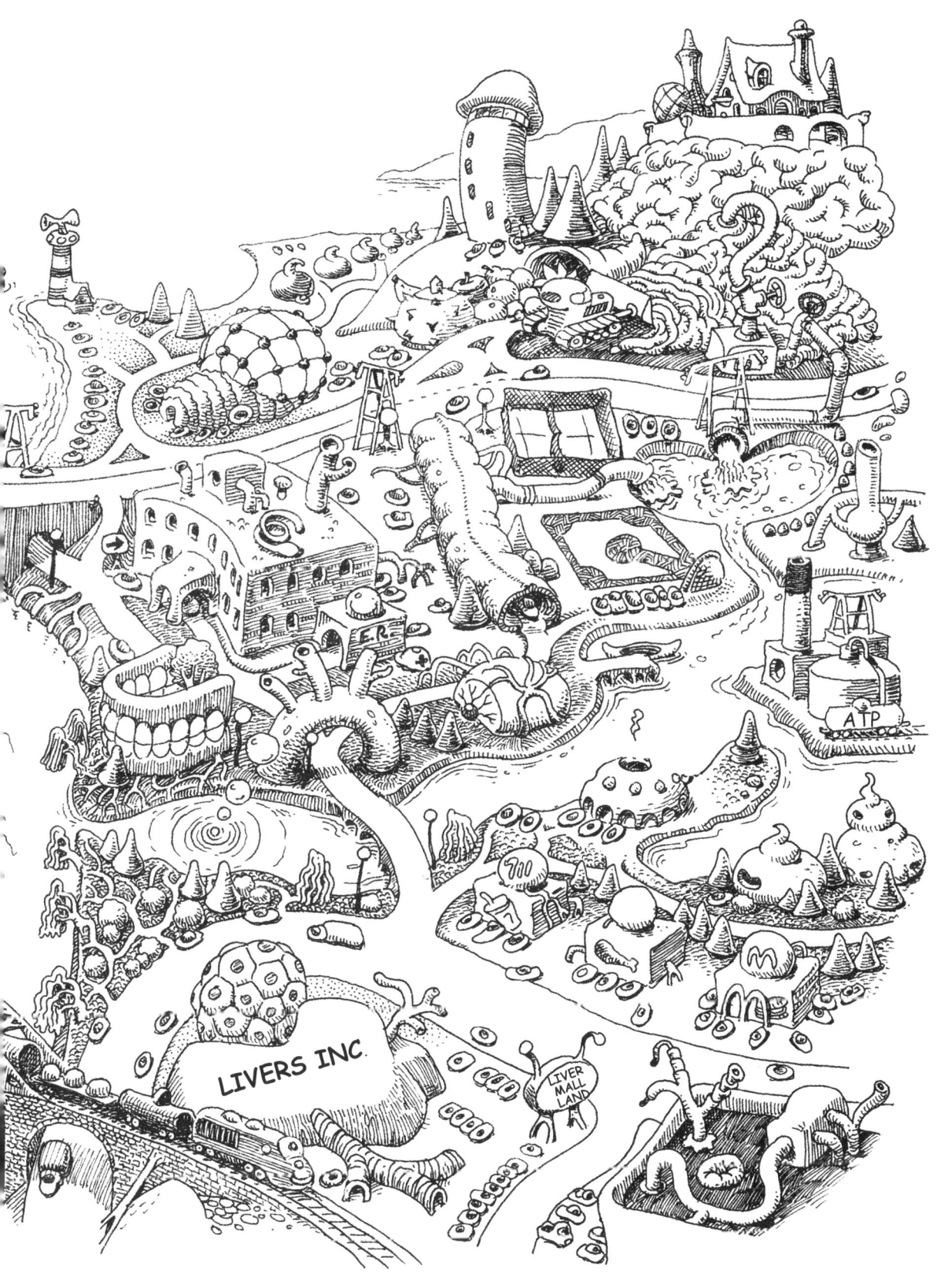

Figura Intro 1

**Vista de uma cidade** As cidades envelhecem de modos muito diferentes, como o corpo pode envelhecer. A rica metáfora – a geografia é como os genes, as estradas são como artérias, a rede elétrica é como o circuito cerebral, os espaços verdes são como a pele – descreve a beleza de uma cidade elegante.

acima de tudo, seja lhe dar a capacidade de se adaptar rapidamente aos tempos de mudança – reinventar-se.

Como você passará a conhecer sua cidade e todas as coisas que influem nela? Eis como apresentaremos isso a você: a ciência chamou atenção para 14 processos importantes que determinam quase todo o envelhecimento que experimentamos. Essas causas do envelhecimento – tudo, do desgaste ao desequilíbrio de neurotransmissores – indicam as ferramentas de que você vai precisar para conseguir o que realmente quer: ajudar seu corpo a ser mais jovem e forte, e ter mais energia do que um filhote de labrador.

Do princípio ao fim deste livro, você encontrará essas causas do envelhecimento em partes especiais intituladas "Grande Fator de Envelhecimento"; na metade, você vai descobrir exatamente como os Grandes Fatores de Envelhecimento afetam várias partes de seu corpo, e encontrará sugestões práticas e específicas para neutralizar seus efeitos. Entender os motivos do envelhecimento vai lhe dar insights dos passos que deve seguir para estender sua garantia. Isso, nós vamos revelar no último capítulo.

Ao longo do caminho, procure os recursos a seguir para ajudá-lo a aprender sobre seu corpo.

**Grandes Fatores de Envelhecimento:** A maioria das pessoas nunca ouviu falar disso, mas eles agem nos bastidores envelhecendo as células. (Sem nossas células, nós não nos saímos muito bem.) Entender esses processos ganhadores do prêmio Nobel vai torná-lo muito mais prudente ao atravessar o terreno acidentado das terapias antienvelhecimento. No mínimo, eles vão fazer com que você pareça inteligente ao conversar com seus colegas de trabalho na hora do cafezinho. Dê uma olhada na figura da página 25, que resume esses Grandes Fatores de Envelhecimento para ver quais podem pesar a seu favor na balança da juventude.

**Testes de VOCÊ:** Todos os capítulos começam com um rápido teste que você pode fazer para avaliar o ponto em que está na escala de envelhecimento. Esses momentos interativos vão dar a você novos insights de seu próprio corpo – e do quanto está jovem.

**Dicas de VOCÊ:** No final de cada capítulo, relacionamos um conjunto de ações e estratégias para você manter seu corpo com a mesma vitalidade de quando tinha 35 anos. Essas dicas – algumas reconhecidamente controversas – fornecerão informações sobre mudanças simples que você pode fazer para alterar as complexidades de seu corpo. Quando a ciência é insuficiente porque não nos garante que teremos mais 50 anos para extrapolar, damos a você o conselho que daríamos à nossa própria família.

**Ferramentas de VOCÊ:** Na página 305 e em todo o livro criamos programas que você deveria implementar em sua vida. Eles vão ajudá-lo a diminuir o estresse, parar de fumar, fazer os exames de laboratório corretos, lidar com a raiva e muitas outras coisas. Além disso, você terá um capítulo especial sobre formas de melhorar seu corpo (e sua mente) com exercícios que dão certo para todos.

| Ferramentas de VOCÊ | Programas detalhados que ajudam a viver mais | |
|---|---|---|
| | Plano de gerenciamento da raiva | página 86 |
| | Plano para parar de fumar | página 131 |
| | Programa do sono profundo | página 178 |
| | Exames médicos necessários | página 307 |
| | Os últimos exames complementares | página 310 |
| | Respiração profunda e meditação | página 322 |
| | Gerenciamento do estresse | página 323 |
| | Vitaminas e suplementos vitais | página 325 |
| | Desintoxique sua vida | página 328 |
| | VOCÊ mais forte | página 335 |
| | Exercício de Chi Kung de VOCÊ | página 344 |

**O Plano de Garantia Estendida de VOCÊ:** No final do livro, fornecemos um programa de 14 dias para realizar diariamente as pequenas coisas que fazem uma grande diferença na longevidade e na juventude. Esse plano servirá como um projeto para suas décadas futuras.

## VOCÊ: Os princípios da longevidade

Um dos melhores prognosticadores do envelhecimento não é a lentidão com que você dirige do lado esquerdo da pista, ou se usa calças xadrez ou não. É sua percepção do quanto é saudável. Por isso, pare um momento e responda a esta pergunta:

Como anda a sua saúde comparada à de outras pessoas da sua idade?
- Excelente
- Muito boa
- Boa
- Regular
- Má

Se você selecionou "regular" ou "má", tende trinta vezes mais a morrer nos próximos dois anos. Se isso não for o suficiente para fazê-lo tirar imediatamente o biscoito recheado da boca, não sabemos o que vai acontecer. Mas não estamos tentando assustá-lo para que faça mudanças; só queremos que veja que você é o responsável por fazer sua própria lista das "cidades mais habitáveis". Você está feliz em seu corpo? Gosta de viver nele? Como avalia sua saúde? É melhor do que a das outras pessoas?

As respostas para essas perguntas fornecem a resposta final do quanto e quão bem você viverá. Por quê? Porque a verdade é que você tende a ter uma percepção intuitiva do quão bem está vivendo, do quanto é saudável e de seus elos fracos pessoais. Seus sentimentos inatos sobre seu corpo podem levá-lo ao insight final de que talvez não esteja no rumo certo. Felizmente, a ciência está aqui para ajudá-lo. E as recentes descobertas científicas (há dez ou até mesmo cinco anos não se poderia falar sobre algumas dessas coisas) vão permitir que você faça as mudanças.

Mas, antes de passar para o livro com explicações sobre esses processos biológicos maravilhosos – e as condições e problemas específicos do envelhecimento que você pode controlar –, vamos examinar o que, de fato, a ciência descobriu. Quando você entender esses novos princípios da longevidade, já vai estar mais bem equipado para mudar suas ações. Esses cinco princípios vão fazer com que você pense de um modo diferente sobre como seu corpo envelhece.

## 1 O envelhecimento realmente tem a ver com contrapartidas

Apesar do que você pensa, o envelhecimento – no modo tradicional como pensamos nele, com tudo parando lenta e dolorosamente de funcionar – não é "inevitável". Não é um efeito da vida. Na verdade, é mais um efeito colateral de um plano maior para os seres humanos.

Muitas pessoas pensam que articulações rangentes, unhas ásperas e intestino irritável são simplesmente parte do pacote. Você vive até a casa dos 80 e, em troca, tem sua cota justa de infelicidade. É horrível ser velho, não? Espere. Sim, há uma contrapartida, mas não é essa. Se você examinar todos os processos biológicos, verá que há um motivo evolutivo para eles funcionarem assim, que certamente é manter a sobrevivência da espécie. Isto é, a evolução considerou a perpetuação dos genes muito mais importante do que a perpetuação da vida individual. Seus processos biológicos visam protegê-lo apenas tempo suficiente para se reproduzir e criar seus filhos. Na verdade, apenas a partir de meados do século XX os seres humanos puderam esperar viver muito além de seus anos reprodutivos – pelo menos nos países desenvolvidos.

Esses processos, que fazem perfeito sentido para a reprodução, podem não funcionar a seu favor com o passar dos anos. Isto é o envelhecimento. Os sistemas que visam protegê-lo até você terminar de se reproduzir (não importa se realmente está se reproduzindo) podem se desajustar quando envelhecemos. Quando você olha para o envelhecimento através das lentes do gene, e não pelas lentes do indivíduo, tudo faz muito mais sentido. Essas contrapartidas são o que nós ocasionalmente chamaremos de teoria unificada do envelhecimento – o fato de que o envelhecimento não é um plano principal para a vida, mas um desdobramento.

## 2 O envelhecimento tem menos a ver com dano do que com reparo

As coisas quebram. Carros, computadores e relacionamentos têm seus pontos de colapso. E seria equivocado sugerir que não se danificam ao sofrerem agressões graves (um incêndio de grandes proporções ou um rompimento de ligamento do joelho) ou desgaste (uma estrada velha ou costas usadas em excesso). Embora obviamente seja importante evitar que seus sistemas biológicos sejam danificados, o verdadeiro segredo da longevidade não está relacionado com o dano que você sofre, mas ao quão bem se *recupera*. Na verdade, nossos corpos não foram feitos para não se danificar (pernas grossas como sequóias canadenses podem não quebrar, mas não seriam muito ágeis). Foram feitos com grande eficiência e capacidade de reparo.

Como um carro, seu corpo vai andar muitos quilômetros a mais se você realizar uma manutenção de rotina. O envelhecimento é basicamente um processo em que as células perdem sua resiliência, sua capacidade de reparar danos, porque coisas das quais você nunca ouviu falar – como mitocôndrias e telômeros – não estão funcionando corretamente. Mas você pode aumentar essa resiliência e manter seu veículo andando ainda por milhares de quilômetros.

## 3 O envelhecimento ocorre de dentro para fora e de fora para dentro

Muitos de nós gostamos de pensar que o envelhecimento é um processo mágico que ocorre bem dentro de nosso corpo; que alguns supostos *gremlins* da gerontologia nos fazem envelhecer danificando nossas células e sistemas. Neste livro você vai aprender que o envelhecimento não tem a ver apenas com esses processos celulares, mas também – e o mais importante – tem a ver com o modo como você reage, se adapta e lida com os fatores externos que o afetam – coisas como o sol, o estresse e calçadas escorregadias. O que isso significa? Significa que o envelhecimento tem realmente a ver com o *ritmo* – especificamente, está relacionado com os fatores externos e internos que podem acelerá-lo ou desacelerá-lo. Eis o grande segredo: o ritmo do envelhecimento duplica a cada oito anos. Portanto, se pudéssemos manter pelo resto de nossa vida o ritmo de envelhecimento de uma pessoa de 40 anos, passaríamos dos 120 e morreríamos de "velhice". Embora o interior e o exterior tenham um papel – e um influa no outro –, seu trabalho é tentar administrá-los para desacelerar o verdadeiro culpado do envelhecimento: o ritmo em que isso ocorre.

## 4 O envelhecimento não tem a ver com problemas isolados, mas com o conjunto

Sugerimos que você fique um tempo numa *delicatessen*. Você vai ver que o queijo suíço tem dois aspectos diferentes. Buracos grandes ou pequenos, em ordem aleatória. Um bom modo de pensar no envelhecimento é se imaginar olhando através de algumas fatias empilhadas de queijo suíço (VEJA A FIGURA INTRO 2, PÁGINA 23). Se os buracos forem pequenos e as fatias, grossas, você não conseguirá ver através delas. Agora finja que cada fatia representa uma camada de proteção do corpo contra o envelhecimento. As pessoas fortes e cheias de vida podem ter pequenos buracos em seus sistemas – coisas que deixam passar alguns problemas, mas nada de muito importante. Talvez tenham um pequeno buraco em sua fatia de saúde cardíaca, alguns pequenos buracos em sua fatia de saúde cerebral e um buraco de tamanho médio em sua fatia de saúde dos cromossomos. Mas nenhum é realmente grande a ponto de lhe permitir ver através da pilha.

**Curiosidade**

Hoje há cerca de 40 mil centenários nos Estados Unidos – embora isso seja difícil de estimar precisamente, já que até 1940 não havia um sistema nacional de registros de nascimento no país. Aproximadamente 85% são mulheres.

Mas, com o envelhecimento, esses buracos ficam um pouco maiores, ou o queijo afina. Quando os buracos grandes de uma fatia se alinham perfeitamente com os buracos grandes de outra, você tem grandes problemas. O envelhecimento funciona um pouco assim: os pequenos problemas podem não ter um grande efeito aqui e ali, mas, quando aumentam e interagem com outros problemas, você criou o que nós gostamos de chamar de uma rede de causalidade (*música de suspense*). Acontece quando problemas de saúde aparentemente pequenos se tornam grandes – possivelmente desencadeados por várias causas diferentes.

## 5 O envelhecimento é reversível – tudo que você precisa é de um pequeno empurrão

A maioria das pessoas acha que o envelhecimento é a finalização de um processo – que estamos destinados a usar andadores, aparelhos de surdez e óculos de lentes grossas. E, embora não estejamos dizendo que você vai conseguir evitar todos os obstáculos (grandes e pequenos) ao longo do caminho, afirmamos que o envelhecimento não é tão inevitável quanto a ida ao banheiro de manhã.

Neste livro, você aprenderá como impulsionar seus sistemas para que funcionem a seu favor, a criar alavancagens na vida. E o bom é que nunca é cedo ou tarde demais para começar a mudar. Você não precisa de uma revisão completa porque, francamente, seu corpo

FIGURA INTRO 2

**Queijo suíço** Cada camada de nossa resistência ao envelhecimento é como uma fatia de queijo. As diferenças no tamanho e número dos buracos, e na espessura das fatias, descrevem como nós nos protegemos contra o envelhecimento.

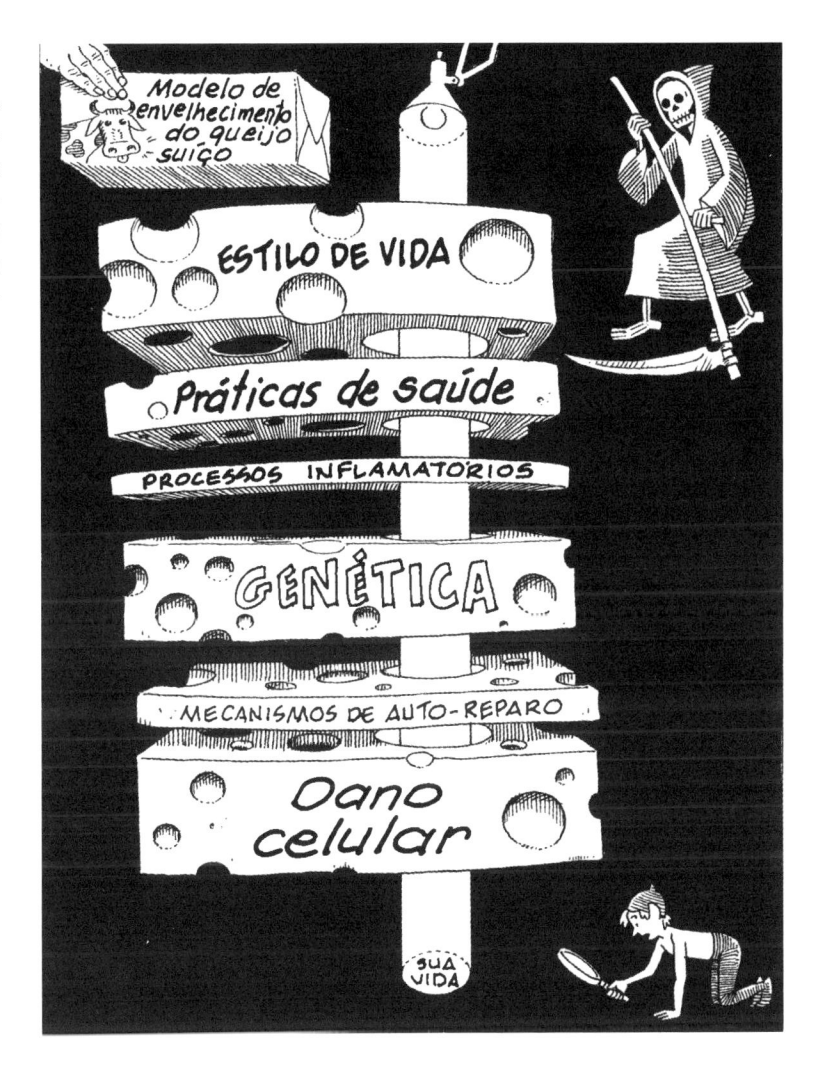

é um mecanismo muito bom. Em última análise, você precisa descobrir e consertar seus elos fracos – as coisas que o tornam mais vulnerável aos efeitos do envelhecimento. O efeito cumulativo desses empurrões, embora pequenos de uma perspectiva comportamental ou até mesmo biológica, pode ser enorme na longevidade e na qualidade da vida.

A verdade sobre o envelhecimento é que você – neste momento – tem a capacidade de viver 35% a mais do que esperava (a expectativa de vida atual é de 68,5 anos para os homens e 76,1 para as mulheres) com uma qualidade de vida melhor e sem fragilidade. Isso significa que é razoável dizer que pode passar dos 100 anos com uma boa qualidade de vida. Embora contar com os talentos, as habilidades e o conhecimento dos outros possa tirá-lo de uma urgência médica, o que você realmente quer é evitar isso. Diminuir calorias, fortalecer-se e ter sono de qualidade são três dos melhores remédios antienvelhecimento da natureza. Juntas, essas atividades – assim como outras que recomendamos – determinam 79% do quão bem você pode envelhecer. Você não gostaria de ter o futuro em suas mãos, em vez de deixá-lo nas mãos de outras pessoas?

O fato de você ter cometido erros no passado não significa que não possa corrigi-los. Mesmo que tenha comido hambúrgueres no café-da-manhã ou fritado suas células cerebrais com estresse, não está necessariamente destinado a usar calças xadrez e esquecer datas de aniversários. Não importa que tipo de vida você levou, o envelhecimento é reversível: você pode ter uma chance, se quiser. Se tiver bons hábitos durante três anos, o efeito em seu corpo será como se tivesse tido durante toda a sua vida. Melhor ainda: três meses após ter mudado um comportamento, você pode começar a medir uma diferença em sua expectativa de vida.

Como dissemos, o envelhecimento é inevitável, mas seu ritmo não. Considere este fato: na casa dos 70, 10% das pessoas são consideradas frágeis. Na casa dos 100, a percentagem é de quase 100%. Nós estamos tentando assegurar que essa percentagem permaneça menor por mais tempo. Queremos que você se sinta tão bem no final da corrida quanto se sentia no início.

Nosso objetivo aqui é garantir que você tenha uma alta qualidade de vida até – perdoe-nos a franqueza – "cair morto". Esse é o cenário ideal, certo? Ninguém quer passar seus anos dourados comendo apenas gelatina, sofrendo de escaras ou sem se lembrar das nove décadas anteriores. Você quer se sentir como se tivesse 30 anos, mesmo que tenha 80 – ter a sabedoria de um avô sem se sentir um idoso. Por isso, nosso objetivo não é levá-lo até os 120 anos – a menos que você chegue lá com qualidade de vida.

Afinal de contas, viver mais não deveria estar relacionado a "levar mais tempo para morrer", que é o que muitas pessoas acham que significa. Deveria ter a ver com aproveitar cada momento de uma vida mais longa.

Você deseja viver muito e bem, e se sentir vivo enquanto está vivendo.

Não deseja envelhecer. Quer permanecer jovem.

Esse é o caminho.

Siga-o.

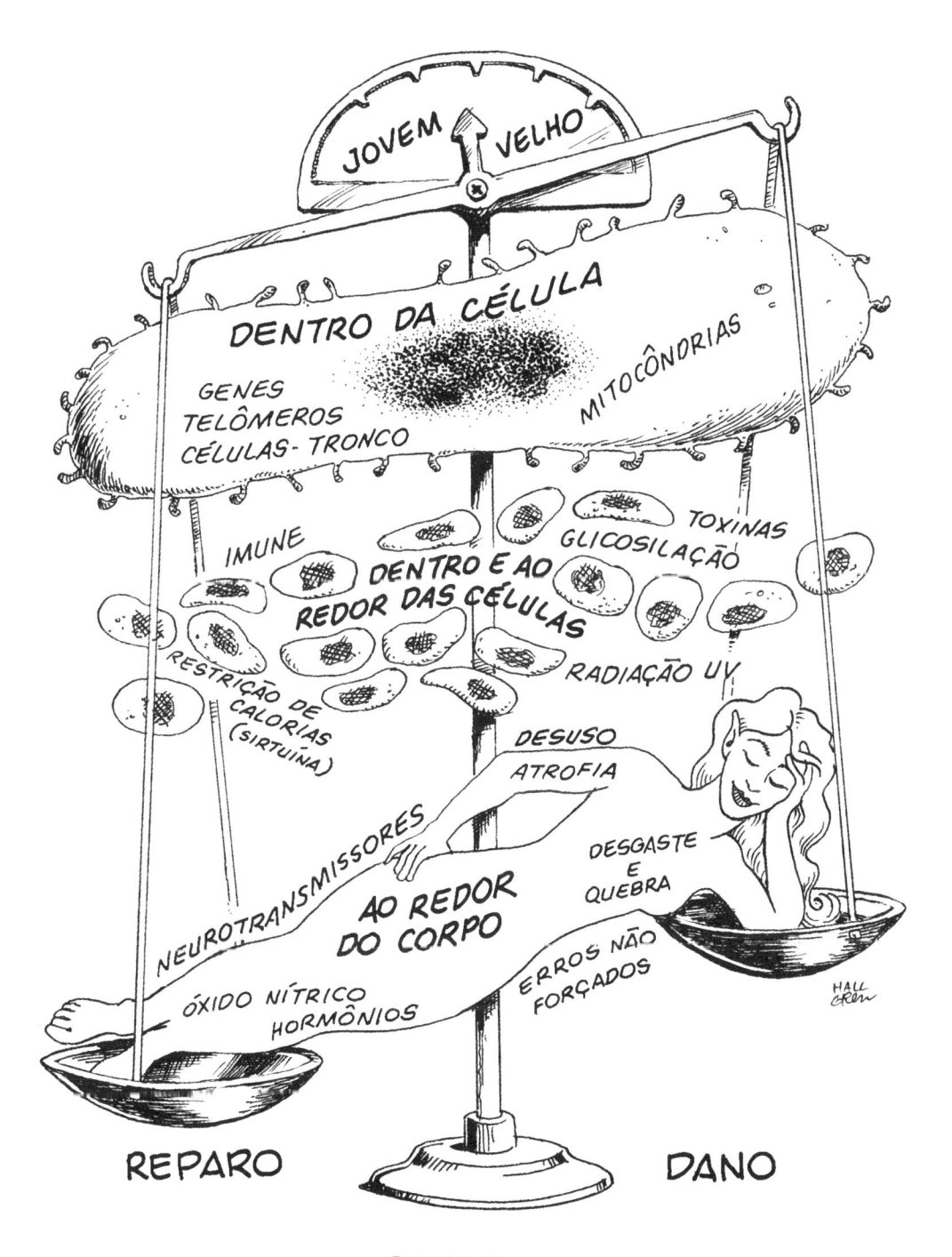

FIGURA INTRO 3

**Roteiro do Grande Fator de Envelhecimento** A balança do envelhecimento se equilibra entre os mecanismos de reparo e dano. Nós temos sete Grandes Fatores de Envelhecimento em cada categoria que influem no seu envelhecimento ou rejuvenescimento. Quanto mais alto o Grande Fator de Envelhecimento em nossa balança, mais ele age dentro de nossas células.

# GRANDE FATOR DE ENVELHECIMENTO

## Genes ruins & telômeros curtos

### Como a genética influi no envelhecimento – e você controla seus genes

À medida que envelhecemos, é cada vez mais fácil culpar os outros por nossos problemas de saúde. Você foi há pouco tempo diagnosticado com colesterol alto? Ah, três avós e dois tios-avós morreram de doença cardíaca. Um dia desses colocou acidentalmente o ketchup no congelador? Ah, sim, tia Matilda apresentava indícios de demência. Enfrentou um problema de excesso de peso durante a maior parte de sua vida? Para seu pai e seus tios, havia três grupos alimentares: o de ravióli de queijo, o de molho de carne e o de muitas porções.

Na verdade, muitos de nós aceitam uma teoria do envelhecimento bem parecida: nascemos com o destino traçado no que diz respeito à saúde. Isto é, nossos genes – o caldo cromossômico que inclui ingredientes de nossos pais, avós e assim por diante – são os principais responsáveis por determinar se teremos doença cardíaca, câncer, Alzheimer ou qualquer uma das condições que possam acabar com uma ótima qualidade de vida.

Mas não é assim que o envelhecimento funciona. Os genes são importantes, especialmente quando se trata de um dos maiores problemas relacionados com o envelhecimento: perda de memória. Contudo, seu destino genético não é inevitável.

O que queremos dizer com isso? Pense novamente na cidade que descrevemos em linhas gerais na introdução e considere seus genes o local físico em que se situa. Algumas características, você simplesmente não pode mudar. Em Chicago venta muito, em Minneapolis neva. San Francisco é uma cidade construída sobre falhas geológicas, e Cape Hatteras fica no caminho de tempestades tropicais. O local de uma cidade tem a mesma função dos genes. Suas características genéticas o tornam mais predisposto ou menos vulnerável a vendavais, tempestades de neve e furacões relacionados com a saúde. Mas, assim como você

> **Curiosidade**
>
> Os telômeros das pessoas mais estressadas são quase 50% mais curtos do que os das menos estressadas. Como os cientistas têm uma idéia de qual é o comprimento médio dos telômeros em uma determinada idade, podem estimar o quanto o grupo estressado é mais velho biologicamente: surpreendentes nove a 17 anos. Só de pensar que estavam envelhecendo mais rápido, essas pessoas realmente envelheceram.

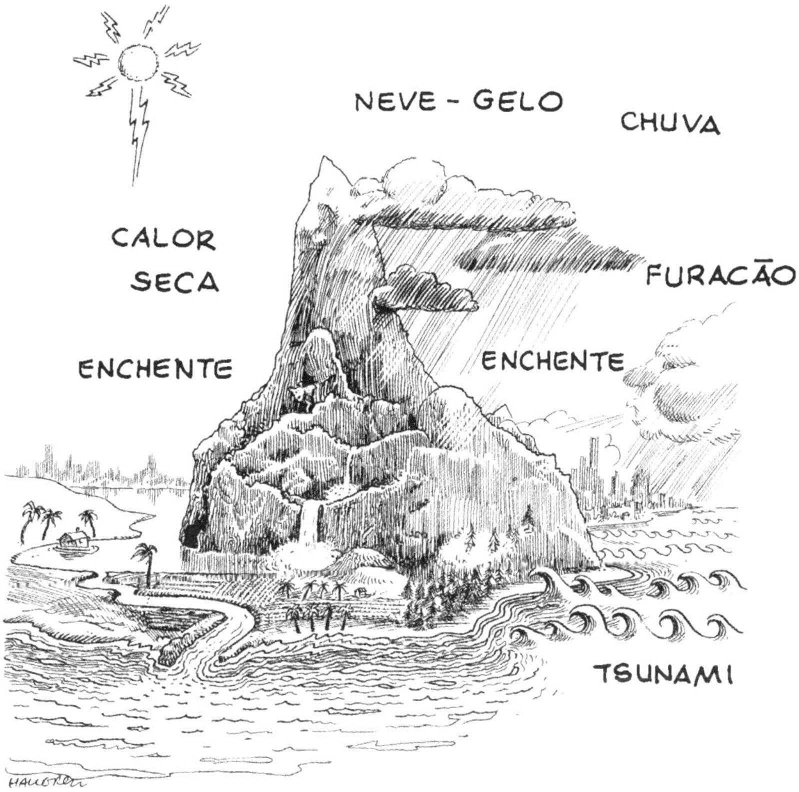

Figura A.1

**Lição de geografia** Local é local, assim como genes são genes. Mas você pode lidar com a área geográfica e o clima da cidade sendo inovador. Afinal de contas, as grandes cidades surgem em várias geografias diferentes.

pode modificar as cidades para adaptá-las à geografia e aos fenômenos da natureza, também pode se proteger das anormalidades em seus genes se não estiver satisfeito com sua programação genética.

Quando se trata do corpo, eis o que nós sabemos, principalmente por meio de estudos de gêmeos idênticos: um quarto da longevidade se baseia na genética, e três quartos se baseiam nas escolhas de comportamentos e estilo de vida. Isso não tem a ver com os genes que você possui, mas com o modo como os expressa. Os genes funcionam produzindo proteínas, mas você pode em grande parte controlar se um gene específico será ou não ativado.

Pense na capacidade de manipular seus genes, criando uma série de códigos de construção para se adaptar às suas circunstâncias. Isso seria como uma cidade litorânea precisando que as casas fossem construídas sobre estacas para se proteger de marés e enchentes, ou prédios de escritórios em San Francisco usando materiais resistentes a terremotos para se proteger de desabamentos. Você se adapta e se ajusta para enfrentar qualquer obstáculo que a natureza coloque em seu caminho. É assim que seu corpo funciona. Como o prefeito de sua cidade fisiológica, você pode criar códigos diferentes para abrandar os efeitos dos seus genes. Por exemplo, os exercícios não são bons apenas porque ajudam você a queimar gordura e se sentir bem de biquíni; também podem alterar a expressão de seus códigos genéticos, diminuindo o risco de você adquirir um câncer. Isso significa que você realmente tem algum controle sobre como os genes se manifestam em seu corpo e comandam o ritmo – e o modo – do envelhecimento.

Talvez você não tenha recebido uma "ajudinha" da genética, mas isso não significa que não pode trocar algumas cartas, ou pelo menos mudar seu modo de jogá-las. Outra forma de pensar sobre sua herança genética: trata-se de informação armazenada de fábrica que vem com seu sistema biológico. Você tem o poder – com seu software comportamental – de alterá-la. Mas, se não tomar uma atitude, a informação armazenada vai ditar a atuação desses genes.

## Qual dos seus genes está ativado?

Controlar sua genética pode ajudá-lo a evitar as principais doenças relacionadas com a idade e aumentar suas chances de passar mais tempo com seus netos do que em salas de espera de consultórios médicos, lendo revistas com letras grandes, de três anos atrás.

Se você se lembrar do nosso modelo do queijo suíço, isso vai fazer sentido: reparando uma coisa em seu corpo – como ao fazer uma caminhada diária de trinta minutos –, você vai conseguir (talvez não intencionalmente) reparar muitas outras pelo caminho, de modo que os buracos do envelhecimento não se alinharão causando uma falência física total. E, ao fazer pequenas mudanças, atingirá o objetivo de acrescentar mais anos e qualidade à sua vida.

Então como mudar a função dos genes? Um dos modos é por meio da reconstrução dos cromossomos. Os cromossomos, os vilões, têm pequenas capas nas extremidades chamadas telômeros (VEJA A FIGURA A.2). Pense nelas como aquelas pequenas pontas de plástico nos cadarços dos sapatos (que se chamam agulhetas, caso você queira levar vantagem na próxima partida do Jogo do Dicionário). Sempre que uma célula se reproduz, esse telômero fica um pouco mais curto, assim como a ponta do cadarço diminui gradualmente com o tempo. Quando a capa protetora da extremidade desaparece, seu DNA e o cadarço começam a se desgastar e se tornam muito mais difíceis de usar. É isso que faz com que as células parem de se dividir, crescer e reabastecer o corpo. A célula percebe que não está mais ajudando o corpo e comete suicídio (isso é chamado de apoptose), o que pode contribuir para o surgimento de doenças relacionadas com a idade. Mas o corpo também tem uma proteína – chamada telomerase – que reabastece e reconstrói automaticamente as extremidades dos cromossomos para manter as células (e você) saudáveis. Contudo, muitas células do corpo não possuem telomerase, o que significa que têm um limite de reprodução – dessa forma, limitando o processo de reabastecimento dos sistemas. (A propósito, a telomerase é hiperativa em 85% dos cânceres. Isso faz sentido, certo? Reconstruir a agulheta que permite às células se dividirem ajuda as células cancerosas a se reproduzirem e se espalharem.)

FIGURA A.2
**Uma boa dica** Os cromossomos têm pequenas capas nas extremidades chamadas telômeros, que são como aquelas pequenas pontas de plástico nos cadarços dos sapatos. Sempre que uma célula se reproduz, esse telômero fica um pouco mais curto, assim como a ponta do cadarço diminui gradualmente com o tempo. Você precisa de uma substância chamada telomerase para reconstruir a capa.

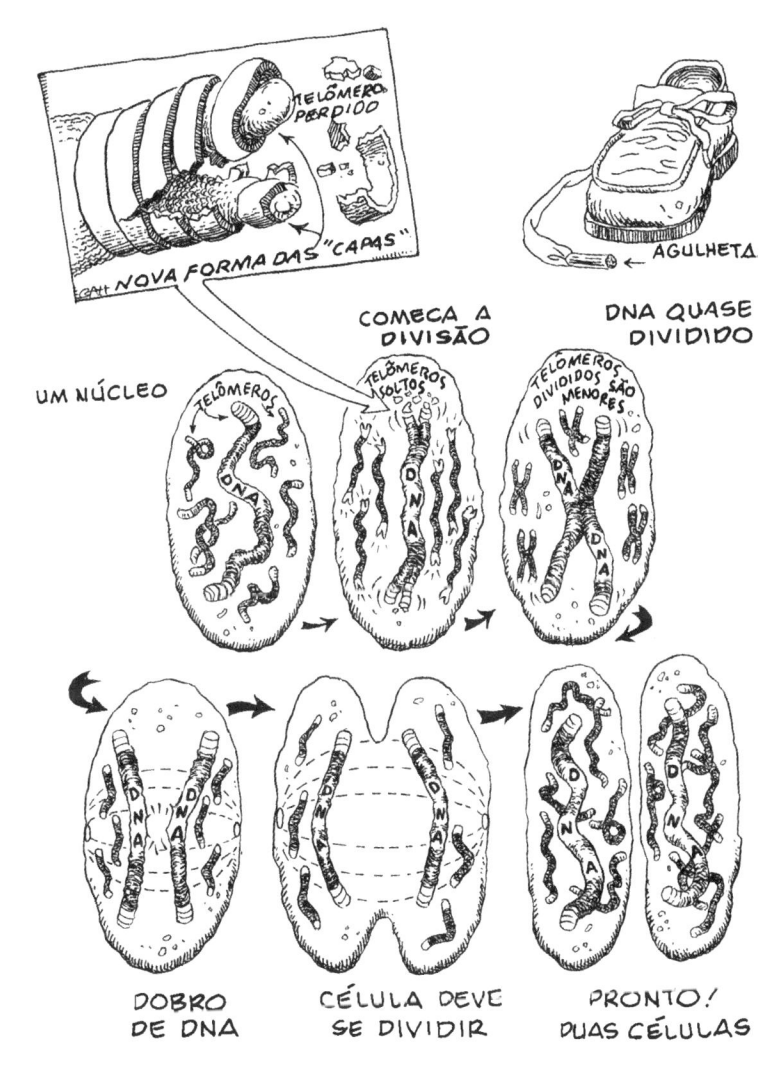

A quantidade de telomerase depende da genética, mas agora começamos a perceber que podemos influir no tamanho dessas pequenas pontas, os telômeros. Por exemplo, os pesquisadores descobriram que as mães cujos filhos estão sempre doentes têm telômeros curtos, o que indica que o estresse crônico pode ter uma enorme influência na maneira com que as células se dividem – ou não se dividem. A implicação é que, se você puder reduzir os efeitos do estresse, por meio de técnicas como meditação (veja a página 322), aumentará suas chances de reconstruir os telômeros e diminuirá a probabilidade de suas células morrerem e contribuírem para problemas relacionados com a idade.

Pois é, você está ligado aos genes que recebeu, assim como às decisões que seus pais tomaram a seu respeito à medida que você crescia, e não pode devolver seus genes para obter um reembolso total. Contudo, pode mudar o modo como funcionam. Cada vez mais descobrimos modos de alterar o funcionamento dos genes, que detalharemos no capítulo a seguir, sobre a memória. Por exemplo, apenas 10 minutos de caminhada ativam um gene que diminui o ritmo de crescimento do câncer, e o resveratrol (componente do vinho tinto) ativa um gene que desacelera ou interrompe um processo inflamatório perigoso dentro do corpo. E em um futuro próximo seremos capazes de desenvolver remédios específicos para as pessoas cujos genes funcionam diferentemente dos das outras.

Como cada um de nós possui uma impressão genética única, a detecção, a prevenção e o tratamento das doenças podem ser difíceis. Mas, quando começarmos a descobrir os modos pelos quais nós – e a medicina moderna – podemos manipular substancialmente os genes, começaremos a perceber como nossos genes podem trabalhar a nosso favor, e não contra. Talvez o melhor exemplo de como os genes nos afetam seja pela nossa memória, que é o primeiro objetivo – para que possamos nos lembrar do resto.

# Tenha uma memória notável

**CAPÍTULO 1**

## Teste de VOCÊ: o Jogo da Mente

GCHC F ANA BHD FDHEGHEHNEDBNA F BHGCHDE BGAHECHN FGNB
A BDCACEGH FH FHDN HBCE BDNEHGNH FGAC FNCHDE AHAGFDBHA
BCE FHDANHC FGDHA EHBNCHGDGFNEHB E BDHCACHD FGF AHNE
B EHNHNGBGDA FHCEHD FHE AGHGCBNBNCAHD F BNE AH FDGHC

Tire uma fotocópia desta página para poder fazer o teste duas vezes. Peça a alguém para registrar seu tempo. Pegue um lápis e, o mais rápida e precisamente que puder, risque todos os Hs nas linhas anteriores, movendo-se da esquerda para a direita e começando pela linha de cima. Calcule a média do tempo que registrou em suas duas tentativas. Esse teste ajuda a medir a acuidade mental.

*(Continua na página a seguir)*

## Resultados

Conte o número de Hs que você riscou. O número total é 36. Veja onde você se encaixa nas médias a seguir.

| Idade | Média de segundos | Número de omissões |
|---|---|---|
| Abaixo de 30 | 40 | 1 |
| 30-45 | 41 | 1 |
| 45-50 | 42 | 2 |
| 50-55 | 43 | 2 |
| 55-60 | 44 | 2 |
| 60-65 | 46 | 2 |
| 66-70 | 46 | 2 |
| 71-75 | 47 | 3 |
| 76-80 | 50 | 3 |
| 81-85 | 51 | 3 |
| 86-90 | 52 | 2 |
| 91-95 | 53 | 2 |

Fonte: Cancelamento de letras usado com a permissão de Bob Uttl.

O cérebro certamente tem um modo de confundir a mente.

Em um momento você pode estar dizendo os nomes de todos os seus colegas de classe na terceira série, as estatísticas de 1974 de rebatidas dos St. Louis Cardinals, a cor do vestido que usou no baile do Dia da Maria Cebola na oitava série, ou todo o script de seu episódio favorito de *Seinfeld*. No minuto seguinte, você esquece o nome do seu gato.

Chame isso como quiser – momentos de senilidade, prenúncio de demência –, mas a verdade é que todos nós experimentamos esses contratempos neurológicos à medida que envelhecemos. E nos perguntamos exatamente o que significam. Alguns atribuem isso a estresse, fadiga ou a uma sobrecarga neurológica causada pelo ogro que assina nossos contracheques, enquanto outros se perguntam se um momento de esquecimento significa que temos um bilhete de primeira classe no trem expresso para Alzheimer.

Independentemente do que possamos considerar a causa do declínio da acuidade mental, a maioria das pessoas compartilha uma suposição importante sobre a massa cinzenta: ou nossos cérebros são geneticamente determinados a ser afiados como facas Ginsu enquanto durarem, ou acabaremos vestindo nossa roupa de baixo por último. Isto é, acreditamos que nossos genes, o principal Grande Fator de Envelhecimento, controlam *totalmente* nosso destino neurológico.

Isso simplesmente não é verdade.

Embora muitas doenças e estados clínicos tenham elementos genéticos, as condições da memória têm alguns dos mais fortes indicadores genéticos. Por exemplo, uma tomografia por emissão de pósitron (PET, de *positron-emission tomography*), que registra imagens do funcionamento cerebral, revela os primeiros sinais de Alzheimer quando o cérebro está usando mal a energia. Essa anormalidade é causada pela doença da mitocôndria (mais detalhes no

### Vício é bom

Embora haja algumas evidências de que a nicotina (na forma de adesivo, não do tipo que você fuma) tem um papel no aumento da consciência, pesquisas também confirmam os efeitos de melhora na memória de um vício menos perigoso: cafeína. Cerca de cinco xícaras de café por dia protegem contra a deficiência cognitiva causada pelas doenças de Alzheimer e Parkinson. (Lembre-se de que os benefícios podem não compensar efeitos colaterais como enxaqueca, batimentos cardíacos anormais, ansiedade ou refluxo ácido.) Além de manter você alerta, a cafeína ajuda a assimilar conhecimentos e depositá-los de modo eficiente em seu banco de memória, aumentando suas chances de se lembrar deles.

Grande Fator de Envelhecimento na página 53), que é geneticamente determinada. Mas a verdade é que, mesmo que seus genes tenham decidido lhe dar uma vida de grave esquecimento, você pode controlá-los para fortalecer sua mente, fazer seu cérebro funcionar a plena capacidade e se lembrar de tudo, desde detalhes cruciais de sua vida até se você desligou o forno ou não – mesmo quando suas velas de aniversário alcançarem dígitos triplos. Além disso, muitos dados de estudos de gêmeos revelam que menos de 50% da memória é herdada, o que significa que, se você tiver uma vantagem inicial nos passos que iremos descrever, poderá alterar a expressão de seus genes. Enfim, a genética carrega a arma, mas o estilo de vida puxa o gatilho.

O cérebro é, sem dúvida, o órgão mais complexo do corpo. Na verdade, se fosse mais simples, não seríamos suficientemente inteligentes para entendê-lo. Mas somos. Pense em seu cérebro como a rede elétrica da cidade. As células nervosas cerebrais, ou neurônios, transmitem e recebem constantemente mensagens de modo muito parecido com a maneira de as usinas elétricas enviarem sinais, e lares e empresas receberem esses sinais. A energia pode se originar de uma fonte principal, mas as conexões se estendem por toda a cidade. Seu cérebro funciona do mesmo modo: as mensagens são enviadas de um neurônio para o outro por meio de sua rede neurológica. Quando esses neurônios conseguem se comunicar bem uns com os outros enviando e recebendo impulsos neurológicos, seu cérebro pode arquivar lembranças.

Mas o que acontece quando uma tempestade, um acidente ou um desordeiro empunhando uma motosserra derruba as linhas de transmissão de força? Você perde as conexões, por isso perde energia – talvez de uma pequena ou grande parte da cidade, dependendo das conexões atingidas. A mesma coisa acontece com o cérebro. Se algo interrompe as conexões neurais, pequenas ou grandes partes de seu cérebro podem experimentar um blecaute, e você fica nervoso porque não consegue lembrar que deixou a chave do carro atrás do vaso sanitário.

Certamente muitas coisas podem causar o mau funcionamento da rede neurológica. Algumas são agudas e imediatas, como uma concussão causada por uma pancada na cabeça. Outras são mais crônicas, como no caso de um mau funcionamento genético que pode fazer suas linhas de transmissão de força ficarem tão frágeis que param facilmente de funcionar. Vamos tratar principalmente dessas aqui.

**Curiosidade**

O cérebro realmente perde 10% de seu peso entre as idades de 20 e 90 anos. Nós perdemos aproximadamente 40 mil neurônios por dia, de modo que, por volta dos 65 anos, cerca de um décimo de nossas células cerebrais desapareceu. E o ritmo da perda é mais alto na região frontal do cérebro, que controla a solução de problemas, a capacidade de pensar abstratamente e realizar várias tarefas ao mesmo tempo.

## Não negligencie sua memória

Parte de nosso trabalho como médicos é falar com franqueza. Sem atenuar os fatos. Sem enrolação (o que realmente significa sem charlatanismo). Sem discursos do tipo "ganhe uma para o Gipper".* Quando se trata do cérebro, eis um fato mais duro do que um inverno rigoroso: pesquisas mostram que nos Estados Unidos todos um dia terão ou cuidarão de alguém com Alzheimer.

De um modo ou de outro, todos nós seremos afetados por problemas graves de memória que vão mudar nossa vida. Mas o lado Gipper dessa estatística é que as desordens da memória não são tão incontroláveis quanto parecem, e o modo de atacar possíveis problemas cerebrais é usar o cérebro para entendê-los. Para começar, eis algumas coisas que você deve saber sobre sua cabeça:

- Nós realmente experimentamos um declínio mental um pouco mais cedo do que percebemos. A perda da memória começa aos 16 anos, sendo relativamente comum aos 40. Um dos modos de você constatar isso é por meio de pesquisas realizadas com pessoas que jogam videogame. Após os 25 anos, as pessoas começam a perder a coordenação mão-olho e a capacidade de ter um ótimo desempenho nos videogames. A parte fascinante dessa pesquisa não é que você dificilmente vencerá seu filho no Mario Kart: Double Dash; é que mesmo que seu cérebro saiba o que fazer diante de uma curva fechada, a 220 km/h, não conseguirá enviar essas mensagens suficientemente rápido para seus dedos acionarem os controles. Há uma desaceleração natural da conexão – a linha de transmissão – entre o cérebro e o corpo.

### Brinque de médico

Para tentar descobrir se um membro da família tem problemas graves de memória, pergunte a essa pessoa o que ela comeu no jantar, peça para ela descrever eventos atuais ou lhe dê três objetos para lembrar e 5 minutos depois pergunte quais são. Se ela tiver dificuldade em qualquer uma dessas questões, isso será uma indicação de que há algo errado com sua memória de curto prazo – um dos sinais de grave disfunção cognitiva.

---

* Frase proferida pelo astro do futebol americano George Gipp ("The Gipper"), interpretado por Ronald Reagan, no filme *Knute Rockne, All American*. Essa frase se tornou o slogan da campanha presidencial de Reagan. (N. da T.)

- Homens e mulheres são diferentes não só em relação a seus filmes favoritos e às zonas erógenas, mas também diferem em seu declínio mental. Os homens geralmente perdem a capacidade de resolver problemas complexos à medida que envelhecem, enquanto as mulheres freqüentemente perdem a capacidade de processar informações com rapidez. Isso nos mostra algumas coisas. A primeira é que certamente há um forte componente genético na perda da memória. A segunda é que há ações específicas que você deve realizar para combater essa predisposição genética. Embora haja algumas áreas em que você experimentará naturalmente um declínio devido ao seu sexo, terá vantagem em outras. Isso significa que seu trabalho não é apenas tentar reconstruir a área que está desmoronando, como também preservar as áreas em bom estado. Mas, para início de conversa, em geral os dois sexos perdem a competência nas áreas em que são fracos. Portanto, as mulheres perdem cognição espacial, enquanto os homens sofrem de perdas verbais. Embora isso certamente não seja válido para todos, pode fornecer pistas das áreas de seu cérebro em que deve se concentrar à medida que envelhece – ou ajudá-lo a tirar proveito de seus pontos fortes. (Por exemplo, quem tem má memória pode usar capacidades organizacionais para compensá-la.)

- Você não precisa ter um ótimo cérebro para saber que esse órgão de 1,4 kg tem mais poder do que uma carga auxiliar de foguete. O cérebro controla tudo, das emoções às decisões que você toma, e lhe dá a capacidade de entender por que a bola de beisebol na Figura 11.1 na página 207 é muito engraçada. Mas, quando discutimos a perda da memória, basicamente nos concentramos em três funções cerebrais específicas: informação sensorial (a capacidade de determinar qual informação é importante), perda da memória de curto prazo (responda rápido, qual é o título deste capítulo?) e perda da memória de longo prazo (seu banco de receitas, trivialidades, nomes e todas as informações que você obteve, interpretou e armazenou durante sua vida).

Independentemente de você ter observado em noticiários, programas de TV ou em sua própria família, sabe como a demência é vista de fora. As pessoas se esquecem de rostos, nomes, de onde vivem e informações que parecem – para o resto do mundo – muito fáceis de lembrar. O problema mais comum: perder-se em uma caminhada para casa. Para realmente controlar seu destino genético, você precisa saber como essa perda da memória é vista de dentro. Só para constar, a perda da memória relacionada com a idade é classificada de muitos modos. Condições como doença de Alzheimer, demência e leve deficiência cognitiva são tecnicamente diferentes. Para nossos objetivos, nós as examinaremos juntas como problemas de memória relacionados ao envelhecimento, devido aos modos semelhantes pelos quais podem mudar a vida das pessoas.

## *Seu cérebro: mente e matéria*

Antes de quebrarmos a cabeça e nos aprofundarmos no cérebro, vamos dar uma rápida olhada no que a memória de fato é: basicamente, o processo de tomar conhecimento de informações, armazená-las e depois se lembrar delas quando necessário – seja para resolver problemas, contar histórias ou preservar a si mesmo quando estiver sentado no banco das testemunhas.

> **Curiosidade**
>
> O diabetes do tipo 2 (o associado ao excesso de peso) aumenta o risco de Alzheimer, provavelmente por aumentar a inflamação ou o envelhecimento arterial, mas também porque uma grande quantidade do hormônio insulina no cérebro pode estimular a produção da proteína beta-amilóide. Na verdade, hoje em dia a doença de Alzheimer está sendo chamada de diabetes do tipo 3.

O aprendizado começa com aquelas conexões elétricas no cérebro: neurônios disparando mensagens uns para os outros. A capacidade de processar informações é determinada pelas conexões – chamadas sinapses – entre esses neurônios. A capacidade de as células cerebrais falarem umas com as outras é fortalecida ou enfraquecida à medida que você as usa. Nós não trataremos de todos os milagres biológicos que ocorrem entre seus ouvidos. Mas, basicamente, quanto mais você usa essas sinapses, mais elas se fortalecem e proliferam. É por isso que você pode ter fortes vias neurais para sua história familiar ou fracas para trivialidades da música dos anos 80. Isso lhe oferece um insight de como se lembra das coisas. Se você acha algo estimulante, aprende mais rápido – e treina essas sinapses para fazer conexões fortes. Mas, mesmo que a informação pareça mais entediante do que os hábitos sexuais de uma minhoca, você pode aprender a criar essas conexões com o uso repetido.

Os problemas surgem quando as sinapses ficam dormentes: quanto menos você usa certas conexões, maiores as chances de elas apresentarem defeitos (como você perder a fluência em uma língua estrangeira se não a usa por muito tempo). Tecnicamente, na realidade, aprendemos enfraquecendo sinapses subutilizadas e reparando e fortalecendo sinapses que comumente usamos. Portanto, se você cozinha muito e gosta de cozinhar, acaba sabendo as receitas de cor – e aprendendo mais rápido porque isso é agradável. Você cria uma grande rede de conexão, que permite o fluxo mais rápido de informações. Em contrapartida, vias menos usadas apresentam defeitos, por isso você perde ou desabilita essas conexões. Se você não exercita sua sinapse sobre as trivialidades da TV da década de 1970, não se lembrará do nome do garoto que fez o papel de Bobby Brady em *A Família Sol-Lá-Si-Dó* (dez pontos se você disse Mike Lookinland antes de nós).

Para manter sua memória funcionando a plena capacidade, você precisa se concentrar em três aspectos de sua biologia.

**Seu cérebro.** Vamos afastar seu couro cabeludo e observar através de um orifício em sua cabeça. Você verá que seu cérebro tem 100 bilhões de células nervosas e cada uma delas recebe 100 mensagens por segundo. No tempo que você levou para ler esta frase, suas células cerebrais processaram mais do que o servidor dos computadores da Receita Federal.

Seus neurônios – as células que transmitem informações – se assemelham a esfregões com fios que se estendem uns em direção aos outros desordenadamente, enquanto os cabos agem como transmissores da informação. Esses neurônios falam entre si com a freqüência de garotas da oitava série em uma festa do pijama; muitas informações são rapidamente trocadas.

O hipocampo, que tem a forma parecida com a de um cavalo-marinho e fica bem no fundo do cérebro (VEJA A FIGURA 1.1), é o principal condutor da memória. (As outras duas áreas cerebrais relacionadas com a memória são o córtex pré-frontal, que controla a função executiva do cérebro, e o cerebelo, que controla o equilíbrio.) O hipocampo processa a informação antes que ela seja armazenada. Funciona melhor quando você está emocionalmente interessado no material ou atento ao tomar conhecimento dele. Esse é um dos motivos pelos quais o café pode ajudar a memória; parece aumentar sua atenção na primeira vez em que você toma conhecimento de alguma coisa, o que aumenta a chance de depositá-lo em seu banco de memória a longo prazo.

Mas, no que diz respeito ao envelhecimento, estamos mais interessados no que acontece com as linhas de transmissão de força dentro do cérebro. Então, ponha em funcionamento seu hipocampo (ou tome uma xícara de café) e lembre-se disso: há fragmentos de proteína no cérebro com um nome parecido com o de um andróide de *Guerra nas estrelas* – beta-amilóide – que gruda em suas linhas de transmissão de força, como em lugares com vegetação alta ou galhos caídos. São os principais responsáveis pela doença de Alzheimer e afetam a entrada e saída das linhas de transmissão do hipocampo. A memória começa a falhar. (Outro sinal fisiológico de Alzheimer é a formação de novelos neurofibrilares – fibras torcidas insolúveis que se formam dentro dos neurônios, como linhas de transmissão cruzadas que enviam energia para o lugar errado. Esses novelos influem na inteligência.) Um galho caído aqui e ali não interrompe muito o fluxo de energia para toda a cidade, mas o que acontece quando muitos galhos, arbustos e árvores caem na mesma parte da rede? Você fica inativo.

Em geral, os genes controlam o quanto de beta-amilóide você tem. Alguns galhos podem estar apagando aqueles registros de seu curso de história romana do século XVIII, enquanto outros podem estar fazendo você se esquecer de guardar o que foi comprar no supermercado. Mas seus genes não têm o controle total. Você pode alterar a quantidade da

FIGURA 1.1

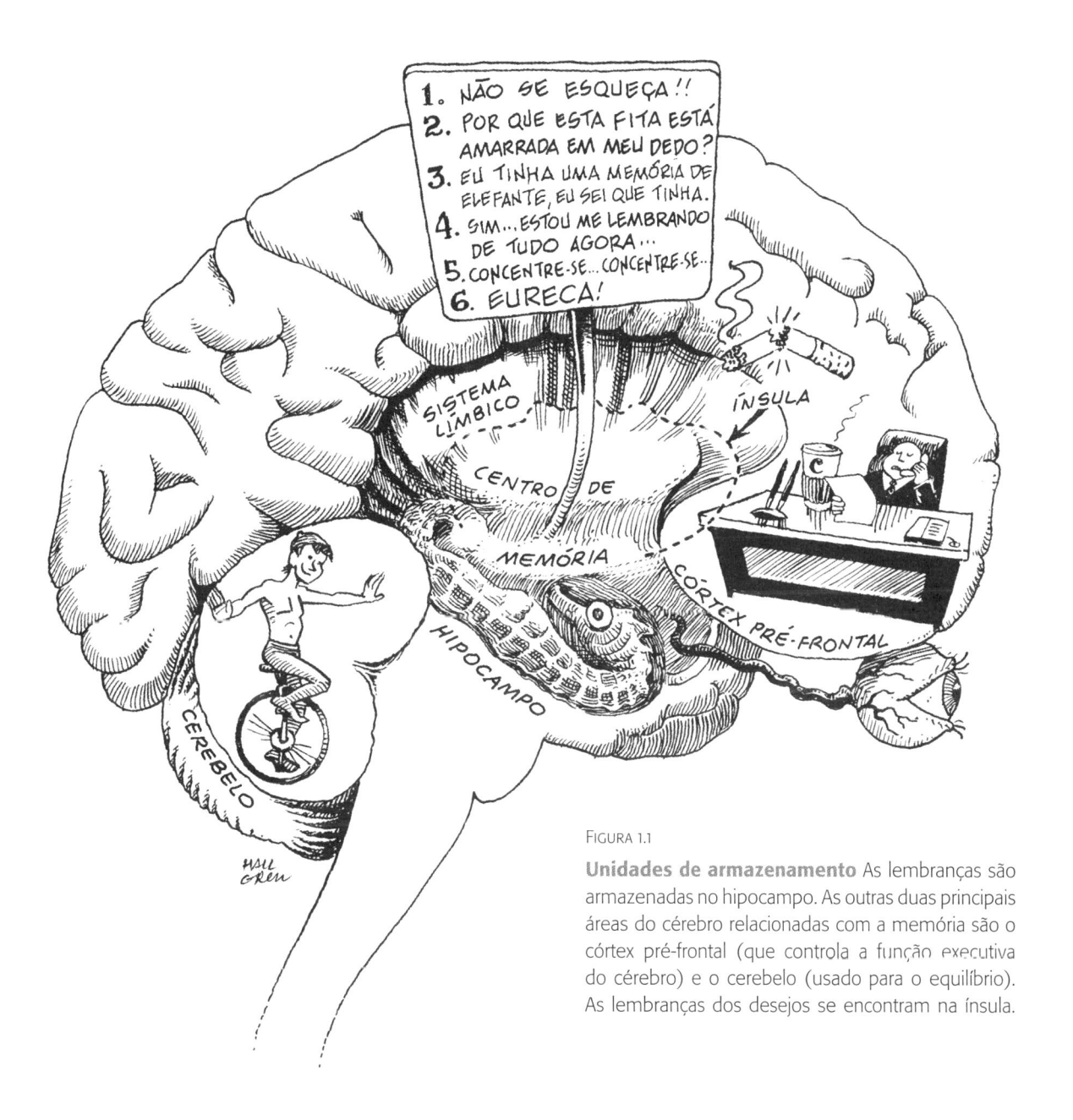

**Unidades de armazenamento** As lembranças são armazenadas no hipocampo. As outras duas principais áreas do cérebro relacionadas com a memória são o córtex pré-frontal (que controla a função executiva do cérebro) e o cerebelo (usado para o equilíbrio). As lembranças dos desejos se encontram na ínsula.

substância viscosa que sobrecarrega suas linhas de transmissão de força alterando a expressão de um de seus genes: apolipoproteína E (Apo E), para sermos exatos. A Apo E age como a equipe da companhia de luz que tira os galhos e a sujeira das linhas de transmissão depois da tempestade. Remove a proteína beta-amilóide para que suas sinapses possam continuar funcionando e você não perca a capacidade de se lembrar de quantos passes para *touchdown* Dan Marino deu (420) ou em que ano Diane Keaton ganhou o Oscar de melhor atriz (1977). Sempre que criamos novas sinapses para ajudar nosso cérebro a se aperfeiçoar, um pouco de beta-amilóide fica para trás e a equipe da Apo E tira a sujeira para garantir uma boa conexão.

Contudo, um grupo local, o da apolipoproteína E4 (Apo E4), sabota o esforço para restabelecer a força e até mesmo suja mais as linhas de transmissão (veja a figura 1.2). Pesquisas mostram que um nível elevado de Apo E4 está correlacionado com uma maior incidência de Alzheimer. Felizmente, há coisas que você pode fazer para reduzir a atividade do gene Apo E4 e permitir ao resto da equipe da Apo E que limpe suas linhas de transmissão. O consumo de açafrão-da-terra, presente na cozinha indiana, parece reduzir a expressão do gene Apo E4 (a propósito, a Índia apresenta uma incidência relativamente baixa de Alzheimer). Os exercícios têm um efeito parecido.

Figura 1.2

**Blecaute** A proteína Apo E, que se liga ao colesterol, é como a equipe que limpa a sujeira para garantir uma boa conexão entre os neurônios. A Apo E4 se interpõe e as linhas de transmissão vergam sob o peso de uma substância viscosa chamada beta-amilóide.

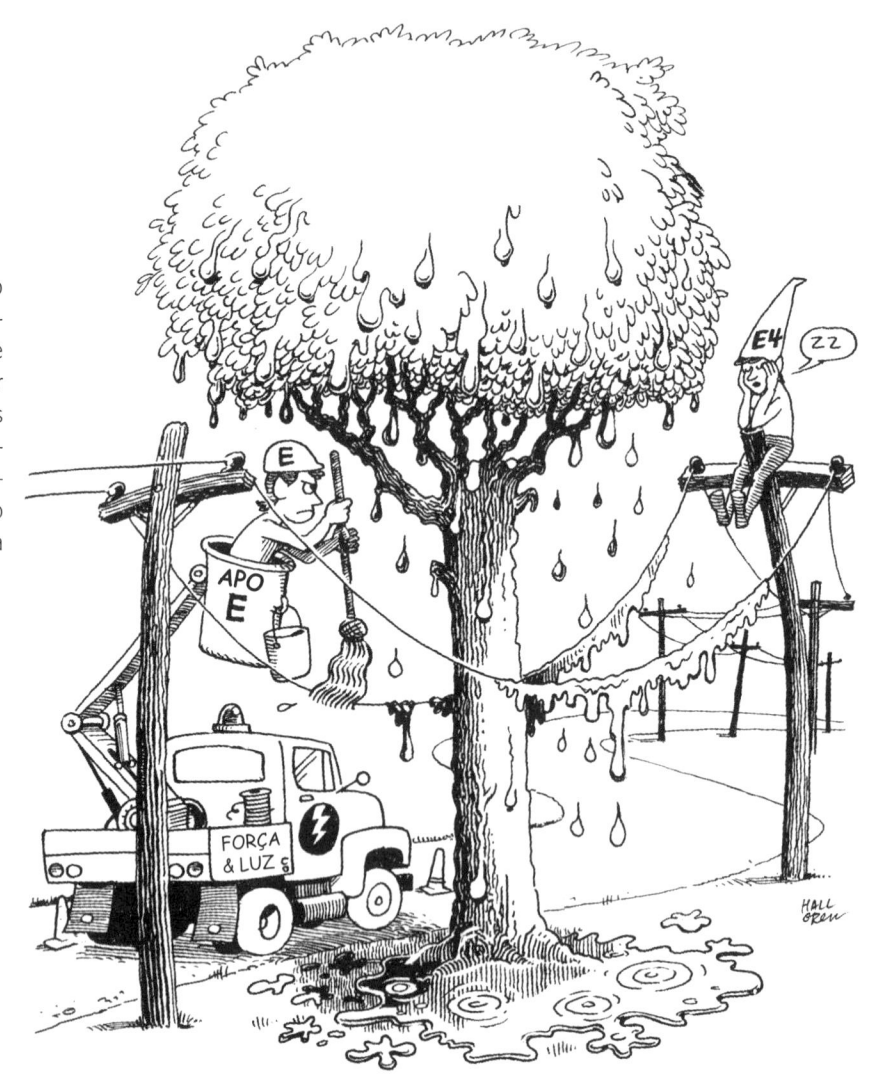

## Pílulas para o cérebro?

Seria bom se houvesse algo como um Viagra mental — se você pudesse apenas engolir uma pílula e obter um pouco de estímulo quando houvesse necessidade. Mas ainda não se chegou a um veredicto sobre muitas pílulas, suplementos e vitaminas que afirmam melhorar a memória. Eis as que chamam mais atenção:

| Pílula | Nós recomendamos? | Detalhes |
|---|---|---|
| Aspirina | Sim | Pesquisas mostram uma redução de 40% no envelhecimento arterial nas pessoas que tomam 162 miligramas de aspirina por dia. Embora a ciência não saiba ao certo qual é o mecanismo que protege contra a perda da memória, isso pode ocorrer porque a aspirina ajuda a diminuir a proteína beta-amilóide em sua rede neural e porque melhora a circulação. |
| Vitamina E | De forma ideal, em sua dieta | As pessoas que consomem mais vitamina E tendem 43% menos a ter Alzheimer. Você pode obter a quantidade necessária de vitamina E consumindo apenas 85 gramas de nozes ou sementes por dia, o que é nosso método preferido. Uma alternativa é tomar diariamente um suplemento de 400 unidades internacionais (UI), se ingerir com vitamina C e não estiver usando drogas que contenham estatina, como Lipitor. |
| Vitaminas $B_6$, $B_{12}$ e ácido fólico | Sim | Sem as vitaminas do complexo B, seus neurotransmissores não funcionam de um modo eficiente. Para piorar as coisas, sem as vitaminas B, seus níveis de homocisteína aumentam, o que dobra o risco de Alzheimer. A homocisteína é um aminoácido associado ao AVC (acidente vascular cerebral), à doença cardíaca e à de Alzheimer. Embora nenhum estudo tenha demonstrado o efeito benéfico da suplementação no processo de raciocínio, os produtos geralmente são seguros e as provas casuísticas são instigantes. Recomendamos um suplemento com 400 microgramas de ácido fólico, 800 microgramas de $B_{12}$ e 40 miligramas de $B_6$ por dia. |
| Acetil-L-carnitina/ ácido alfa-lipóico | Ainda não | Há muitos fortes motivos teóricos pelos quais essas substâncias deveriam melhorar a saúde cerebral — especificamente aumentando a atividade mitocondrial e reduzindo a deterioração do DNA mitocondrial, o que resulta num melhor funcionamento dos neurotransmissores. Mas não há evidências suficientes disso em seres humanos. |

| | | |
|---|---|---|
| Alecrim, rosas e hortelã | Sim | Não para ingerir, mas para cheirar. Pesquisas sugerem que inalar esses três aromas no momento em que você aprende uma nova tarefa pode fazê-lo se lembrar melhor dela quando, posteriormente, sentir o aroma. |
| Ginkgo biloba | Se você quiser | Embora não haja grandes estudos que apóiem seu uso, há uma esperança de que esse suplemento bastante comum ajude a melhorar a cognição. Também tem a capacidade de afinar o sangue, o que pode ser útil para pessoas com doença dos vasos sangüíneos, mas perigoso para quem apresenta distúrbios de coagulação ou será submetido a uma cirurgia. Como esse é considerado um suplemento antioxidante seguro, sugerimos que você experimente tomar 120 miligramas por dia para ver se tem efeitos positivos. |
| Huperzina A | Talvez | Essa erva chinesa antiga era usada contra a perda da memória muito antes de nós sabermos que aumenta os níveis de acetilcolina bloqueando uma substância química que devora esse precioso neurotransmissor. Se você tem uma leve deficiência cognitiva, recomendamos 200 microgramas duas vezes por dia, e sugerimos que seu médico ajuste a dose se outros fármacos com efeitos parecidos estiverem sendo usados. |
| Vimpocetina | Não | Não há evidências suficientes de que esse suplemento extraído da planta vinca ajude e possa reduzir muito a pressão arterial, por isso preferimos esperar mais pesquisas médicas. |
| Fosfatidilserina | Se você quiser | É o componente de cerca de 70% de nossas membranas celulares. À medida que envelhecemos, o nível de fosfatidilserina cai e as membranas se tornam frágeis. Esse suplemento parece fortalecer as membranas celulares e a camada protetora de fosfolipídios dos neurônios, protegendo os cabos que transferem informações contra curtos-circuitos. Como os riscos são poucos, é razoável tomar 200 miligramas por dia. |
| Coenzima Q10 | Sim, mas por outros motivos | Esse suplemento ajuda a proteger contra a doença de Parkinson (uma doença neurológica que pode ser causada por trauma, como no caso dos boxeadores, ou por vírus e genética). Por ser um poderoso antioxidante, pode ajudar a prevenir danos inflamatórios no cérebro, mas isso ainda não foi comprovado. A dose ideal é de 100 miligramas duas vezes por dia (algumas pesquisas dizem que 300 miligramas quatro vezes por dia é uma dose ainda melhor para Parkinson). Esse é um suplemento em que mais de 90% do que é vendido não contém a coisa real, portanto procure produtos que tenham demonstrado repetidamente conter no frasco o que está no rótulo. Site para consultar informações a respeito: www.consumerlab.com. |

FIGURA 1.3

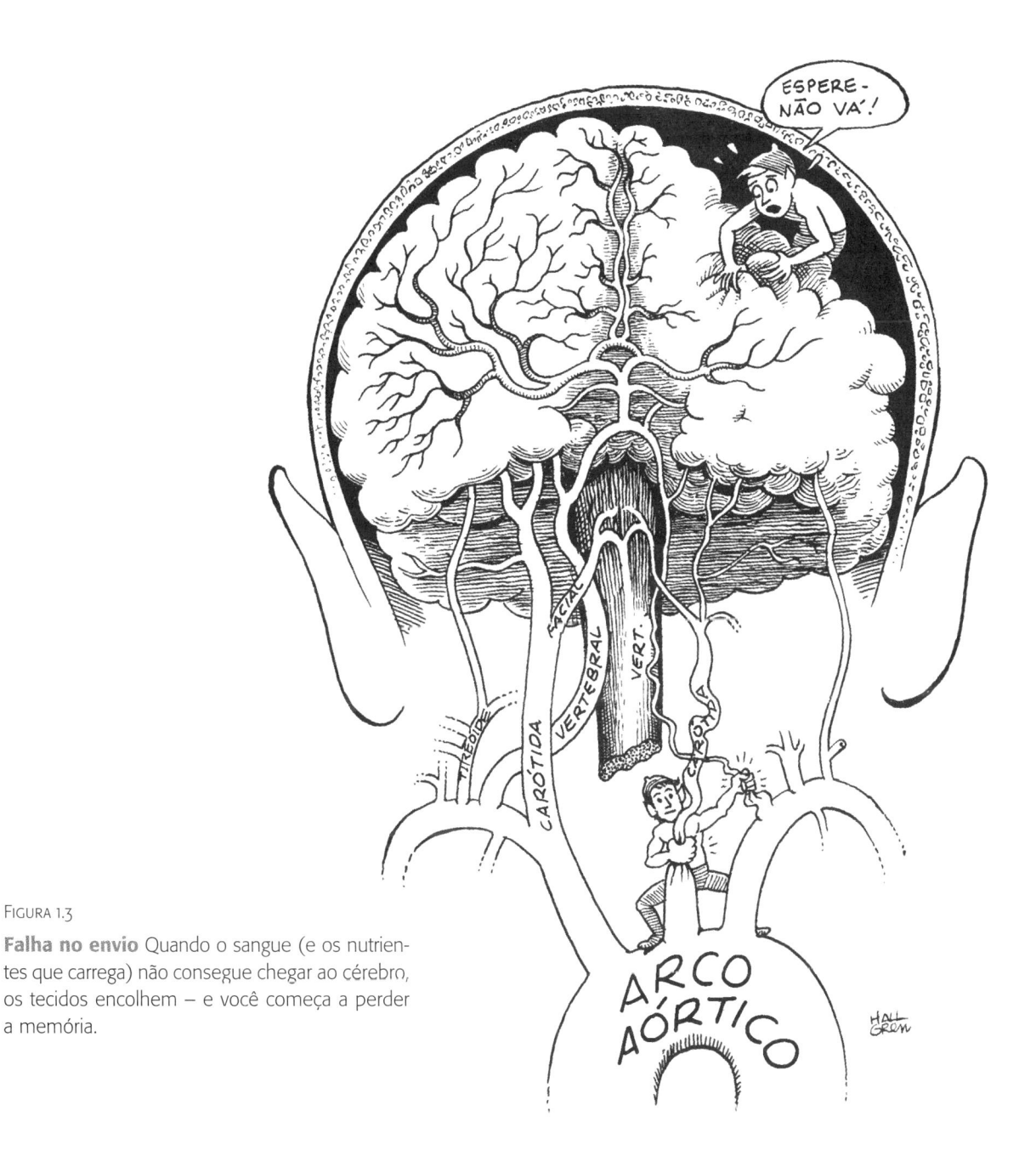

**Falha no envio** Quando o sangue (e os nutrientes que carrega) não consegue chegar ao cérebro, os tecidos encolhem – e você começa a perder a memória.

**Sua irrigação sangüínea.** Embora haja um forte componente genético nos problemas de memória, seríamos negligentes se não falássemos sobre o componente arterial do cérebro que envelhece. A falta de um fluxo sangüíneo saudável para o cérebro é uma das outras principais causas do esquecimento. Cada lado do cérebro tem uma irrigação sangüínea separada que se assemelha a várias árvores grandes durante o inverno. Entre os ramos nas pontas dos galhos maiores, há áreas cerebrais que dependem do sangue de cada uma das árvores ao redor. A área mais distante das duas linhas de irrigação sangüínea é a zona divisória de águas, onde tendemos a ter miniderrames quando os galhos das árvores ao redor são podados pela aterosclerose ou os próprios troncos secam por má conservação (VEJA A FIGURA 1.3). As drogas para reduzir o colesterol que contêm estatina podem ajudar a manter a memória preservando a arquitetura da árvore e reduzindo a inflamação que envelhece diretamente as células cerebrais (veja mais sobre saúde arterial no capítulo a seguir).

> **Curiosidade**
>
> Os novelos neurofibrilares associados à doença de Alzheimer contêm alumínio (um elemento que compõe 14% da crosta terrestre). Embora não haja evidências de que o alumínio cause problemas de memória, é melhor evitá-lo. Um modo de reduzir a absorção de alumínio: use sal marinho em vez de sal de cozinha, processado com alumínio para evitar empedramento. Outras coisas que contêm alumínio incluem preparados não-derivados do leite para pôr no café, antiácidos, latas, certos utensílios para cozinha e antiperspirantes.

**Suas substâncias neuroquímicas.** As células nervosas se comunicam umas com as outras via neurotransmissores, substâncias químicas que carregam informações de um neurônio para o outro por meio das sinapses entre eles. O neurotransmissor mais comum se chama acetilcolina. Quando os níveis dessa substância química caem, especialmente no hipocampo (a parte do cérebro que controla a memória), desenvolvemos deficiência cognitiva. Muitos dos tratamentos para a doença de Alzheimer visam aumentar a quantidade de acetilcolina no cérebro.

Outra substância química que desempenha um papel importante na memória é chamada de fator neurotrófico derivado do cérebro (BDNF, de *brain-derived neurotrophic factor*) ou apenas neurotrofina. Ela funciona como um fertilizante para seu cérebro. Durante a infância, o BDNF ajuda a desenvolver os neurônios que nos ajudam a aprender, mas, quando ficamos mais velhos, problemas como inflamação e estresse podem reduzir seus níveis. Pesquisas mostram que você pode fazer coisas para aumentá-los, como consumir curcumina (um componente do açafrão-da-terra), restringir calorias, exercitar-se, apaixonar-se e tomar um tipo de antidepressivo conhecido como inibidor seletivo da recaptação da serotonina, ou ISRS. Não é de admirar que você possa reduzir o BDNF consumindo altos níveis de gorduras saturadas e açúcares refinados, obtendo a quantidade suficiente do antidepressivo natural triptofano (encontrado no peru, porém duas vezes mais no espinafre) presente em sua dieta.

Então, qual é o efeito biológico de tudo isso? Bem, se você tem sérios problemas relacionados à memória, sua massa cinzenta enruga mais rápido do que alguém que ficou cem anos tomando banho de sol. E as conexões que são tão importantes para manter a memória são bloqueadas, interrompidas e desviadas, fazendo com que ela se torne mais lenta – ou às vezes seja perdida. No final, isso pode fazer com que você perca suas linhas de transmissão de força para o bairro das trivialidades da moda, o complexo de números de telefone ou o beco sem saída da data de seu aniversário.

Felizmente, como você vai ver, há vários modos simples de restaurar suas linhas de transmissão, recriar essas conexões neurais e preservar uma das coisas mais poderosas que você pode passar para as gerações seguintes: sua memória. E sua sabedoria.

---

**Você está perdendo o juízo?**

Quando se trata de problemas cerebrais, não é fácil diagnosticar a si próprio ou um ente querido. Você gostaria de considerar aquele lapso de memória uma parte natural do envelhecimento e, em muitos casos, é isso mesmo. Mas esta lista dos oito primeiros sinais de Alzheimer pode ajudá-lo a determinar se você ou um membro da família precisa de mais atenção. Você...

- Faz repetidamente a mesma pergunta (mas não é um repórter)?
- Conta sempre a mesma história (e não porque seus filhos estão ignorando você de novo)?
- Esquece como fazer algo que normalmente faz com facilidade (e não para que seu chefe delegue a tarefa para seu colega de trabalho)?
- Perde-se na vizinhança (e não para evitar que lhe peçam para cortar a grama)?
- Coloca freqüentemente as coisas no lugar errado (e não porque sua casa tem mais lixo do que o aterro sanitário da cidade)?
- Deixa de tomar banho (e não para evitar fazer sexo)?
- Conta com outra pessoa para tomar decisões que você normalmente tomaria (não aplicável aos homens casados há mais de uma década)?

---

## Dicas de VOCÊ!

Assim como os bebês e as crianças, tudo o que seu cérebro quer é atenção. Alimente-o, desafie-o, cuide dele e você dará um tapa na cara de um mau destino genético com cinco dedos de boas informações e ações inteligentes. Uma das coisas fundamentais a fazer é exercitar constantemente a mente – seja por meio de palavras cruzadas, Jogo do Dicionário, xadrez ou aprendendo a falar chinês (se você ainda não sabe). Felizmente, há muitos modos de manter o cérebro operando com máxima eficiência, energia e qualidade.

**Dica de VOCÊ: Ensine uma lição.** Na vida, temos todos os tipos de professores – da primeira série, de basquete e de balé. Eles não só foram os responsáveis por nos ensinar a ler, jogar bola ou aperfeiçoar um *plié*, como também nos ensinaram o que talvez seja uma das lições mais importantes sobre o envelhecimento: ensinar pode salvar o cérebro. Você tende muito mais a reter informações se tem de transmiti-las para outra pessoa. O grau em que consegue transmiti-las eficazmente indica que conseguiu assimilá-las muito bem. A lição é: aproveite as oportunidades de aprendizagem, seja ensinando seu hobby favorito em um curso comunitário ou ensinando os adolescentes do bairro a trocar pneu ou a fazer um suflê. Ensine a geração seguinte e você ligará o seu próprio gerador.

**Dica de VOCÊ: Aprenda durante toda a sua vida.** Sim, nós sabemos que sua imagem ideal da aposentadoria é a de uma rede, um oceano azul-bebê e quatro cochilos por dia. Isso é ótimo, mas um dos melhores modos de garantir que sua mente não ficará com a consistência de uma piña colada é continuar a lhe dar um motivo para funcionar. Trabalhe-a. Desafie-a. Ensine coisas novas a ela. Considere um grande estudo de uma população de mais de 3 mil freiras: os pesquisadores mediram as atividades mentais e físicas diárias de freiras vivas e autopsiaram as que morreram durante o estudo. Eles descobriram que 37% das que morreram tinham doença de Alzheimer – pelo menos segundo o que acontecia patologicamente em seus cérebros. As freiras que se saíram melhor foram as que tiveram uma educação melhor. As freiras com Alzheimer haviam sido, quando jovens adultas, menos ativas mental e fisicamente fora de seu trabalho do que as que não tinham a doença. Isso é importante porque a doença de Alzheimer leva décadas para se desenvolver. A parte surpreendente foi que, mesmo quando as freiras mostravam sinais patológicos de Alzheimer, não apresentavam sintomas clínicos. O fato é que, embora os novelos neurofibrilares possam ser genéticos, sua capacidade de resistir a seus efeitos não é.

Quando você aumenta seu aprendizado durante a vida, diminui o risco de desenvolver problemas relacionados com a memória. Isso significa que seu cérebro tem uma chance de lutar se você o mantém ativo e engajado, se o desafia com novas lições e aprende um novo jogo, hobby ou vocação. Você tem de desafiar sua mente – mesmo tornando-a um pouco desconfortável ao tentar aprender coisas que não vêm naturalmente. Realizar tarefas difíceis reforça as conexões neurais importantes para a preservação da memória. Como um atleta sob pressão, a mente tem um modo de corresponder ao que se espera dela.

**Dica de VOCÊ: Pare e pense sobre o pensamento.** Como a respiração, ele é feito para ser um processo automático. Então faça isto: não pense em uma banana muito madura. Não a visualize. Não deixe essa imagem passar pela sua cabeça. Ah! Agora a única coisa em que você consegue pensar é no maldito símbolo fálico carregado de potássio. O outro ponto de vantagem aqui é que você não pode evitar pensar quando está pensando. O pensamento é um reflexo involuntário; embora freqüentemente você possa controlar o que pensa, o pensamento é tão natural quanto o ecossistema de um oceano – as coisas apenas flutuam ao redor e vão para onde querem ir.

Agora experimente isso quando estiver realizando uma atividade simples, como acordar de manhã: em vez de apenas sair da cama, jogar água no rosto e se preocupar com a reunião às 8 horas, pense no que está ao redor. Ouça os pássaros, observe as gotas de água escorrendo pela sua perna no chuveiro, saboreie um suco de laranja, pense em todos os dentes que está escovando. Isso não lhe tomará tempo; só o ajudará a treinar seu cérebro. Não estamos tentando ser filosóficos; pensar sobre o pensamento realmente tem a ver com a consciência e é uma das ferramentas que você pode usar para fortalecer suas conexões neurais.

**Dica de VOCÊ: Veja se seus genes são adequados.** Se você tem uma história familiar de problemas relacionados com a memória e se sente à vontade com o teste genético, pode verificar seu nível de Apo E4. Isso vai ajudá-lo a determinar se é menos ou mais predisposto a eliminar a proteína beta-amilóide de sua rede neural. Você pode descobrir mais sobre o teste em www.aruplab.com, www.athenadiagnostics.com ou www.realage.com. Independentemente do seu resultado, saiba que a obesidade e a ingestão de álcool aumentam a expressão dos genes, enquanto os exercícios diminuem a quantidade de Apo E4 no sangue.

**Dica de VOCÊ: Viva o momento.** Todos nós sabemos que a vida é como quando o cachorro late, o telefone toca, o bebê chora, a televisão está alta, seu cônjuge tenta explicar por que o assento do vaso sanitário está levantado de novo – e você se preocupa com o que terá de fazer amanhã e não fez hoje. Quando se trata do cérebro, o estresse age como uma grande quantidade de ruído em seu sistema, só que na forma de tarefas irritantes, insatisfação com o trabalho, contas e discussões sobre quem irá para a casa de qual família nos feriados. Um dos segredos para se ter uma mente saudável é viver o máximo possível o momento, isto é, pensar no que você está fazendo agora, não se preocupar com os erros que cometeu ontem ou com as dores de cabeça que o esperam amanhã. Isso realmente ajuda a reduzir o ruído no sistema.

Evolutivamente, podemos ver como funciona: quando você está estressado (um dente-de-sabre se aproxima rapidamente), sua capacidade cognitiva é muito limitada: pode correr, lutar ou morrer. É claro que isso é bom para a sobrevivência, mas essa função aguda encurta os telômeros nos cromossomos (lembra-se do primeiro Grande Fator de Envelhecimento?) e contribui para problemas de memória. Nos tempos atuais, mais estresse significa incapacidade de se concentrar, e foi demonstrado que contribui para uma redução do córtex pré-frontal. É difícil viver o momento? É claro que pode ser, mas esse é um comportamento possível de aprender com a prática, semelhante à nossa estratégia anterior de pensar sobre o pensamento. Exemplo: quando você estiver jogando com seus filhos e se preocupando com o trabalho do dia seguinte, esforce-se para se concentrar no jogo, tornando-o uma ótima experiência para seus filhos, em vez de ficar com a cabeça longe. Isso exige um pouco de tempo e esforço, mas no final o ato de viver o momento será gratificante não só para você, como também para as pessoas que o cercam.

**Dica de VOCÊ: Alimente seu cérebro.** Embora a física diga que o alimento desce após ser ingerido, certa quantidade sobe para o cérebro (por meio das artérias, é claro que depois de passar pelo processo digestivo). Entre os ingredientes que mais fortalecem suas linhas de transmissão cerebrais, estão os ácidos graxos ômega 3 – os tipos de gordura encontrados em peixes como salmão e dourado. Essas gorduras saudáveis, que demonstraram desacelerar o declínio cognitivo nas pessoas em risco, não só ajudam a manter as artérias limpas, como também melhoram a função de envio de mensagens dos neurotransmissores. Ingira 370 gramas de peixe por semana ou, se preferir suplementos, 2 gramas de óleo de peixe por dia (metabolicamente destilado), o DHA (ácido docosahexaenóico) das algas (de onde os peixes obtêm ômega 3) ou 30 gramas de nozes por dia. O DHA parece ser o melhor ômega 3 para o cérebro.

**Dica de VOCÊ: Experimente Chi Kung.** Uma atividade que parece uma arte marcial em câmera lenta e não só ajuda a aumentar o bem-estar físico, mas também serve como um exercício para limpar a mente. Essa série de movimentos lentos e suaves pode ajudar a reduzir o ruído e é especialmente boa se você tem dores que podem afastá-lo de sua rotina normal. Apresentamos um plano de amostra na página 344.

**Dica de VOCÊ: Coma muita salada.** Os vegetais, não o molho cheio de gordura. Está provado que os vegetais – de qualquer tipo e lugar – desaceleram mais o declínio cognitivo do que as frutas. Comer duas (*apenas duas!*) ou mais porções por dia reduz em 35% o enfraquecimento do raciocínio ao longo de seis anos. Passe as folhas, por favor.

**Dica de VOCÊ: Acrescente um pouquinho disso e daquilo.** Várias substâncias demonstraram ajudar a função cognitiva. Recomendamos estas:

- Carotenóides e flavonóides, substâncias semelhantes a vitaminas que podem agir como antioxidantes. Não essenciais para a vida, tendem a dar cor a frutas e vegetais.
- Licopeno e quercetina. Boas fontes incluem o tomate, grapefruit cor-de-rosa, melancia, verduras folhosas, maçã vermelha, cebola, cranberry e mirtilo.
- Resveratrol, encontrado no vinho tinto, embora as altas doses pesquisadas possam exigir muito álcool (como 180 garrafas por dia). Por isso, pense em um produto purificado de alta dose como suplemento.
- Vários flavonóides encontrados no chocolate preto feito com pelo menos 70% de cacau puro (só não abuse dele, porque é muito calórico).
- Açafrão-da-terra e curcumina, temperos encontrados nos pratos indianos e alimentos com curry. A mostarda também contém açafrão-da-terra e pode reduzir os níveis de Apo E4.

**Dica de VOCÊ: Siga com a corrente.** O sangue conduz os nutrientes cerebrais. Sem nutrientes, não há cérebro. Sem cérebro, não há festa do Super Bowl este ano. Portanto, um de seus principais objetivos deveria ser manter suas artérias desimpedidas e fluindo (detalhes no capítulo a seguir). Normalizar a pressão arterial alta melhora a função cognitiva e desacelera consideravelmente a progressão de Alzheimer. Se sua pressão diastólica é acima de 90 (esse é o número mínimo), você corre cinco vezes mais risco de ter demência daqui a duas décadas do que se é abaixo de 90. Se você é hipertenso, talvez seja porque suas artérias estão contraídas – freqüentemente como resultado de placas de colesterol – e limitam a quantidade de sangue e nutrientes que chegam a uma determinada área. No caso do cérebro, não ter sangue suficiente naquela zona divisória de águas entre as duas artérias principais eleva o risco de AVC. Vamos dar dicas para reduzir a pressão arterial e as placas de colesterol no capítulo a seguir.

**Dica de VOCÊ: Pense nas suas opções hormonais.** As primeiras pesquisas sobre mulheres na menopausa mostraram que aumentar os níveis de estrogênio retarda a doença de Alzheimer. As pesquisas mais recentes são menos claras quanto a isso, então não acreditamos que haja razão suficiente para começar a tomar estrogênio. Mas se você está pensando em tomar por outros motivos, isso poderia ser um fator positivo adicional. Veja nosso pensamento completo sobre o estrogênio na página 192.

**Dica de VOCÊ: Entre no jogo.** Não admira que os exercícios sejam bons para o coração e para a carreira de modelo, mas também são um elixir para a mente. Os mais intensos parecem preservar a função, reduzindo a expressão do gene Apo E4 para ajudar a tirar a placa de beta-amilóide que gruda em suas linhas de transmissão de força. Os exercícios também foram correlacionados ao aumento do comprimento dos telômeros. Nossa sugestão para estimular o cérebro: uma ou duas vezes por semana, escolha um exercício que exija que seu corpo e sua mente funcionem, como ioga Bikram ou um jogo de tênis individual. Os esportes ou exercícios que o engajam no momento podem realmente ajudar a limpar sua mente. Você não precisa exagerar. Apenas meia hora de caminhada por dia, além de seu Exercício VOCÊ TAMBÉM (Capítulo 18) algumas vezes por semana, vão ajudá-lo a queimar de 2.000 a 3.500 calorias por semana – a quantidade que demonstrou aumentar o comprimento dos telômeros.

**Dica de VOCÊ: Desintoxique sua vida.** Se você conhece a história original dos chapeleiros malucos, sabe como eles ganharam esse nome. Os trabalhadores das fábricas de chapéus eram expostos a uma grande quantidade de mercúrio quando moldavam o feltro e acabavam ficando mais malucos do que um pit bull não-castrado. Essa valiosa informação histórica ilustra como as toxinas no ambiente podem ter uma grande influência na mente e na memória. Se você está tendo problemas de memória que estão alarmando, elimine algumas substâncias químicas-chave de sua vida antes de acrescentar novidades. Isso inclui coisas como alimentos artificiais (como adoçantes), glutamato monossódico e até mesmo xampu (é melhor se certificar de que o interior de sua cabeça está limpo, não é mesmo?). Finalmente, apesar de seus benefícios, drogas com estatina raramente podem causar perda reversível de memória, um assunto que você deveria discutir com seu médico, se estiver mais preocupado com sua memória do que com seu coração. Uma curiosidade: até mesmo remédios de venda livre para resfriado e alergia podem contribuir para problemas de memória; na verdade, injetar em animais de laboratório o ingrediente ativo no Benadryl (difenidramina) é um modelo de pesquisa da perda da memória que simula imediatamente a doença de Alzheimer.

**Dica de VOCÊ: Aprenda a contar uma piada.** Há várias evidências de que uma boa risada pode ajudar a melhorar o sistema imunológico, e o humor também tem um efeito valioso na memória. Exige o que os doutores do riso chamam de integração conceitual – isto é, a capacidade de relacionar o esperado com o inesperado; nós rimos quando acontece um fato surpreendente. Ter senso de humor é sinal de inteligência. Contar uma piada, como ser um professor, é outro modo de desafiar o cérebro. Você tem de ser capaz de pular de uma palavra para outra como quem joga amarelinha e se certificar de que a história, piada, charada ou trocadilho combinam um conjunto de circunstâncias esperadas e inesperadas (em outras palavras, o que acontece assim que o sujeito entra no bar?). E, em última análise, para contar a piada direito, você também precisa ter uma boa dose de inteligência social – a capacidade de maximizar até o último segundo a tensão e o mistério.

**Dica de VOCÊ: Mapeie sua mente.** Um modo de fortalecer a mente é flexionando partes que você não usa com freqüência – como talvez as associadas à imaginação. Por isso, experimente este truque de nosso amigo psicólogo Tony Buzan na próxima vez em que se sentir oprimido por uma tarefa (veja a figura 1.4). Mapeie suas coisas a fazer, em vez de colocá-las em uma lista. Isto é, desenhe seu tema no meio de uma folha de papel e a partir desse ponto central crie subseções e palavras-chave menores relacionadas com ele. Por exemplo, se você quer perder 10 kg, desenhe-se em uma balança no centro. Em vez de fazer uma lista de modos de fazer isso, trace linhas a partir do centro para coisas como comida, exercícios, estratégias, apoios e outras categorias amplas que vão ajudá-lo. A partir daí, crie subcategorias (a alimentação pode incluir ramificações como "tomar café-da-manhã", "fazer cinco pequenas refeições por dia" e "parar de comer sonhos"). Por que isso é útil? Em primeiro lugar, porque começar no centro dá ao cérebro liberdade para seguir direções diferentes; em segundo, uma imagem flexiona seus músculos da imaginação e o mantém concentrado, e capacita você a se concentrar mais. E as ramificações funcionam porque seu cérebro trabalha por associação. Conecte as ramificações e você entenderá, lembrará e enfrentará o problema muito mais facilmente.

FIGURA 1.4

**Mapa mental** Os mapas mentais, desenvolvidos por Tony Buzan, exercitam mais o cérebro do que as listas; decisões novas e criativas abrem novos caminhos no cérebro.

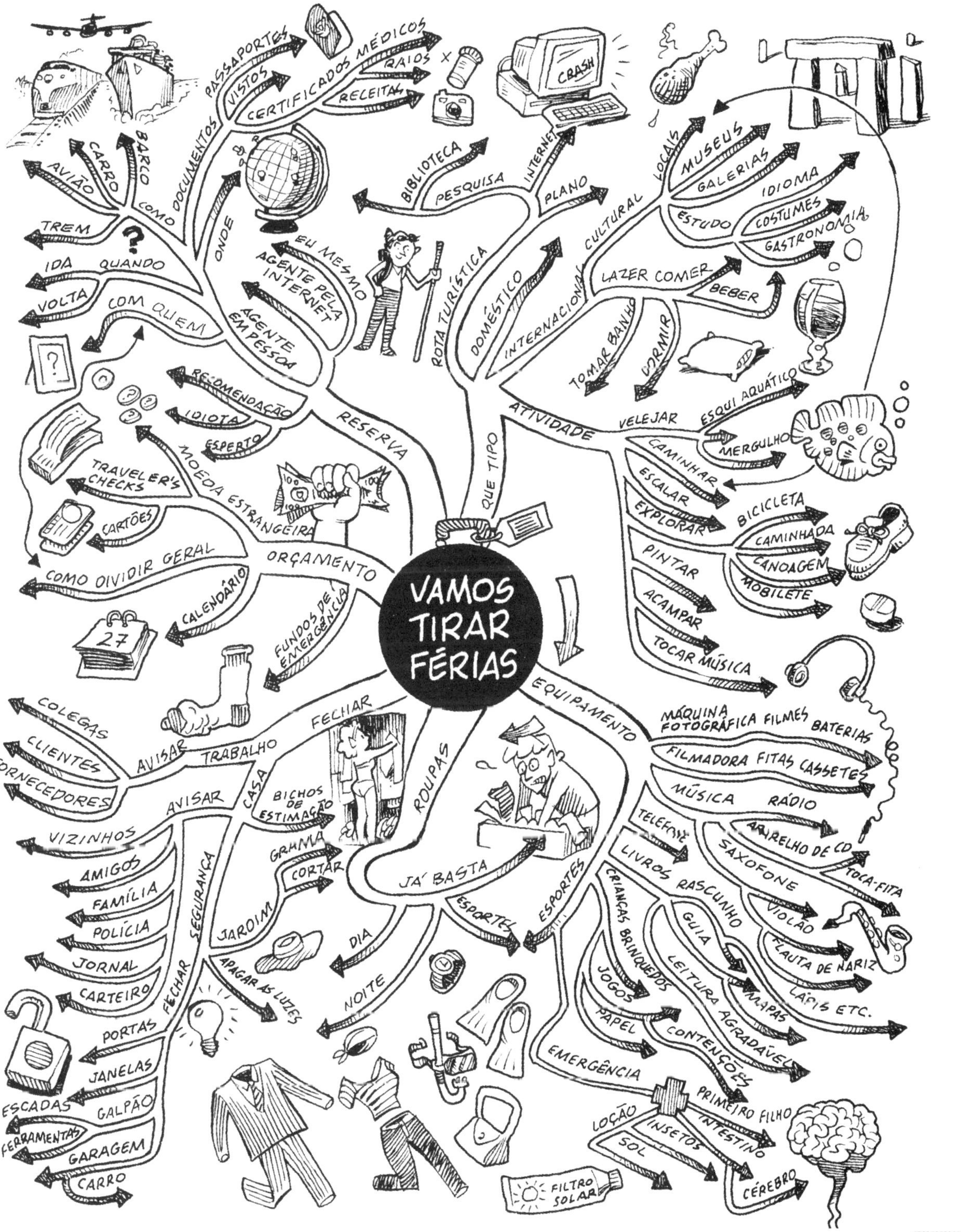

# Teste de VOCÊ

Corra e faça as conexões antes que as estrelas se tornem novas e seja o fim do universo como o conhecemos.

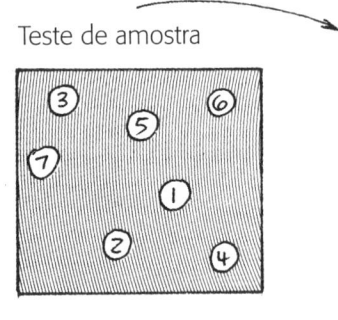

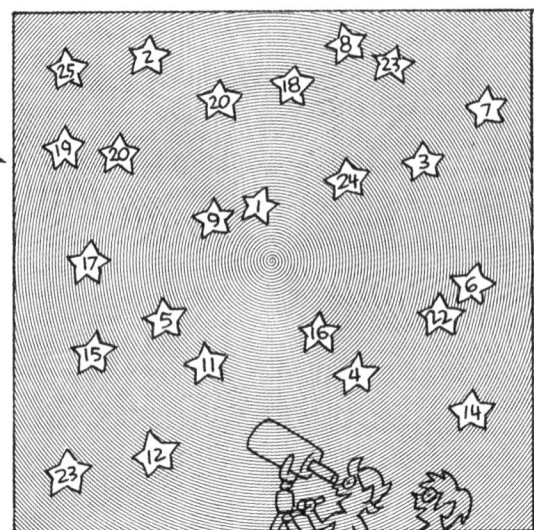

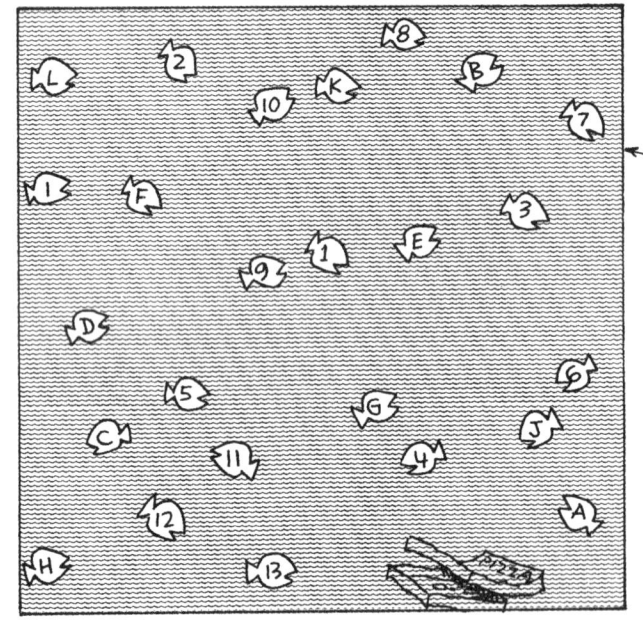

Teste de amostra

Rápido! Faça as conexões antes de a piranha faminta encontrar a pizza no fundo do rio.

Teste de amostra

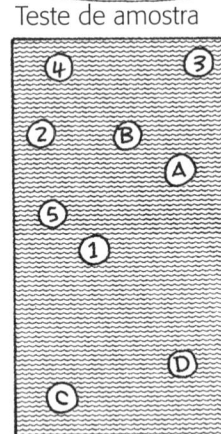

FIGURA 1.5

**Marque pontos!** Ligue os pontos no teste de amostra sem erguer o lápis e usando linhas retas (apenas siga os números que estão no caminho). No primeiro teste, ligue todos os números em ordem. No segundo, passe de 1 para A, de A para 2, de 2 para B e assim por diante. Marque o tempo para determinar sua idade cerebral fisiológica. Peça a alguém para cronometrá-lo e some seus tempos nos dois testes para determinar como está sua acuidade mental em relação às pessoas da sua idade.

| Faixa etária | Tempo em segundos |
|---|---|
| 20-29 | 122 |
| 30-39 | 113 |
| 40-49 | 145 |
| 50-59 | 148 |
| 60-72 | 228 |

# GRANDE FATOR DE ENVELHECIMENTO

## Oxidação & mitocôndrias ineficientes

### Mantenha o bom funcionamento das fábricas de energia de seu corpo

Quando você tem o mesmo tipo de vida de muitos de nós – um emprego e uma família, e fica correndo de um lado para o outro –, alguém pode lhe perguntar de onde tira toda essa energia. Em vez de responder com uma risada, um obrigado, um dar de ombros ou "mais chocolate do que eu deveria comer", faça sua parte para aumentar o QI biológico de nossa sociedade.

Responda que seu corpo obtém energia do mesmo lugar que o da pessoa que fez a pergunta: das mitocôndrias.

Nós sabemos que você se lembra (talvez vagamente) do que aprendeu sobre mitocôndrias nas aulas de biologia do colégio, mas não esperamos que se lembre de muito do que elas fazem e de por que são importantes.

Pense em antes do iTunes (aquele programa para iPod), até mesmo da gravação em oito canais e bem antes de nossos ancestrais fazerem música batendo pedras. Nessa época, as mitocôndrias eram organismos unicelulares independentes – basicamente parasitas que viviam simbioticamente com seus hospedeiros. Mas em algum ponto da evolução elas foram engolidas por nossas células regulares, e dessa forma se tornaram parte de cada célula, em vez de existirem de um modo independente.

As mitocôndrias (cada célula tem centenas delas) transformam os nutrientes dos alimentos na energia que o corpo usa para realizar todas as suas funções. São condutores fundamentais do metabolismo. Certificam-se de que aquilo que você come influirá no seu desempenho. Além disso, sua função (e disfunção) é a espinha dorsal de uma das principais teorias do envelhecimento.

O problema é que, quando as mitocôndrias transformam o sangue em energia, produzem radicais livres de oxigênio – moléculas que, quando derramadas, causam perigosa inflamação nas próprias mitocôndrias e no resto das células. Pense nas mitocôndrias como as usinas elétricas de sua cidade corporal. Assim como velhas fábricas (veja a figura B.1), quando as mitocôndrias envelhecem, despejam mais lixo industrial no ambiente. O dano que essa inflamação causa nas células e nas mitocôndrias dentro delas é responsável por muitos problemas relacionados com o envelhecimento. Essa oxidação, por exemplo, é o que causa o "enferrujamento" das artérias, o que contribui para o envelhecimento do sistema cardiovascular. Por isso, vamos examinar melhor o funcionamento das mitocôndrias.

## A poderosa mitocôndria: a usina elétrica do corpo

Se você olhar para a mitocôndria de uma posição aérea (não tente fazer isso em casa), verá algo um pouco parecido com um labirinto ou dédalo. As pequenas bordas visíveis na Figura B.2 são chamadas de cristas. Você tem centenas de mitocôndrias por célula e dúzias de filamentos de DNA mitocondrial por mitocôndria. Isso significa que cada célula contém milhares de filamentos de DNA mitocondrial.

Agora pense em sua cidade corporal e imagine essas mitocôndrias como as centrais nucleares do corpo. Elas produzem muita energia, mas também podem causar danos. Como você freqüentemente vai ver em todo este livro, a maioria das coisas que têm o poder de ajudá-lo também têm o poder de lhe causar danos.

Se sua central nuclear é bombardeada, não é apenas a usina física que sofre dano; também ocorrem muitos danos colaterais. No caso da central nuclear, é a radiação que vaza para a vizinhança e para as cidades. No caso das mitocôndrias, são aqueles radicais livres de oxigênio que causam inflamação e diminuem a capacidade de o DNA mitocondrial produzir energia. As duas formas de dano criam um ciclo de destruição das células do corpo: as ineficiências na função mitocondrial causam uma maior produção de radicais livres. E adivinha o que acontece? Mais radicais livres causam mais danos no DNA mitocondrial, tornando as mitocôndrias mais ineficientes e assim por diante.

Talvez você esteja pensando: e daí? E daí se meu DNA mitocondrial está um pouco lento no processo de produção de energia? O que isso significa para mim?

Bem, para uma empresa, a ineficiência pode significar perda de dinheiro. Para um aluno, noites em claro. Para um jogador de futebol, uma substituição. Mas, para as mitocôndrias, significa que você está mais perto de ocupar um leito hospitalar.

Pense nisso. Se seu corpo não pode produzir energia suficiente, isso significa que as mitocôndrias não estão obtendo o máximo de energia do oxigênio e açúcar que alimentam suas fornalhas. Por esse motivo, mesmo que você consuma alimentos nutritivos, os níveis de sua reserva de energia, chamada de trifosfato de adenosina (ATP, de *adenosine triphosphate*), são reduzidos.

Sabemos que o dano mitocondrial ocorre no coração quando o corpo deixa de consumir eficientemente oxigênio e glicose. Também vemos dano mitocondrial na doença relacionada com o cérebro e no diabetes, em que influi na capacidade do pâncreas de produzir insulina. Na verdade, o dano mitocondrial pode ser um fator contribuinte para certos tipos de câncer, porque, quanto mais dano oxidativo, mais DNA é danificado, e esse DNA danificado, quando repetidamente replicado, pode evoluir para um câncer.

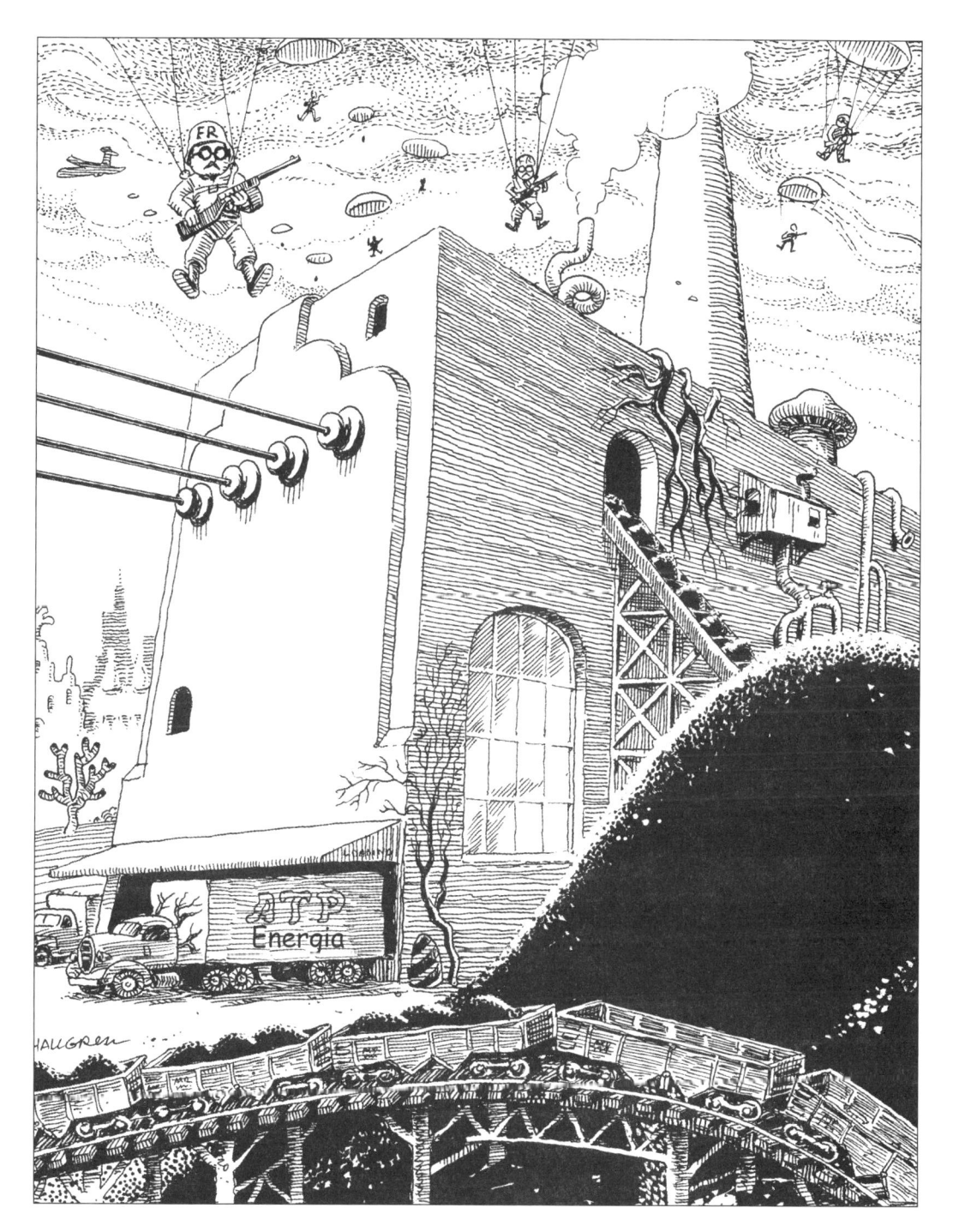

Figura B.1

**Espinha dorsal biológica** As mitocôndrias fornecem energia para nossa cidade metafórica. Sem elas, não temos luz, aquecimento nem diversão. Mas toda usina que não é precavida corre o risco de poluir a cidade. E assim como velhas fábricas, quando as mitocôndrias envelhecem, tendem a despejar mais lixo industrial no ambiente. Por isso, precisamos de mais reguladores antioxidantes para limpar a sujeira.

## Controle de danos

Como um político malvisto na mídia, o corpo também pode controlar os danos. Ao longo do tempo, aquelas fornalhas (cristas) nas mitocôndrias se dilatam e ficam iguais a gatos gordos e preguiçosos – não fazem grande parte do trabalho. Ao mesmo tempo, as mitocôndrias jovens e pequenas, porém eficientes, que nascem continuamente, tornam-se as principais produtoras de energia do corpo.

No modelo da cidade, as mitocôndrias de cristas grandes seriam os burocratas que ganham altos salários e passam o dia inteiro impedindo que o governo da cidade seja revigorado por jovens que poderiam substituí-los, passar por cima da burocracia e trabalhar muito por um salário menor. No corpo, o conflito ocorre porque os grandes (os maus) têm o poder de sobreviver à custa dos pequenos (os bons).

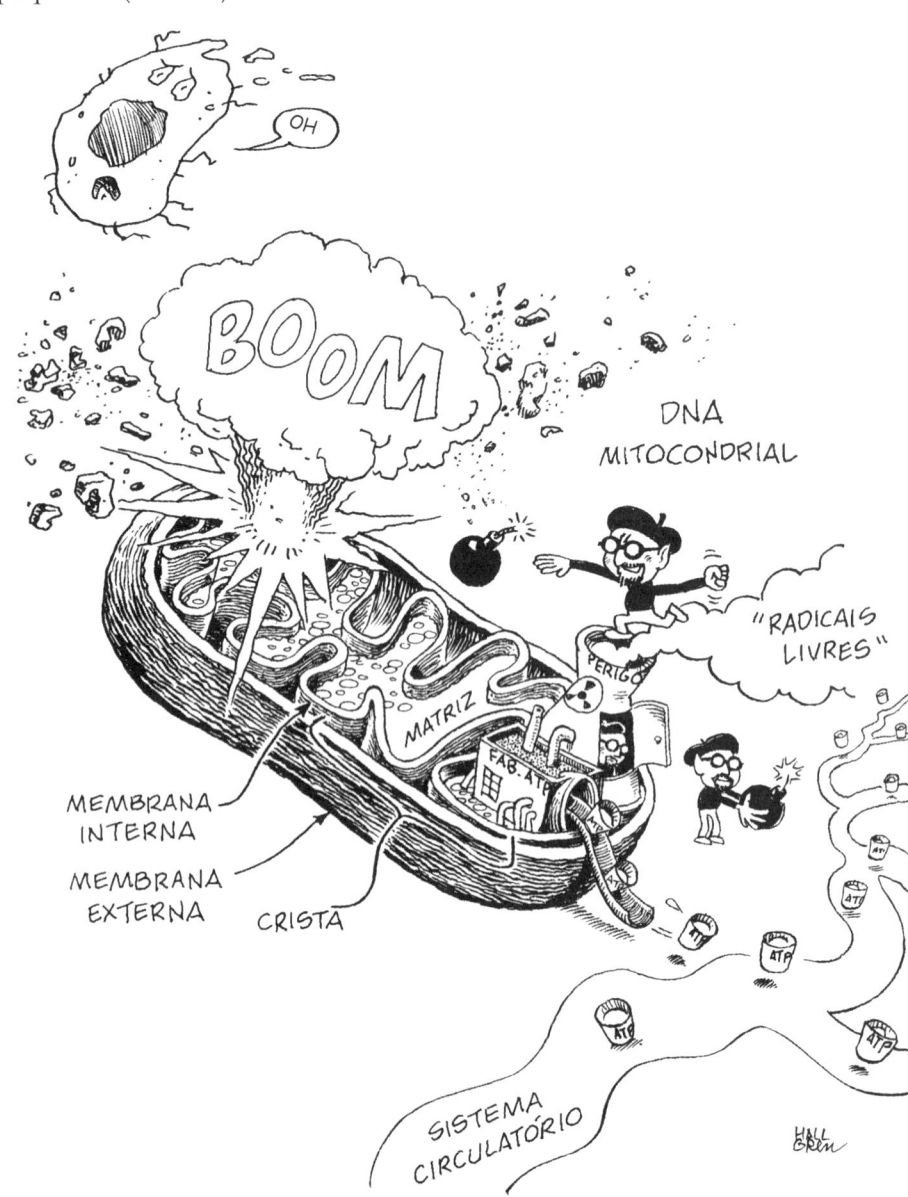

Figura B.2

**Trabalho na fábrica** As mitocôndrias são nossas fábricas de energia e bombeiam barris de ATP nas células enquanto percorrem o sistema circulatório. Elas parecem um labirinto com bordas irregulares chamadas cristas. As mitocôndrias são especialmente fortes para suportar o perigo de estar perto dos radicais livres que podem ser gerados com a alta produção de energia.

FIGURA B.3

**Demonstração radical** Os radicais livres de oxigênio são criados quando um par de elétrons é separado ao girar ao redor do núcleo de uma célula. O elétron que fica sozinho se torna destruidor ao procurar outro parceiro.

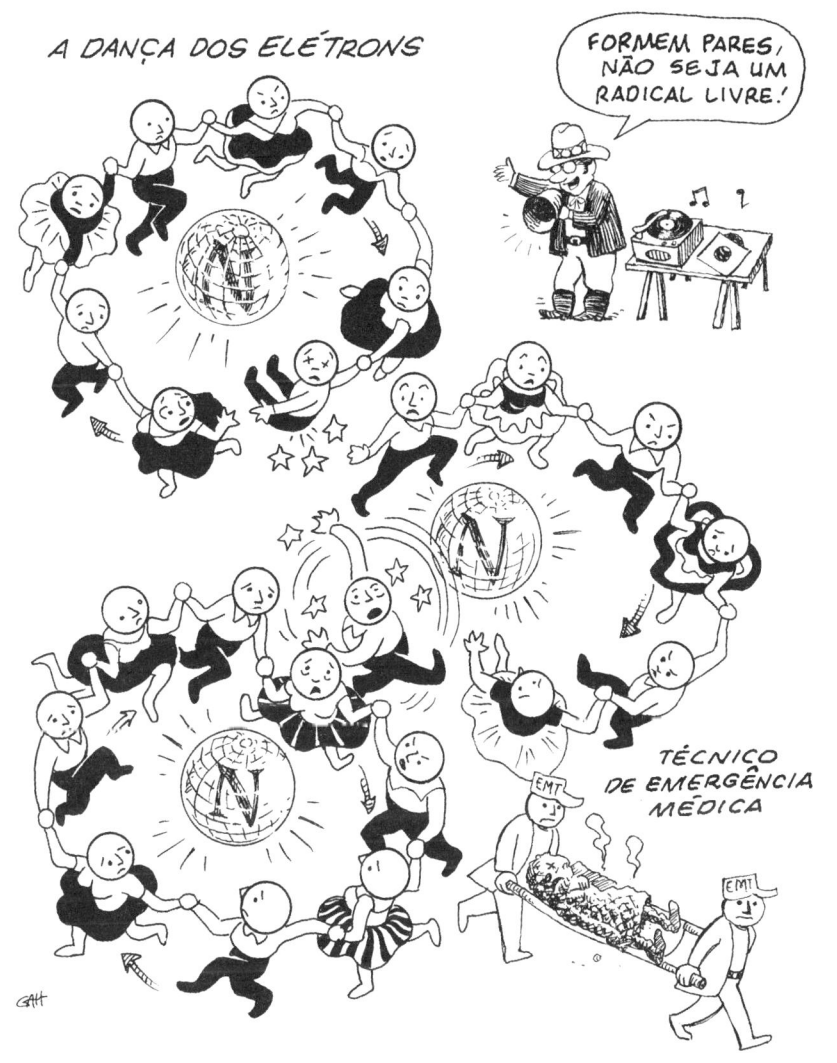

Acontece que você pode tolerar muitos danos em suas mitocôndrias porque o DNA mitocondrial é resiliente. Essa qualidade especial do DNA é usada para lidar com o dano que ocorre quando você bombardeia as mitocôndrias com substâncias oxidativas. De certo modo, as mitocôndrias são um pouco como os pais. Podem tolerar muitas coisas, mas com o tempo se irritam. É aí que começa o verdadeiro dano.

Tudo isso acontece como parte natural do processo de envelhecimento. Na verdade, as pessoas com mais de 60 anos têm uma eficiência mitocondrial 40% mais baixa do que as com menos de 40. Mas lembre-se de que o que é natural não é necessariamente inevitável. Como você verá no próximo capítulo sobre o músculo que usa mais energia, isso significa que, embora essas batalhas celulares aparentemente incontroláveis possam ocorrer em seu corpo, você ainda tem o poder de um titereiro anatômico – de controlar os modos como suas células funcionam. Mas, quando o sistema começa a despejar lixo tóxico e você não consegue acompanhar o avanço da oxidação nas células, suas artérias começam a enferrujar, o que sobrecarrega vários órgãos, inclusive o coração.

# Não agrida seu coração

**CAPÍTULO 2**

### Teste de VOCÊ: Freqüência cardíaca

Durante seu próximo exercício cardiovascular intenso (e com o consentimento de seu médico), deixe sua freqüência cardíaca chegar a 80% ou mais de sua freqüência cardíaca máxima (220 menos sua idade). Depois de acabar o exercício, quanto tempo leva para sua freqüência cardíaca cair para 66 batimentos a menos do que os 80% de sua freqüência máxima?

   A. Menos de 2 minutos
   B. Menos de 4 minutos
   C. Oxigênio, imediatamente!

**Resultados:** Se você se recupera com rapidez suficiente para sua freqüência cardíaca cair 66 batimentos em menos de 2 minutos, você está em ótima forma cardiovascular e sua idade verdadeira é pelo menos oito anos menor do que sua idade biológica. Qualquer coisa mais longa do que isso significa que você tem trabalho a fazer.

Todos nós sabemos o que altera o nosso ritmo cardíaco (primeiros amores e bases ocupadas no fundo do nono em um jogo de beisebol). Sabemos o que faz o coração bater mais rápido do que uma banda de percussão (filmes de terror e estar a seis minutos de distância de um trem que parte em cinco). E todos nós gostamos de achar que sabemos os tipos de coisas que farão nossos corações pararem para sempre: cigarro, salsicha e cianeto.

Mas, quando pensamos em doença cardíaca relacionada com o envelhecimento, precisamos ir além das suposições básicas de que nascemos com genes ruins que nos destinam a problemas cardíacos, ou criamos nosso próprio destino entupindo nossas artérias ao ingerir durante 45 anos bolinhas de queijo.

O dano que causamos aos nossos corações – seja por meio da genética, do estilo de vida ou as duas coisas juntas – resulta não só de genes ou bolinhas de queijo, mas também do Grande Fator de Envelhecimento da oxidação e inflamação induzida pelas mitocôndrias que ocorre no interior das artérias.

## O coração e as artérias

Você pode ter tanta tolerância ao sangue quanto a motoristas que não sinalizam que vão virar na próxima curva, mas para aprender a proteger seu coração precisa examiná-lo mais de perto. Se olhar para dentro de um peito (vamos, um pouco mais perto agora), eis o que verá: um músculo cheio de curvas que lembra as costas onduladas de uma jibóia. É o coração. Seu movimento serpenteante não só mantém você vivo, como também é o mecanismo pelo qual seu corpo obtém os nutrientes de que precisa.

Eis como o processo funciona. O músculo cardíaco é estimulado por células marca-passo a ejetar sangue através da válvula aórtica. Ele não empurra o sangue para fora como um balão esvaziando o ar, mas como uma toalha sendo torcida para retirar a água. Esse sangue pulsa na aorta, a maior artéria do corpo, que fornece sangue rico

**Curiosidade**

O efeito antiinflamatório das drogas para reduzir o colesterol que contêm estatina pode ser inibido pela ingestão diária de mais de 200 miligramas de vitamina C ou de mais de 100 UI de vitamina E em forma de suplemento. Portanto, você precisa ter cuidado com o que toma junto com a estatina.

> **Seu próprio laboratório de metilação**
>
> Um processo físico chamado metilação pode soar ilegal, mas o corpo depende dele. O processo – mudar uma molécula acrescendo um grupo metílico – ajuda a desintoxicar o corpo, reparar o DNA e formar novas células. Quando você envelhece, a capacidade reduzida de metilar está associada a doença cardíaca, assim como a Alzheimer e diabetes. O que você pode fazer? Certifique-se de que está obtendo cofatores para a transferência de metil, como os encontrados em peixes e grãos integrais. Além disso, a ingestão de $B_{12}$ e ácido fólico (veja as doses no quadro da página 325) parece ajudar a metilação reduzindo os níveis de homocisteína.

> **Curiosidade**
>
> Os suplementos que parecem reduzir a inflamação incluem: extrato de urtiga (900 miligramas), bromelaína (2.000 miligramas), gengibre (900 miligramas) e curcumina (1.200 miligramas). Não há muitos dados humanos a esse respeito, mas há ciência suficiente para sugerir que os suplementos podem ser úteis.

em oxigênio para o resto do corpo e as artérias coronárias ao redor do coração.

Grande parte da doença cardíaca ocorre nas artérias – os túneis que levam tanto nutrientes quanto toxinas para todos os órgãos –, e não no coração. Formadas por três camadas (uma externa com a espessura de um celofane, uma muscular no meio, e uma interna fina e lisa que permite ao sangue fluir livremente), as artérias são o local do processo inflamatório responsável por muitos tipos de doença cardíaca (veja a figura 2.1).

Como? Bem, tudo começa com o colesterol, que, como você sabe, pode ser bom (HDL, ou lipoproteína de alta densidade) e mau (LDL, ou lipoproteína de baixa densidade). A camada interna lisa das artérias é agredida por várias coisas: hipertensão, cigarros, excesso de açúcar. Quando isso acontece, o corpo envia LDL para as áreas danificadas na tentativa de curar as lesões. As células imunológicas na área danificada absorvem o LDL e se abrigam na camada interior das artérias.

Então, o corpo reage às lesões e ao colesterol com uma pequena inflamação. Isso faz sentido: a inflamação é o modo de o sistema imunológico lidar com muitos problemas, como farpas, bactérias indesejáveis, veneno de insetos ou outros corpos estranhos. Enquanto isso, como parte de sua equipe de segurança, seu colesterol HDL trabalha para retirar o LDL da área. Pense em seu LDL como um ônibus levando um bando de desordeiros para suas artérias a fim de lhes causarem dano, enquanto seu HDL é como um carro de polícia que corre pelas suas artérias para retirar os desordeiros. O HDL é produzido principalmente no intestino e parece uma bolsa plástica que envolve o colesterol para que possa ser mais facilmente excretado.

**Figura 2.1**

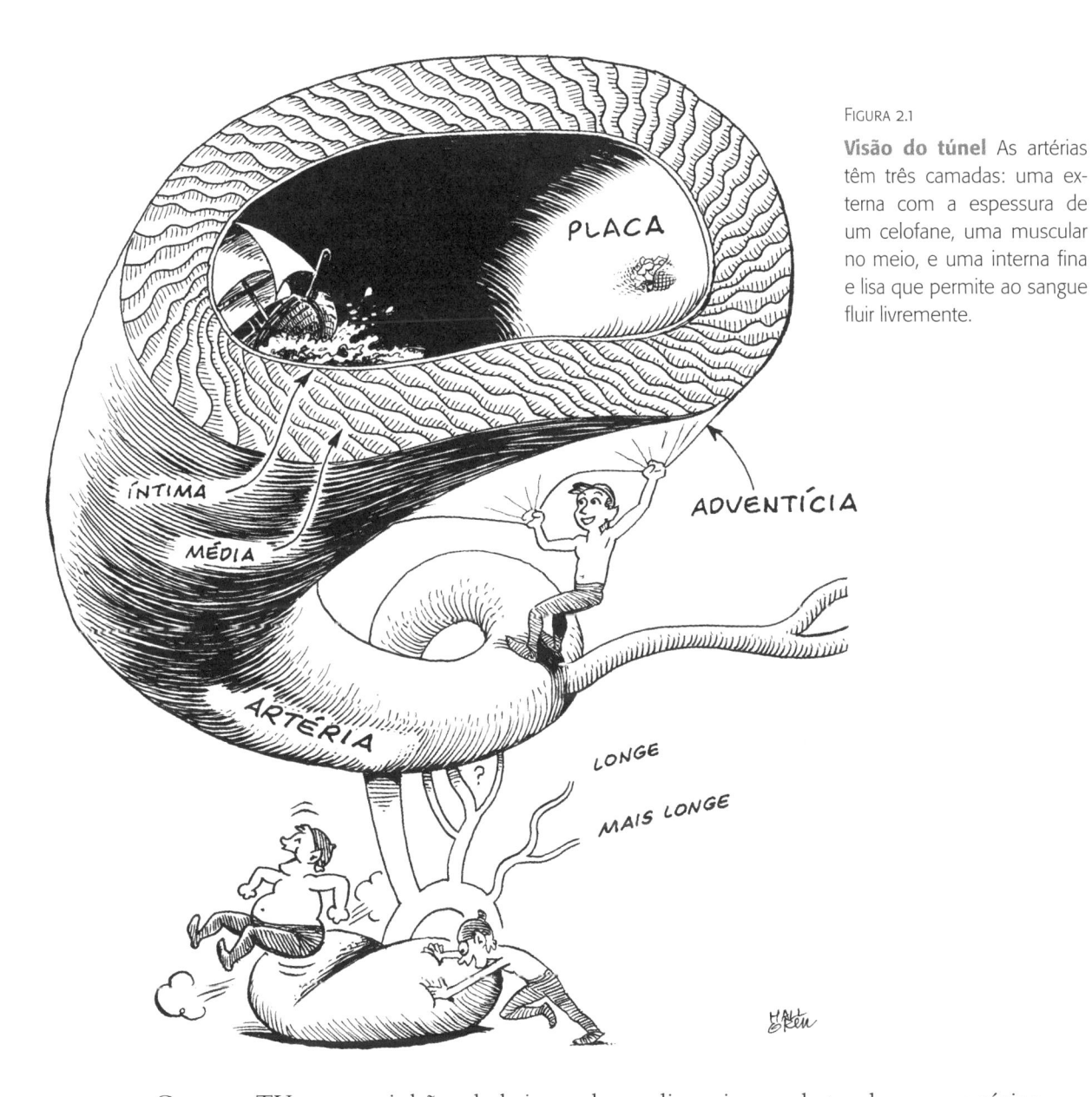

**Visão do túnel** As artérias têm três camadas: uma externa com a espessura de um celofane, uma muscular no meio, e uma interna fina e lisa que permite ao sangue fluir livremente.

Como as TVs, os caminhões de brinquedo e a lingerie, o colesterol vem em vários tamanhos diferentes. Mas o tipo mais perigoso é o menor. Quanto menor a partícula, mais ela tende a se abrigar na parede arterial, causar dano e desencadear o processo inflamatório (VEJA A FIGURA 2.2). Para limpar as artérias, precisamos melhorar a função, assim como o volume, do colesterol HDL saudável. A ajuda pode vir na forma de niacina, ômega 3, ácidos graxos, vitamina $B_5$ e uma nova geração de drogas que contêm fibratos e estatina.

Enquanto isso, a pequena inflamação que ocorre em reação ao LDL (que, combinada com mitocôndrias ineficientes, causa o Grande Fator de Envelhecimento da oxidação) aciona o alarme para as células imunológicas de reforço do corpo chamadas macrófagos. Esses macrófagos devoram o LDL, ficando cheios de gordura e inflando como marshmallows, e

> **Curiosidade**
>
> Os homens com telômeros curtos podem correr um risco maior de desenvolver doença cardíaca coronariana. Embora o estresse possa encurtar os telômeros, não sabemos se filamentos mais curtos de DNA são identificadores de um problema ou têm um papel no desenvolvimento da doença. Em todo caso, realmente parece que os homens com telômeros mais curtos respondem muito bem a drogas que contêm estatina. Por isso, se seus telômeros forem medidos e estiverem mais curtos do que você gostaria, pense em tomar estatina.

depois se ligam às paredes arteriais. Os patologistas os chamam de células espumosas, porque bloqueiam as paredes arteriais. Nasce uma placa arterial.

Quando a placa cresce, reduz o suprimento de sangue rico em nutrientes que passa pelas artérias. E quando o marshmallow racha – isto é, a placa fica sem suprimento de sangue –, há uma explosão supersônica em grande escala quando um coágulo se fixa na placa como um carrapato inchado. A súbita formação do coágulo, como a casca de qualquer ferida, fecha a artéria. Pense em uma ponte com seis pistas que vai para uma cidade: se uma das pistas é fechada, o trânsito ainda flui, embora um pouco mais lento. Mas, se uma explosão na ponte fecha todas as pistas, o trânsito

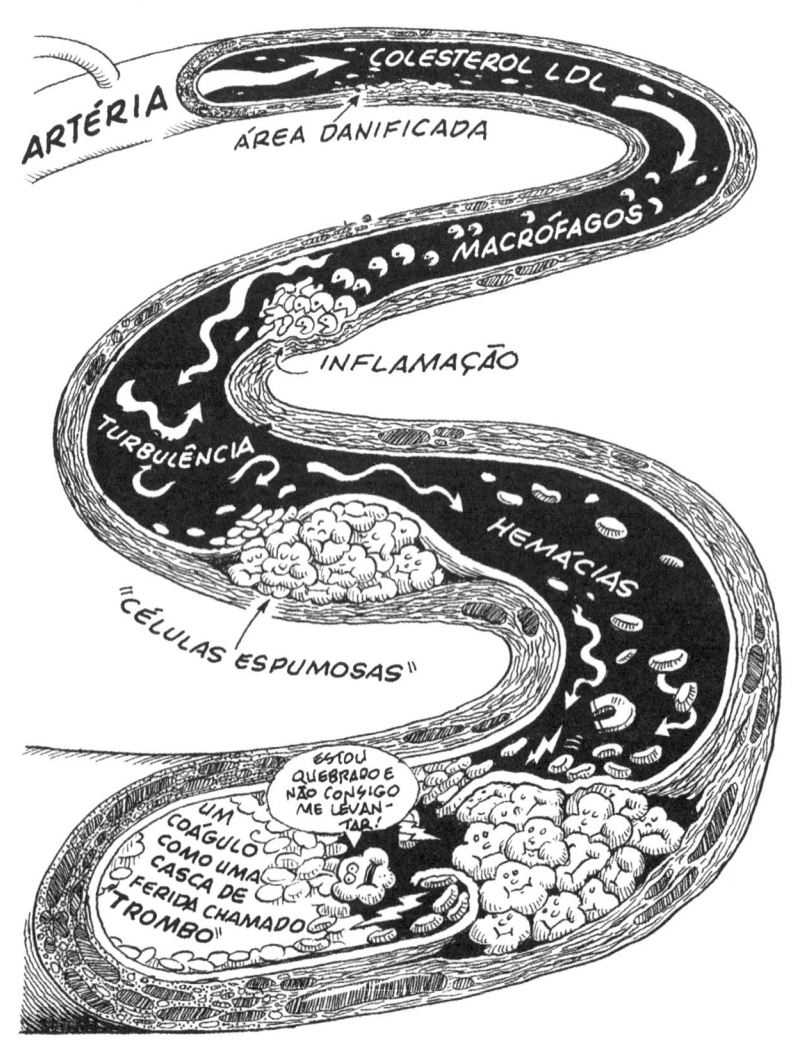

Figura 2.2

**Bloqueio** As artérias respondem ao colesterol com uma reação inflamatória, por isso o corpo soa o alarme para as células imunológicas chamadas macrófagos. Elas devoram o colesterol que forma a placa e inflam como marshmallows. As células espumosas resultantes bloqueiam o suprimento de sangue para a placa e aumentam a inflamação, por isso ela rompe, resultando em uma explosão arterial.

**Uma verificação da válvula**

Embora a maior parte das conversas referentes à cardiologia seja sobre entupimentos e coágulos que bloqueiam o trânsito no coração e nas artérias, também há postos de pedágio envolvidos – as válvulas que aceitam que o sangue entre e saia do coração. Cerca de 30% das pessoas têm doença das válvulas cardíacas com a idade de 85 anos, apenas pelo desgaste de levar o sangue para dentro e para fora do coração durante todo esse tempo. Quando, no decorrer dos anos, as válvulas experimentam um pouco de turbulência, ficam com cicatrizes deixadas pelo cálcio e podem emperrar como uma porta com dobradiças enferrujadas, interrompendo o fluxo sangüíneo. Você pode ouvir a diferença entre uma válvula boa e uma que funciona mal usando um estetoscópio: em vez de um *rud-dub*, o som ouvido quando o sangue passa pela válvula que funciona mal é mais como um *rub-woooosh*. (Contudo, o diagnóstico é feito com um ecocardiograma.) As estatinas retardam o processo, e a cirurgia pode reparar ou substituir válvulas. Ainda melhor, os pesquisadores estão desenvolvendo modos de fazer esses reparos sem abrir o peito, reduzindo os custos de sutura, sem falar na permanência em UTI.

deixa de fluir. É por isso que as placas arteriais são tão perigosas. Nenhum exame pode dizer se você tem apenas uma pista fechada ou um carro-tanque prestes a explodir.

Em conversas sobre doença cardíaca, freqüentemente você ouve a palavra *calcificação*. Isso tem pouco a ver com cálcio dietético e a quantidade de sorvete de casquinha de chocolate com calda dupla que você tomou em sua vida. A calcificação nas artérias é a tentativa de o corpo curar aquelas placas inflamatórias. O cálcio estabiliza a placa como reforço de cimento em uma parede de gesso. Cerca de 90% dos homens com aterosclerose têm artérias calcificadas, em contraste com as mulheres, que calcificam suas placas apenas 30% do tempo. Isso significa que as mulheres respondem aos programas de reversão da doença cardíaca melhor do que os homens, pois suas artérias não se alinham em um depósito de cálcio, mas também poderia significar que suas placas são mais propensas à ruptura e à súbita formação de coágulos. O ponto importante em tudo isso: você não pode se tornar saudável fazendo exames; tem que viver de forma saudável para evitar as súbitas explosões que causam ataques cardíacos e AVCs.

A inflamação tem um papel relevante em muitos tipos de doença cardíaca. Por exemplo, na fibrilação atrial (uma arritmia cardíaca), as câmaras superiores pequenas, que devem receber o sangue e empurrá-lo suavemente corrente abaixo, começam a parecer um saco de minhocas (VEJA A FIGURA 2.3). Como o sangue não é totalmente empurrado para fora do átrio, pode empoçar e coagular. A fibrilação atrial é freqüentemente provocada por inflamação da parede cardíaca e o dano é causado pelos radicais livres de oxigênio produzidos por mitocôndrias ineficientes. As arritmias também podem ser provocadas por várias outras coisas, inclusive pressão nas paredes do átrio ou anormalidades hormonais, e estar ligadas à inflamação geral do coração. Não importa a causa, os cabos delicados que conduzem eletricidade por todo o coração incham e começam a entrar em curto. Você pode realmente sentir as arritmias como palpitações no coração (não associada às palpitações do amor, é claro). Evite gorduras trans e frituras, hambúrgueres e grandes pedaços de torta.

Seu objetivo para proteger o coração não é só evitar alimentos que enfraquecem e entopem suas artérias, mas fazer algo para fortalecer o músculo cardíaco e reduzir seu risco de doença cardiovascular. Você tem bombeiros de prontidão na forma de antioxidantes, que seu corpo produz para manter sob controle o Grande Fator de Envelhecimento da oxidação das mitocôndrias lesionadas. E a medicina também pode ajudar. As estatinas reduzem a inflamação da placa, o que desacelera o processo de entupimento e reduz as rupturas súbitas que podem levar à formação de coágulos e ao súbito fechamento das artérias.

Contudo, em última análise, muitas das nossas recomendações visam ajudar seus bombeiros a permanecer saudáveis e capazes de apagar os pequenos incêndios e ocasionais desastres que ocorrem dentro de suas artérias.

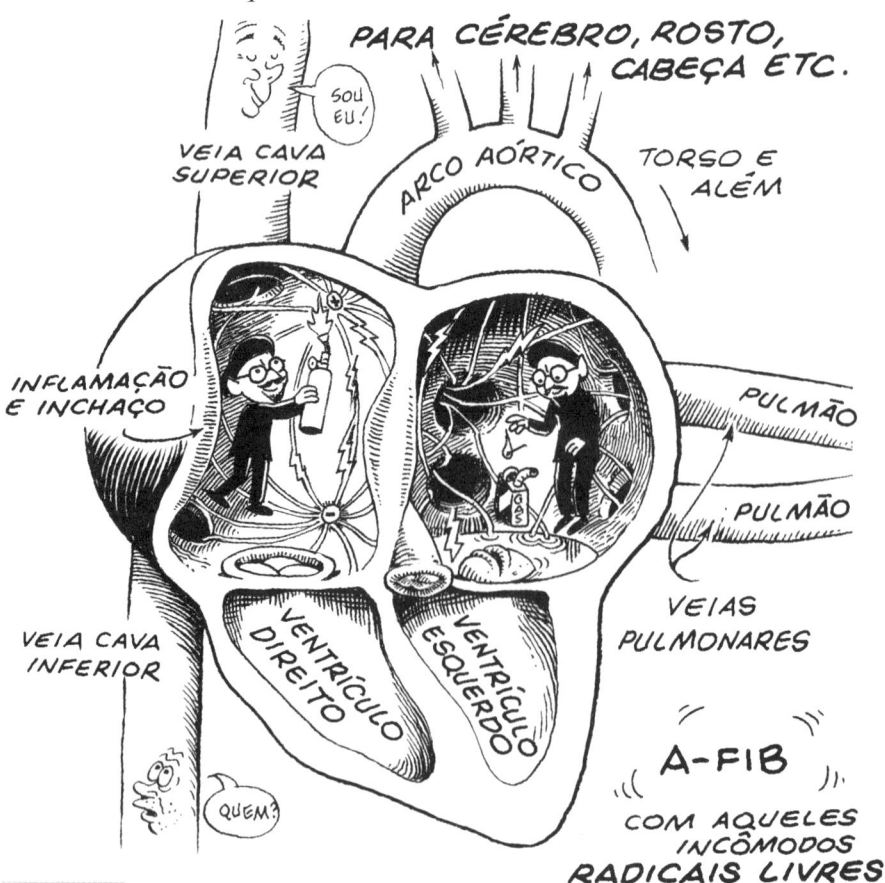

Figura 2.3

**Arritmia cardíaca** A irritação causada pelas células inflamatórias nas câmaras atriais direita e esquerda do coração faz as paredes incharem e os circuitos elétricos entrarem em curto. Então, os ritmos cardíacos anormais fazem o sangue empoçar, formando coágulos, o que pode levar a AVCs.

**A sensação de quelação?**

Talvez você já tenha lido sobre a terapia da quelação – basicamente, um desentupidor arterial. No processo, uma solução é injetada em suas veias, e deve se ligar ao cálcio que endurece a placa arterial e subseqüentemente eliminá-lo pela urina. A teoria de que a terapia da quelação diminui o cálcio na placa nunca foi comprovada, mas há relatos de casos de que ela pode ajudar a limpar as artérias de algumas pessoas. É muito interessante, mas ainda está em fase experimental. Um desentupidor ainda melhor promete ser uma nova droga que é um super HDL chamado alfa-1-milano. Procure por ela nos próximos anos se passar nos testes clínicos cientificamente rigorosos.

## Dicas de VOCÊ!

É fácil para nós recomendar aqui: pare de fumar e comer trituras e chocolate sempre que passa pela cozinha. Acreditamos que você tem plena consciência de que cigarro, fritura e doces não são exatamente elixires cardíacos. Portanto, sem tirar nenhuma de suas alegrias, eis os passos para que você deixe seu coração realizar sua principal função: mover o sangue através do corpo – sem obstruções.

**Dica de VOCÊ: Alimente seu coração.** Hoje em dia você não precisa ser um nutricionista para saber que alguns alimentos criarão sérios bloqueios em suas estradas arteriais. As gorduras saturadas e trans são duas das coisas que aceleram e ampliam o processo inflamatório. O cachorro-quente encharcado de chili não só aumenta o colesterol LDL, como também estimula os genes a produzir mais proteínas inflamatórias que pioram muito a irritação dos tecidos. Felizmente, os alimentos a seguir são bons não apenas por seus nutrientes benéficos para o coração, mas também porque têm fortes efeitos antiinflamatórios.

- *Frutas e vegetais.* Muitas frutas e vegetais – especificamente uva vermelha, cranberry, tomate, cebola e suco de tomate – contêm poderosos antioxidantes chamados flavonóides e carotenóides. Encontrados nos alimentos coloridos, os flavonóides e carotenóides são substâncias não-essenciais semelhantes a vitaminas que parecem reduzir a inflamação, algemando os radicais livres de oxigênio e estimulando o corpo a expeli-los pela urina.

**Curiosidade**

Quando você tem mais de 65 anos, o HDL é mais importante do que o LDL. Embora as drogas que contêm estatina possam salvar vidas, algumas escolhas também têm condições de reduzir o colesterol HDL saudável. Por isso, talvez você queira experimentar uma alternativa, como tomar niacina, vitamina $B_5$ e ácidos graxos ômega 3, e se exercitar para reduzir seu LDL e ao mesmo tempo manter seu HDL alto.

- **Alho.** Embora ainda seja tema de debate, acreditamos que um dente de alho por dia pode ajudar a afinar o sangue e abaixar a pressão arterial. (O alho também ajuda a manter as pessoas longe, reduzindo seu nível de estresse.) Se você não gosta do sabor ou do fato de seus colegas de trabalho se afastarem quando o encontram no corredor, também pode tomar 400 miligramas diárias de alho em forma de pílula (alicina), embora o odor ainda possa surgir de suas glândulas sudoríparas.

- **Azeite de oliva.** O "extravirgem" contém muitos fitonutrientes saudáveis, assim como gorduras monoinsaturadas, que ajudam a elevar o colesterol HDL. Tente fazer com que 25% de sua dieta seja composta de gorduras saudáveis como as encontradas no azeite de oliva. Isso reduzirá sua idade verdadeira em mais de seis anos.

- **Ácidos graxos ômega 3.** Esses ácidos graxos (encontrados em peixes ou plantas que os peixes comem, como certas algas) são o faz-tudo do sistema arterial, porque podem gerar muitos reparos. Reduzem os níveis de triglicerídeos no sangue (triglicerídeos altos são uma grande causa de formação de placas) e ajudam a reduzir o risco de arritmia depois de um ataque cardíaco. Além disso, abaixam a pressão arterial e tornam as plaquetas menos viscosas, reduzindo a coagulação. Tente comer peixe três vezes por semana. As melhores escolhas são: salmão, dourado, bagre, linguado, tilápia e peixe branco.

- **Álcool.** Se você não tem um problema com o álcool, tomar uma bebida alcoólica à noite (113,64 mililitros de vinho, 341,16 mililitros de cerveja ou 42,60 mililitros de bebidas destiladas) para as mulheres – e até duas para os homens – parece ter um efeito benéfico ao coração, elevando os níveis do colesterol saudável HDL. Também ajuda você a relaxar, de modo a que sua pressão arterial possa fazer o mesmo. Nossa preferência: vinho tinto, porque também contém antioxidantes.

- **Alimentos que contêm magnésio.** Alimentos como pães e cereais 100% integrais, soja, feijão-de-lima, abacate, beterraba e passas ajudam a abaixar a pressão arterial e reduzir arritmias dilatando (expandindo) as artérias. Ingira 400 miligramas por dia. Uma porção de feijão-de-lima contém cerca de 100 miligramas, meia xícara de espinafre contém 80 miligramas, 12 castanhas-de-caju contém 50 miligramas e trinta amendoins contêm 50 miligramas.

- **Alimentos que contêm proteína de soja.** Ingerir 25 gramas por dia de proteína de soja de alimentos como tofu e outros produtos de soja reduz os níveis de LDL e triglicerídeos.

- **Estanóis e esteróis.** Bom colesterol vegetal presente em alimentos como os da Benecol e Take Control, os estanóis e esteróis promovem a saúde arterial, tirando o mau colesterol das artérias.

- **Chocolate preto.** Estudos recentes comprovam que o consumo de chocolate preto pode abaixar a pressão arterial tão eficazmente como a maioria dos anti-hipertensivos, e aumentar o HDL e diminuir o LDL. Fato interessante: os índios kuna, que vivem em ilhas perto do Panamá, têm pouca hipertensão relacionada com a idade. Eles tomam mais de cinco xícaras de cacau, rico em flavonóides, por dia.

**Dica de VOCÊ: Sue.** Nós podemos não gostar de ver suor em esteiras mecânicas ou oradores públicos, mas queremos vê-lo em você. Embora recomendemos tipos diferentes de atividade física em circunstâncias diversas (inclusive exercícios de resistência, caminhada e alongamento), o modo de melhorar a função cardíaca é suar mais do que um colegial no gabinete do diretor. Por quê? O exercício cardiovascular abaixa a pressão sistólica (exercida quando o coração se contrai) e a diastólica (pressão nas artérias quando o coração está em repouso). Também pode ser útil porque torna os vasos sangüíneos mais elásticos, forçando-os a se dilatar. Além de 30 minutos de caminhada diária, tente realizar uma hora por semana de atividade cardiovascular ou que o faça suar – o ideal seria três sessões de 20 minutos – em que você eleva sua freqüência cardíaca para 80% ou mais do máximo adequado para sua idade (220 menos sua idade) por um período de tempo prolongado.

Recomendamos atividades de baixo impacto como natação, ciclismo ou o uso de um aparelho elíptico para aumentar a freqüência cardíaca sem comprometer a qualidade das articulações (e mudar de atividade, evitando lesões pela repetição constante da mesma atividade). Também recomendamos treino de intervalos de alta intensidade – isto é, alternar períodos de máximo esforço com períodos de recuperação – para o maior benefício do coração. (Primeiro consulte seu médico, que pode querer experimentar isso primeiro no ambiente controlado de um teste de estresse.) Até mesmo um minuto de máximo esforço após cada 20 minutos pode ser benéfico.

Um modo de fazer isso: depois de se aquecer, faça o máximo esforço por um minuto e depois desacelere para 60% do máximo (recuperação) por dois minutos. Então passe para 80% do máximo por sete minutos. Depois relaxe. À medida que você for progredindo, poderá fazer intervalos, alternando esforço intenso e esforço que lhe permite se recuperar – um minuto rápido, dois minutos lentos e assim por diante.

**Dica de VOCÊ: Tome aspirina.** Entre as várias coisas que você pode tomar, achamos que a aspirina deveria ser uma delas. Por ser um poderoso agente antiinflamatório, a aspirina age como o chefe dos bombeiros chamados para acabar com a reação inflamatória. Fale com seu médico sobre como torná-la parte de sua rotina, da mesma forma que escovar os dentes ou passear com o cachorro. Recomendamos meia aspirina para adulto ou duas aspirinas infantis (um total de 162 miligramas) por dia, se você for um homem com mais de 35 anos ou uma mulher com mais de 40. Por quê? Porque muitos estudos sobre prevenção de doenças mostraram que duas aspirinas infantis reduzem em 36% o risco de ataque cardíaco. Acredita-se que a aspirina funciona reduzindo a viscosidade das plaquetas sangüíneas e, desse modo, evitando a coagulação e reduzindo a inflamação arterial. Você pode diminuir um possível desconforto gástrico tomando meio copo de água morna antes e depois da aspirina; as pílulas se dissolvem mais rápido na água morna e tendem menos a causar irritação estomacal, úlcera e sangramento. Um aviso: se você começar a sangrar mais usando fio dental ou devido a um corte ao se barbear, ou notar que está mais suscetível a se machucar, a aspirina é a provável responsável e talvez você tenha que diminuir o uso.

**Dica de VOCÊ: Suplemente sua dieta.** As vitaminas e os suplementos a seguir são os que mais fortalecem o coração.

| Pílula | Nós recomendamos? | Detalhes |
|---|---|---|
| Ácido fólico, vitamina $B_6$, vitamina $B_{12}$ | Sim | O ácido fólico, a vitamina $B_6$ e a vitamina $B_{12}$ reduzem os níveis de homocisteína, uma substância química relacionada com um maior risco de doença cardíaca. Você deveria ingerir 800 miligramas de ácido fólico por dia. A maioria das pessoas obtém metade disso de sua dieta, portanto acrescente um suplemento de 400 miligramas. Tome 50 miligramas de vitamina $B_6$ e 800 miligramas de $B_{12}$. |
| Coenzima Q10 | Sim | As mitocôndrias transformam glicose em energia, e uma das moléculas que carregam elétrons nesse processo é a coenzima Q10. Tomá-la como suplemento parece proteger contra falência cardíaca e outros processos inflamatórios ao melhorar a eficiência das mitocôndrias. A dose usual é de 200 miligramas por dia (100 de manhã e 100 à tarde). É especialmente útil para as pessoas que tomam drogas que contêm estatina, porque as estatinas reduzem os níveis de coenzima Q10, o que pode ser o motivo de estarem associadas a cãibras e dores – suas artérias estão literalmente famintas por energia e gritam por ajuda. |
| Niacina (vitamina $B_3$) | Às vezes | Uma dose de 500 miligramas pode abaixar o colesterol LDL e os triglicerídeos, e ajudar a elevar o HDL. Tome com aspirina quando for dormir para reduzir o risco de ondas de calor, um efeito colateral comum. Você pode tomar uma dose maior, mas precisa conversar com seu médico porque doses maiores freqüentemente precisam ser prescritas. (Niaspan). A niacina raramente é associada a problemas hepáticos. |
| Vitamina D | Sim | Pesquisas recentes sugerem que a vitamina D não é boa apenas para os ossos e o sistema imunológico, mas também para o coração. Experimente tomar 800 UI por dia se tiver menos de 60 anos e mil UI se tiver 60 ou mais. |
| Ácido pantotênico (vitamina $B_5$) | Sim | É uma vitamina solúvel em água, essencial para o metabolismo e a formação de colesterol HDL. Recomendamos 150 miligramas duas vezes por dia. |
| Levedura de arroz vermelho | Não é necessária | Considerada um suplemento capaz de ajudar a abaixar os níveis de colesterol e triglicerídeos, assim como elevar o colesterol HDL saudável. Os boatos são verdadeiros, porque o ingrediente ativo é idêntico a uma droga farmacêutica comumente usada que contém estatina. Mas, como as plantas são colhidas sem um controle rigoroso, você não sabe exatamente o que há dentro da pílula. É melhor usar outro suplemento com preço equivalente, como niacina ou ácido pantotênico. |

| D-ribose | Sim | Tem demonstrado melhorar a pressão arterial e a tolerância aos exercícios em pacientes com falência cardíaca congestiva. Parece funcionar levando a energia do ATP para o coração e os músculos esqueléticos. A dose é de 5 gramas de uma a três vezes por dia. |

**Dica de VOCÊ: Conheça a proporção.** Poderíamos passar um livro inteiro falando sobre a gordura ao redor da cintura (ah, espere, já fizemos isso). Mas também precisamos passar algum tempo falando sobre a gordura em sua dieta. A maioria de nós sabe que as gorduras alimentares se apresentam em duas formas. São tão boas ou até mais destrutivas do que tanques de guerra. E a maioria de nós sabe que deveríamos evitar os tipos ruins, como evitamos o pessoal de telemarketing.

Mas, se nos aprofundarmos um pouco mais na história das gorduras boas, também perceberemos que esse é mais do que um argumento para usar as boas e evitar as ruins. Pesquisas sugerem que os ácidos graxos ômega 6 (encontrados em cereais, algumas nozes, grãos integrais e óleos vegetais) podem ser prejudiciais para nós se não ingerirmos a proporção correta de ômega 3 (encontrado em peixes oleosos, nozes, certas algas e na linhaça), para contrabalançar essas gorduras e obter o efeito de proteção contra a doença cardíaca. A proporção ideal de ômega 3, especialmente de ácido docosahexaenóico (DHA), deveria ser de um quarto de ômega 6.

**Dica de VOCÊ: Penetre entre as fendas.** Apesar dos argumentos de dentistas, médicos e das pessoas que notam aquela pequena flor de brócolis em seus dentes, 85% dos homens e 65% das mulheres nos Estados Unidos ainda não usam fio dental regularmente. Os dentistas consideram isso ainda mais crucial para evitar a deterioração dentária e a doença periodontal do que escovar os dentes. Também é crucial porque usar fio dental – que elimina as bactérias que causam inflamação – ajuda a evitar doenças cardíacas. Mas nós temos de saber como fazer isso.

O modo certo: o fio deve passar entre cada dente e tocar suavemente a gengiva.

O modo errado: você não consegue penetrar em certos espaços, por isso força a entrada do fio, fazendo sua gengiva sangrar tanto que seu banheiro fica parecendo uma cena de *Psicose*.

Agora, se você não usa fio dental, lembre-se de economizar dinheiro para comprar a dentadura de que um dia precisará, e a co-participação na cirurgia de marca-passo cardíaco que acabará tendo que fazer.

# GRANDE FATOR DE ENVELHECIMENTO

## Diminuição das células-tronco

## O que você pode aprender sobre as células-tronco – e usar seus conhecimentos – para manter seu corpo forte

Diga a palavra "célula-tronco" e você vai ver que isso gera muita polêmica. Embora algumas pessoas argumentem que não é possível ignorar as questões morais nas pesquisas de células-tronco para o estudo do envelhecimento, o fato é que faremos exatamente isso. Seu corpo já usa naturalmente suas próprias células-tronco para ficar mais forte, saudável e resistente às condições que têm o poder de influir em você dia após dia e ano após ano (VEJA A FIGURA C.1). Suas células-tronco são uma ferramenta incrivelmente poderosa – independentemente do que você acha que deveríamos estar fazendo nos laboratórios. E parte do motivo disso é que elas desempenham um papel importante na recuperação do estresse. O problema é que perdemos células-tronco à medida que envelhecemos, seja usando-as para reparar órgãos danificados ou porque foram destruídas por toxinas de quimioterapia, radiação ou radicais livres de oxigênio, ficando vulneráveis às condições relacionadas ao estresse.

Elas aparecem sob duas formas:

*Blastocistos* (com freqüência erradamente chamadas de embrionárias, uma palavra que tem criado confusão política e moral): quando um óvulo fertilizado completa quatro dias de existência, um grupo de células-tronco especializadas começa a criar uma massa celular interna. Essas células têm a surpreendente capacidade de se reproduzir indefinidamente e – *caso se tornem embriões* – de amadurecer, crescer e se diferenciar em todos os tecidos que formam cada parte do quebra-cabeça corporal. Mas ainda não são embriões; não podem ser se não se implantarem. Nesse estágio, são blastocistos, ou pré-embrionárias. Essas células-tronco blastocísticas imortais mantêm sua capacidade natural e verdadeiramente espetacular de se diferenciar em todo e cada órgão. Em outras palavras, podem se dar ao luxo de decidir o que vão ser quando crescer. Serão células cardíacas, hepáticas ou cerebrais? Devido à sua plasticidade, essas células têm um maior potencial de curar doenças, especialmente as associadas ao envelhecimento, como a de Parkinson.

*Células progenitoras* (também chamadas de células-tronco adultas): algumas das células blastocísticas, como filhos que ainda vivem com os pais aos 30 anos, permanecem exatamente onde estão e não amadurecem em outros tecidos e órgãos. Em vez disso, hesitam e se

Figura C.1

**Fonte da juventude** Suas células-tronco são os novos líderes de sua cidade biológica. Desejam renovação, não as mesmas coisas propostas pela velha guarda resistente a mudanças.

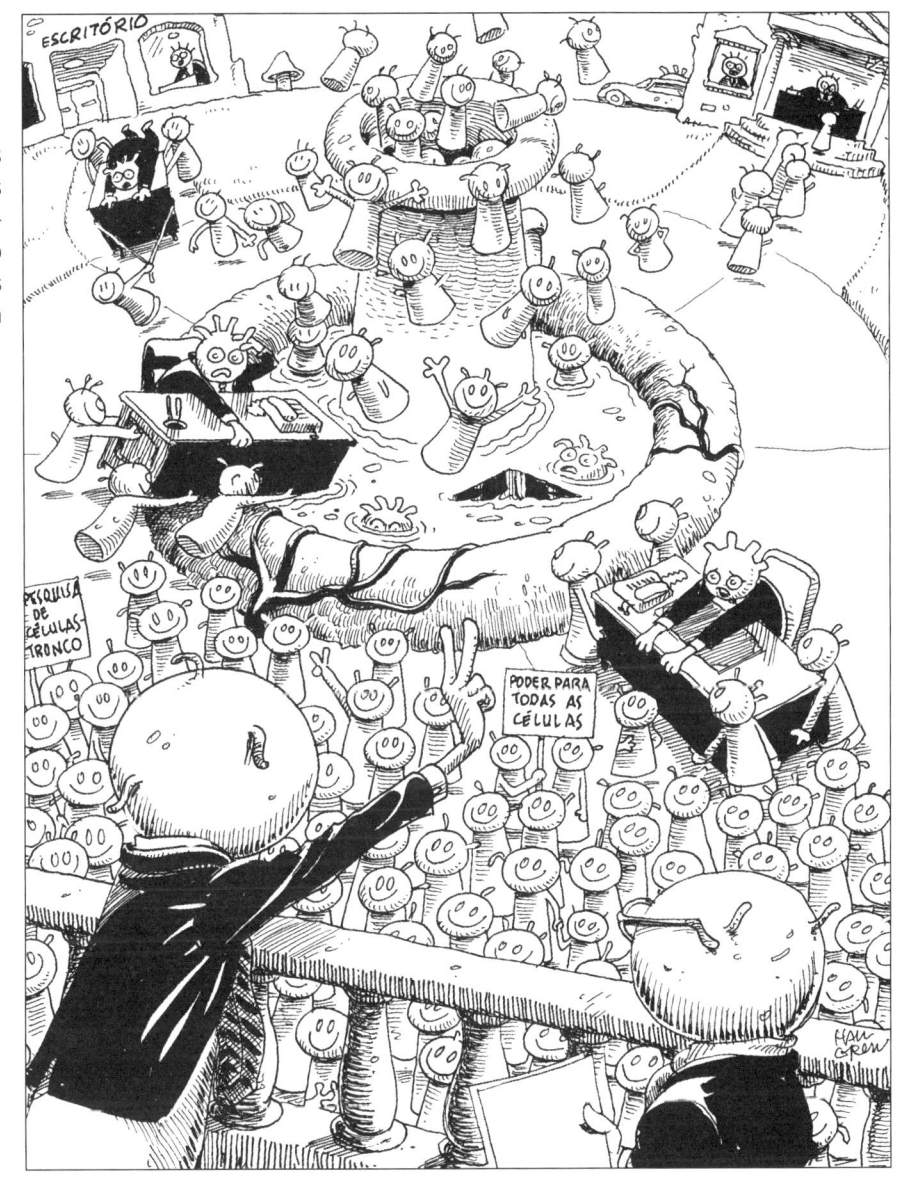

estabelecem na medula óssea. Essas células-tronco adultas mantêm a capacidade de se transformar em outros tipos de células. Por que isso é tão animador de uma perspectiva médica e científica? Se as células-tronco – as células que você atualmente tem – podem ser usadas para gerar novos tecidos, substituir tecidos estragados ou doentes e reparar seus próprios órgãos, você tem a oportunidade de dar um soco na cara da fragilidade.

Um dos objetivos da pesquisa de células-tronco é colher algumas dessas células universais, desenvolvê-las em laboratório e depois usá-las para reparar o dano causado por coisas como ataque cardíaco, AVC, diabetes, Alzheimer e muitas outras doenças associadas ao envelhecimento. Como saber que esse processo tem potencial? Bem, apenas veja o trabalho que tem sido feito com o coração. A cardiologia foi uma das especialidades mais resistentes ao poder potencial das células-tronco, e o coração danificado era considerado representativo dos

FIGURA C.2

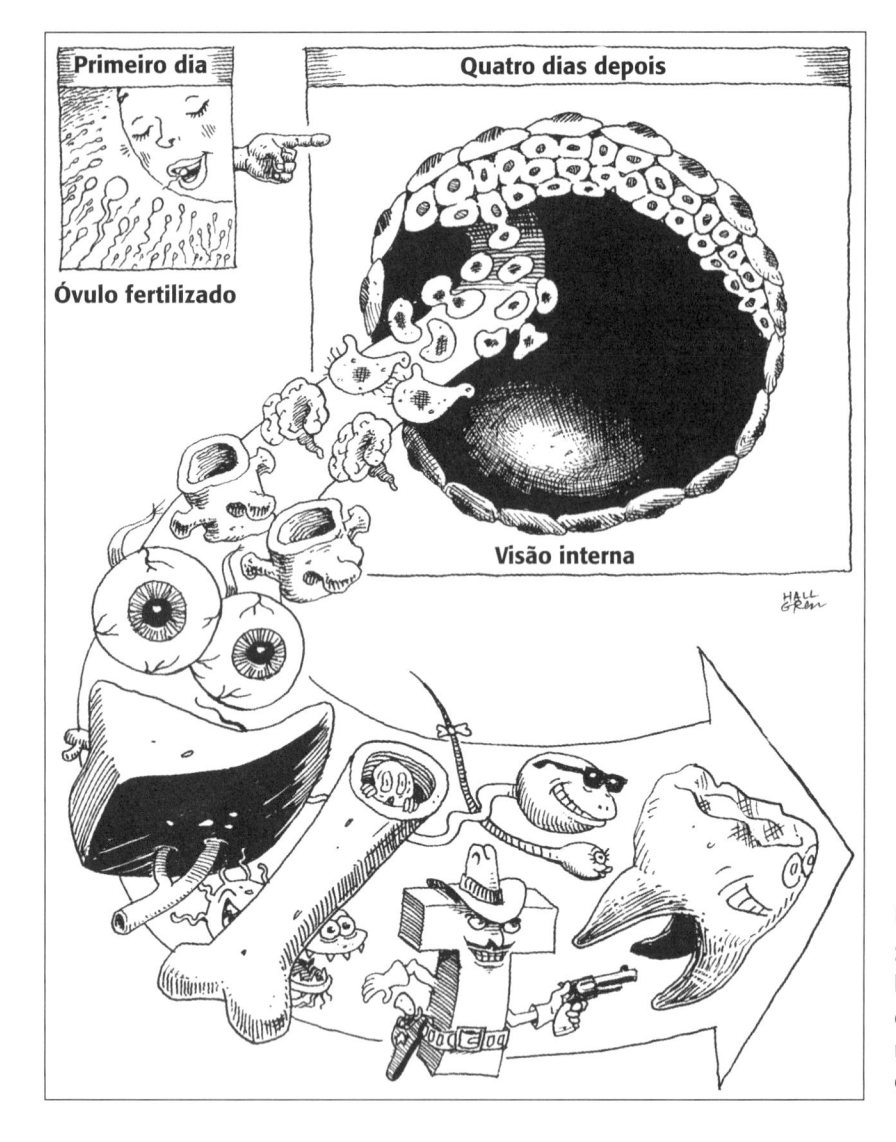

**Serviço celular** O bom das células-tronco é que elas têm a capacidade de se reproduzir indefinidamente – e podem se transformar em todos os tecidos do corpo.

órgãos-chave que não podiam se regenerar. Em pesquisas envolvendo transplantes cardíacos, cientistas estudaram grupos de homens que receberam um coração feminino (no transplante cardíaco, o importante não é o sexo do doador, mas o tamanho do coração). Teoricamente, as células de um coração feminino, quando transplantado em um homem, deveriam ter apenas seus duplos cromossomos X, e não cromossomos masculinos Y. Mas quando, apenas alguns meses após o transplante, os pesquisadores examinaram os corações, encontraram cromossomos Y – o que significava que as células-tronco masculinas estavam migrando da medula óssea para o coração a fim de fazer reparos periódicos. Um revigoramento similar de quase todos os seus órgãos ocorre continuamente, com suas próprias células-tronco fazendo reparos em tempo integral.

Em todas as fases da vida, seu corpo reage ao dano recrutando células-tronco. Quando você fuma, células-tronco são enviadas aos pulmões, a fim de reagir ao dano. Quando sua pele arde devido a queimaduras de sol, as células-tronco vão para lá fazer reparos. Mas – e esse é um grande *mas* – há duas conseqüências desastrosas de todo esse reparo, o que é outro exemplo de como um processo valioso tem o poder de prejudicá-lo. Em primeiro lugar, quanto mais células-tronco são enviadas para reparo, digamos, quanto mais vezes você queima sua pele por ficar deitado ao lado da piscina sem proteção, mais ocorre reprodução de células-tronco. Quanto mais reprodução, maior a chance de algo dar errado durante a divisão celular – o que significa que suas células-tronco têm uma maior chance de se diferenciar em uma célula tumoral. As células-tronco sabem como se replicar rapidamente e então, *boom* você está com câncer. (É por isso que o dano repetido a um órgão – causado por fumo, queimadura de sol, abuso de álcool ou inflamação proveniente de gorduras saturadas ou apenas por estar gordo – predispõe ao câncer.) Em segundo lugar, se as células-tronco estiverem constantemente reparando queimaduras solares, não haverá uma quantidade suficiente delas para ajudar a manter outros órgãos.

Acrescente à equação a realidade de que, à medida que envelhecemos, nossa medula óssea libera menos células-tronco, o que significa que temos menos capacidade de reparar danos. E é por isso que realmente nos preocupamos com seu nível de estresse. Não porque não queremos você zangado, em pânico ou mais tenso do que uma pessoa que fala em público pela primeira vez, mas porque o estresse pode incapacitar seus telômeros (lembre-se do primeiro Grande Fator de Envelhecimento) e algemar suas células-tronco, diminuindo ainda mais sua capacidade de reparar o dano que ocorre quando você envelhece.

# Vença o estresse

**CAPÍTULO 3**

## Teste de VOCÊ: Cansaço e nervosismo

Às 5 horas da tarde da véspera de sua viagem de férias, você confere a lista de coisas para fazer. Ainda tem que arrumar suas malas e as das crianças, levar seu cachorro para o canil, imprimir seus *i-tickets*, levar Júnior para o treino de futebol, buscar os remédios na farmácia, abastecer o carro para a ida para o aeroporto e lembrar seu marido de consertar a torneira da pia do banheiro antes de partir. A caminho do treino de futebol – e com o cachorro arfando no carro –, a luz do *check engine* acende, levando você ao ponto de colapso. Qual é sua primeira reação?

(A) Você chora como um bebê com fome.
(B) Entope sua barriga de queijo frito.
(C) Dirige para a oficina mais próxima para fazer um diagnóstico automotivo e depois dá baixa sistematicamente em tudo o mais em sua lista.
(D) Repete: "Amanhã, Bahamas, amanhã, Bahamas..."
(E) Amaldiçoa os fabricantes de carros, atira seu celular contra o pára-brisa e briga com o pobre do cachorro por causa da última vez em que ele fez xixi no tapete, quatro meses atrás. Maldito vira-lata!

## Resultados

Se você respondeu C, isso mostra que tem uma reação saudável ao estresse. D também não é ruim. As outras respostas fazem você tender mais ao envelhecimento causado pelo estresse.

Nos velhos tempos, conhecíamos um tipo de estresse: o de vida ou morte. Pode ter surgido na forma de um tigre se aproximando ou por uma fome de trinta dias, mas a vida era assim. Você caçava, cozinhava, dançava ao redor do fogo, contava histórias, cortava madeira e procriava. Com o devido respeito às senhoritas Paris Hilton e Nicole Richie, *essa* era a vida simples.

Hoje em dia, a energia e a atenção são empurradas em mais direções do que um pedaço de chiclete na sola de um sapato. Seu chefe e seus filhos o requisitam, você tem aparelhos que tocam em uníssono, prazos, contas, reuniões, seis encontros marcados em quatro horas, fica preso durante 20 minutos em engarrafamentos e precisa de muita paciência para lidar com tudo isso. E, sim, dar um pouco de atenção ao seu amor negligenciado.

A maioria de nós é tão sobrecarregada de estresse que já se acostumou com isso. Mas o fato é que gostamos de nos referir ao estresse como uma parte da vida com a qual temos de lidar. É assim que as coisas são. Como o estresse é intangível, não pode ser ruim para nós, certo? Errado. O estresse é uma condição tão concreta quanto qualquer uma das outras que abordamos neste livro. Embora todos saibam que o estresse é desagradável, muitas pessoas não percebem o quanto é prejudicial à saúde – e nos faz envelhecer.

Neste capítulo, queremos que você entenda a biologia do estresse: como ele funciona, por que é importante combatê-lo e como enfraquece as células-tronco. Mas também queremos que aprenda a administrar o estresse não só de um modo rápido, como tomando um banho, mas a longo prazo. Vamos ensinar a você como lidar com o estresse e canalizá-lo, não necessariamente eliminá-lo. Como você logo ficará sabendo, o estresse não é totalmente ruim. Afinal de contas, você só se livra dele quando morre.

## Palavras de preocupação: o que é estresse?

Nós tendemos a achar que o estresse é como um par de chinelos de tamanho único. Ou nós estamos estressados ou não. Mas o fato é que o estresse vem em formas, tamanhos e intensidades diferentes. Alguns de nós certamente se preocupam mais do que outros e alguns estão mais bem equipados para lidar com lavadoras de louça que explodem. Mas o perigo é que o estresse – que freqüentemente aumenta à medida que envelhecemos – causa muitos problemas de saúde. Enfraquece o sistema imunológico e altera a variabilidade da freqüência cardíaca, levando a arritmias e até mesmo a problemas cardíacos fatais.

Em geral, os causadores de estresse da vida podem ser agrupados em três categorias que têm implicações diferentes para a saúde.

**Nível baixo de estresse constante.** Você trabalha, tem uma família, interage com pessoas que às vezes espirram sem tapar a boca. A vida gera um estresse constante, não importa quem você seja ou o que faça. Achar que pode eliminar todo o estresse não só é absurdo, como também prejudicial à saúde porque, como você logo verá, sua capacidade de reagir ao estresse pode fortalecê-lo.

**Tarefas torturantes inacabadas.** Um dos tipos mais influentes de estresse vem na forma de um cinzel que martela, martela, martela e martela em suas células cerebrais um pouco de cada vez até você não agüentar mais. *Nada é mais assustador!* Seja arrumar um armário, azulejos rachados no banheiro que olham para você há anos, ou o trabalho semanal que o atormenta, essas tarefas inacabadas torturantes são muito mais destrutivas do que o nível baixo de estresse que esperamos da vida.

**Grandes acontecimentos da vida.** Você não precisa nos dizer os tipos de coisas que se encaixam nessa categoria: divórcio, mudança de residência ou emprego, morte na família, doença súbita e falência não estão exatamente no mesmo nível de uma bateria de celular descarregada. As estatísticas mostram que três grandes acontecimentos da vida em um período de um ano vão fazer o corpo se sentir e agir como se fosse 32 anos mais velho no ano seguinte. Isso significa que é muito importante desenvolver estratégias e sistemas de apoio para momentos de crise.

Como esses tipos de estresse nos afetam? O primeiro tipo faz sua parte de nos desgastar e fatigar, mas realmente não é muito prejudicial à saúde. Os dois últimos tipos são os que causam mais danos. Entender como fazem isso – que é o que explicaremos – é o primeiro passo para combatê-los.

## Cansaço e nervosismo: a biologia do estresse

Estresse é bom. Sim, foi o que afirmamos. Em vez de dizer que nós estamos malucos, escute-nos até o fim. O estresse fortalece todos os nossos sistemas biológicos para que possamos lidar com uma ameaça iminente, seja um inimigo, um desastre natural ou o fato de algum idiota ter acendido o fogo muito perto de uma caverna. Causa mudanças físicas que nos dão força ou razão para lutar contra um predador ou fugir. O que acontece com seu corpo durante uma alta dose de estresse? Sua concentração se torna mais focada do que um microscópio, sua reação é mais rápida e sua força aumenta exponencialmente. De acordo com a história, o estresse era bom – desde que você pudesse sobreviver a ele.

A grande diferença entre o estresse atual e o de antigamente não é o fato de que os homens das cavernas não tinham e-mail; é que o estresse deles era passageiro. Tinham períodos de alto estresse seguidos de períodos de baixo (ou nenhum) estresse. Hoje nós nos afogamos em um mar de estresse, atingidos por onda após onda. As reações biológicas intensificadas trabalham a nosso favor durante curtos períodos, mas, quando o estresse continua sem parar, tornam-se irracionais.

> **Io-ga! Io-ga! Io-ga!**
>
> Hoje em dia, a ioga é mais amada do que qualquer astro de *The Bachelor*. E por um bom motivo: ela bem poderia ser a técnica mais moderna antiestresse. Abaixa a pressão arterial e a freqüência cardíaca, reduz os hormônios do estresse e aumenta os hormônios do relaxamento como a serotonina, a dopamina e as endorfinas. Você pode obter os benefícios da ioga em uma única posição ou uma aula completa.

Estresse demais pode levar a muitos problemas, como ataques cardíacos, câncer e acidentes incapacitantes. Além disso, o estresse interfere nos padrões de sono, podendo levar você a abusar de alimentos, álcool ou assistir a canais de venda pela TV às 3 horas da madrugada. Como? Por meio de uma série de substâncias químicas que são produzidas pelo cérebro, percorrem o corpo e afetam todos os sistemas físicos.

Esse é o circuito do estresse.

Especificamente, o circuito do estresse é a interação entre o sistema nervoso e os hormônios do estresse – o sistema hormonal que soa como uma galáxia de *Guerra nas estrelas*: eixo adrenal pituitário hipotalâmico (HPA, de *hypothalamic-pituitary-adrenal axis*). Os hormônios do estresse circulam entre essas três glândulas em um laço de realimentação. Quando você enfrenta um grande causador de estresse como um assaltante, a proximidade de um prazo final ou escassez de chocolate, o hipotálamo em forma de cone na base do cérebro produz um hormônio liberador de corticotrofina (CRH, de *corticotrophin releasing hormone*) que estimula a glândula pituitária a liberar *outro* hormônio chamado adrenocorticotrófico (ACTH, de *adrenocorticotropic hormone*) em sua corrente sangüínea.

O ACTH avisa as glândulas supra-renais para liberar cortisol e facilita a produção e liberação de norepinefrina (também conhecida como adrenalina, a substância química da reação de luta ou fuga). Como você verá na Figura 3.1, essas quatro substâncias químicas atuam como a equipe da SWAT de seu corpo, reagindo às suas emergências. A adrenalina aumenta sua pressão arterial e sua freqüência cardíaca, enquanto o cortisol libera açúcar na forma de glicose para abastecer seus músculos e sua mente. Então, para arrematar, o cortisol volta para o hipotálamo, a fim de parar a produção de CRH. Estresse acabado, hormônios liberados e volta do corpo ao normal. Mas só se o estresse também parar.

## A verdadeira força vital?

Quando se trata do corpo humano, podemos falar sobre energia em termos de calorias e da energia celular gerada pelas mitocôndrias, chamada ATP. Mas há um nível diferente de energia em que todos nós deveríamos pensar: os campos de energia. Essa é uma parte da medicina que não entendemos totalmente – a relação entre a energia dentro e fora da célula. É a energia que nos permite ver campos de força em fotografias eletromagnéticas dos "membros fantasmas" de um amputado, no lugar onde os membros um dia estiveram. É a energia que permite que uma parte do corpo tenha um efeito em outra, embora não pareça haver uma conexão química clara – por exemplo, por meio da acupuntura ou da reflexologia. E se você ficar perto tempo o suficiente, poderíamos até mesmo identificar uma energia inerente à oração. São esses campos de energia – sua força vital, seu chi, sua aura intangível – que acreditamos que será a próxima grande fronteira da medicina. Na verdade, suas células nervosas tocam as células-tronco no fígado, o que poderia explicar uma conexão mais direta entre a mente e a autocura. Muitas pessoas acreditam que é através desses campos de energia que a oração – e, portanto, a conexão mente-corpo – funciona. E isso pode explicar por que outras coisas funcionam, como o processo de envelhecimento.

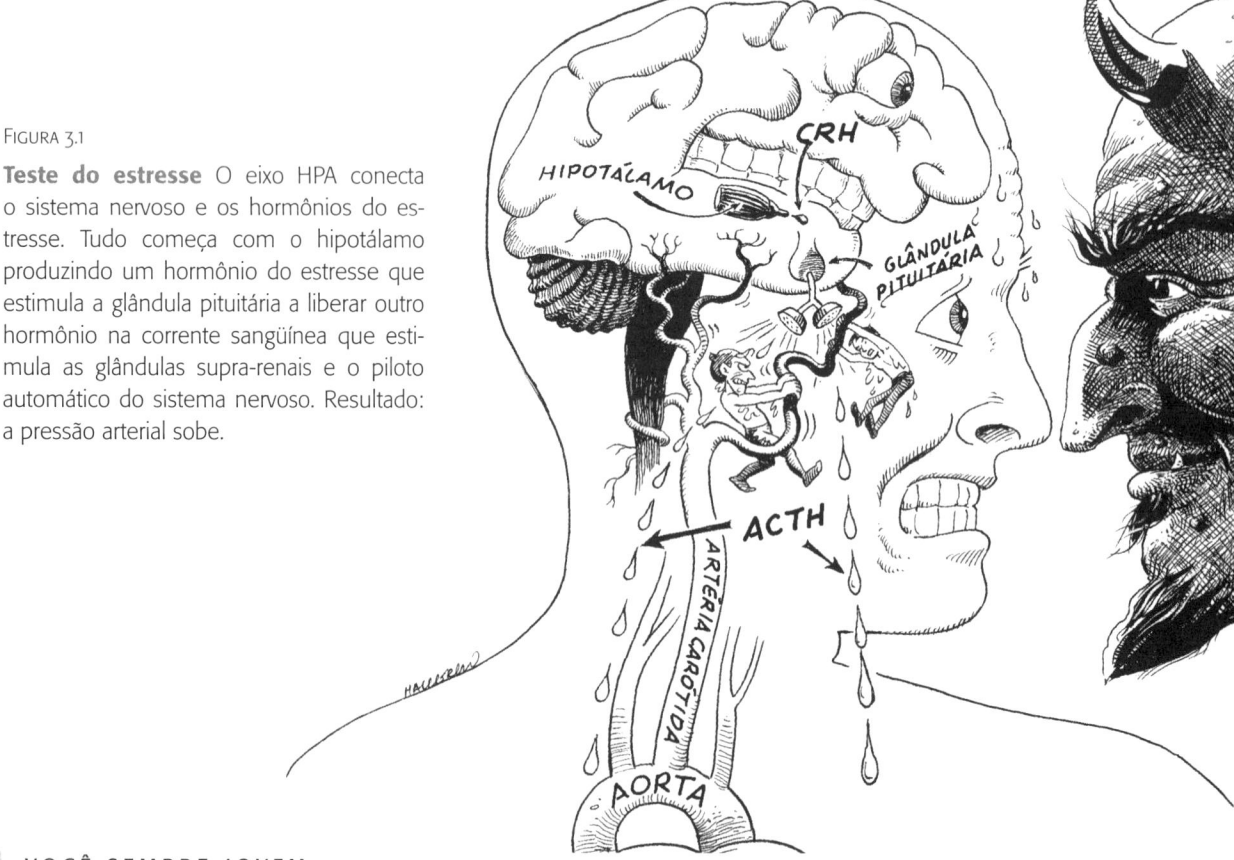

FIGURA 3.1

**Teste do estresse** O eixo HPA conecta o sistema nervoso e os hormônios do estresse. Tudo começa com o hipotálamo produzindo um hormônio do estresse que estimula a glândula pituitária a liberar outro hormônio na corrente sangüínea que estimula as glândulas supra-renais e o piloto automático do sistema nervoso. Resultado: a pressão arterial sobe.

FIGURA 3.2

**Capitão do estresse** Os hormônios do estresse entram em um frenesi quando você tem de lutar ou fugir. Como capitães do time de estresse, o cortisol acalma sua reação (desligando seu sistema imunológico), e a adrenalina faz seu sangue se mover (às vezes rapidamente). Você sobrevive, mas paga um preço por isso.

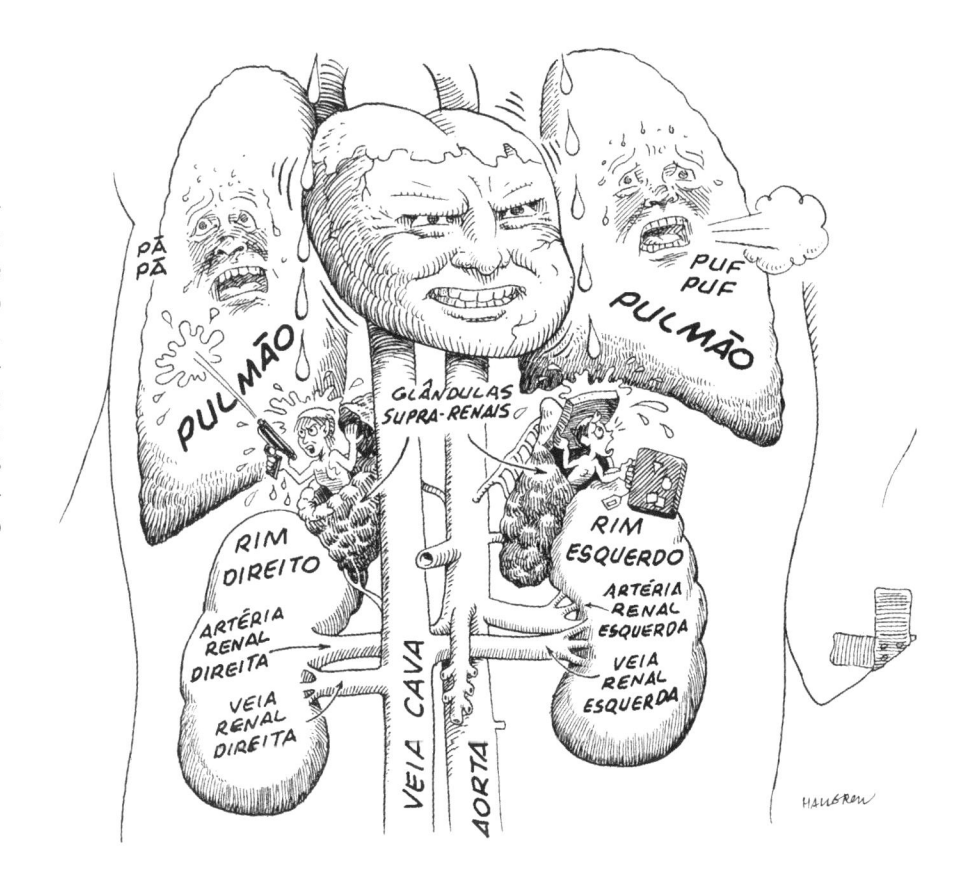

Além de dar a você as ferramentas químicas para vencer os causadores de estresse, os hormônios do estresse também atuam em várias regiões do cérebro, influindo em tudo, do humor e do medo à memória e ao apetite. Também interagem com os sistemas hormonais que controlam a reprodução, o metabolismo e a imunidade. Está vendo aonde isso vai levar? O eixo HPA é como uma criança curiosa de 2 anos, tocando tudo por onde passa. Não há problema algum nisso quando ocorre em períodos curtos, mas não quando você sobrecarrega seus sistemas hormonais. É por esse motivo que o estresse está tão relacionado com as doenças. Especificamente, é isso que acontece quando você deixa os hormônios no eixo HPA enlouquecerem:

- Um eixo HPA hiperativo pode significar que seu corpo é incapaz de desligar a resposta ao estresse. Isso pode levar à ansiedade e depressão, que também se manifestam como baixa libido e hipertensão – ambas associadas ao envelhecimento.
- Quando o eixo HPA é inundado, também experimentamos outros problemas de saúde potencialmente fatais, como níveis altos de LDL ou triglicerídeos e baixos de HDL. Parte desse risco provém de um aumento súbito relacionado com o estresse de substâncias químicas chamadas canabinóides (discutidas na página 156), que nos fazem comer e podem acabar levando a condições como diabetes e obesidade.
- O cortisol impede a liberação de substâncias químicas que fortalecem o sistema imunológico (veja a figura 3.2). É por isso que você tende a ficar doente quando está

estressado. O excesso de cortisol basicamente suprime seu sistema imunológico e diminui sua capacidade de combater infecções. O estresse também torna você mais suscetível a doenças que dependem de seu sistema imunológico para serem evitadas ou erradicadas, como o câncer. Os homens têm uma recuperação bem rápida da liberação de cortisol durante o estresse, mas as mulheres freqüentemente sentem um impacto prolongado do hormônio. Esse é o motivo pelo qual os homens podem ficar tão alegres um dia depois de uma discussão com suas namoradas que se esquecem do ocorrido, enquanto as mulheres se lembram perfeitamente do evento e de todas as nuances emocionais.

- O CRH impede a liberação de um hormônio que controla todos os hormônios responsáveis pela reprodução e pelo comportamento sexual, inclusive os que controlam a ovulação e a liberação de esperma. Na verdade, reduzir o estresse é uma das táticas usadas pelos casais com problemas de fertilidade. Eles relaxam não por um motivo tolo, mas para tentar tornar seus corpos mais bem equipados hormonalmente para a concepção. Isso faz sentido evolutivo, certo? Por que você desejaria produzir bebês no meio de uma seca ou ao lutar com vizinhos peludos de quatro patas?
- Se o eixo HPA é ativado por tempo demais, isso impede a liberação do hormônio do crescimento. Como você vai aprender em capítulos futuros, precisa de seus hormônios do crescimento para combater algumas doenças e condições relacionadas com o envelhecimento e criar massa muscular magra.
- Se você mantém o eixo ativado por tempo demais, pode ter uma reação fraca – e isso produz uma sensação de esgotamento quando o estresse realmente chega.

Então, qual é o papel do Grande Fator de Envelhecimento da diminuição das células-tronco em tudo isso? Bem, as propriedades regenerativas das células-tronco são cruciais devido ao dano que nosso ambiente e o estresse resultante dele podem causar. O estresse tem tudo a ver com se adaptar aos desafios da vida. Não são os mais fortes ou rápidos que ganham o jogo da vida, porém os mais adaptáveis. Quando os hormônios do estresse danificam tecidos, células e órgãos dos modos anteriormente mencionados, as células-tronco substituem as células danificadas e fazem reparos. Esse é um dos motivos pelos quais não podemos estar sempre com a mente em movimento; precisamos deixar o cérebro descansar para que as células-tronco possam fazer seu trabalho e reforçar as células e os tecidos agredidos por chefes, intimidadores ou pirralhos. Assim, quando um alimento tóxico atacou nosso fígado, ter um bebê reduziu nossa função cardíaca ou ficamos com uma artéria danificada porque exageramos a reação a um cabeleireiro negligente, as células-tronco vêm para nos pôr *na mesma boa forma de antes*. Além disso, o estresse encurta os telômeros e reduz a telomerase, de modo que as células de produção mais rápida – as células-tronco – têm mais dificuldade em se manter em boas condições.

Cinco anos atrás não sabíamos que essa renovação das células-tronco ocorria na maioria dos órgãos, mas agora sabemos que todos parecem recrutá-las da medula óssea para se renovar. Essas células que fornecem socorro de emergência lançam a base para a recriação de nossos órgãos.

O estresse tem um efeito cascata em muitos aspectos da saúde. Aumenta o risco de envelhecimento arterial, danifica o sistema imunológico e nos torna fortes candidatos a acidentes que mudam a vida (ou dão fim a ela) – muitas vítimas admitem que estavam estressadas e zangadas antes de seus acidentes –, sem falar em que afeta a saúde mental. O estresse também libera esteróides que, quando prescritos em altas doses, são um motivo legalmente defensível para uma reação de fúria. O estresse não é apenas algo a que você atribui a necessidade de se tratar em um spa, mas um grande determinante biológico do envelhecimento.

> **Sua barriga: barômetro do estresse**
>
> Quando nossos ancestrais enfrentavam períodos de fome, armazenavam gordura em suas barrigas com um órgão chamado omento. Nós fazemos o mesmo: quando enfrentamos estresse crônico, ingerimos mais alimento do que precisamos e o armazenamos em nosso omento para rápido acesso a energia. Os esteróides liberados pelo eixo HPA também são absorvidos pelo omento e o ajudam a se tornar tão grande quanto os músculos de um halterofilista que está envolvido com substâncias químicas similares. Esse processo se revela danoso porque as toxinas da gordura omental são bombeadas diretamente nos órgãos circunjacentes. Mas também oferece um modo tangível de medir nossos níveis de estresse: quanto maior nossa barriga, maior o nosso fardo.

Mas a reação ao estresse é um tanto hereditária. Todos nós temos diferenças em nossos genes que controlam o eixo HPA, o que significa que alguns nunca têm uma reação forte a uma ameaça, enquanto outros a têm até mesmo a uma pequena ameaça. (Isso o faz lembrar de alguém que conhece?) Mas essa predisposição hereditária pode ser alterada a qualquer momento por estresses extremos. Com muitos momentos de estresse na vida desde cedo, sua reação se torna mais forte, capacitando-o a lidar com estresses futuros. Vemos um exemplo disso em nossa reação a um choque de calor. Quando expostos a calor extremo, todos os animais, inclusive os humanos, aprendem a se adaptar à temperatura para poder reagir a ela na próxima vez em que a enfrentarem. Essa é a base biológica do mantra de que o que não nos mata nos fortalece. Há muitas outras técnicas que podem ajudar a minimizar o dano interior causado pelas pressões do mundo exterior.

**Ferramenta de VOCÊ: Plano de gerenciamento da raiva**

Não é segredo que a raiva não ajuda ninguém. Não ajuda o motorista que você xinga nem o estagiário que você faz chorar. Não ajuda seus filhos que o vêem perder o controle. E, acima de tudo, não ajuda você. A raiva tem demonstrado levar a uma maior incidência de doença cardíaca e outros problemas de saúde. Um dos motivos disso é que estamos mal informados sobre o melhor modo de lidar com ela. (A propósito, há uma diferença entre raiva, que é frustração com um mau motorista, e hostilidade, que é esperar que ele bata no divisor de concreto.) Embora você possa pensar que partir para o ataque verbal e esmurrar um travesseiro ou saco para treinamento de pugilistas ajuda a diminuir a tensão, acontece exatamente o contrário. Isso o ensina a desenvolver um padrão de comportamento: fique furioso, esmurre. Fique furioso, vingue-se. Fique furioso, guarde o estresse até que ele o devore como as formigas fazem com miolos de pão. Em vez disso, use técnicas comportamentais e mentais que demonstraram reduzir a raiva e a ansiedade, assim como problemas cardíacos crônicos associados a elas. Se você estiver entre os milhões de pessoas que têm problemas com a raiva, experimente as técnicas a seguir para realizar uma mudança pela qual todos nós seremos gratos:

**Faça o oposto.** Pesquisas descobriram que "extravasar" na verdade aumenta a raiva e a agressão e não ajuda você (ou a pessoa de quem tem raiva) a resolver a situação. Em geral, para lidar com uma emoção, você tem que fazer o contrário. O oposto da raiva não é se retirar ou partir para o ataque verbal, mas desenvolver empatia. Por isso, em vez de xingar o sujeito que lhe deu uma cortada no trânsito, pense que talvez haja um motivo para ele ter feito isso – como, por exemplo, um telefonema que acabou de receber informando-o de que sua mulher está em trabalho de parto ou que a mãe dele tropeçou no brinquedo de seu filho, caiu e não consegue se levantar. Isso ajuda você a se lembrar que poucas pessoas são intencionalmente imbecis. Ficar zangado só o força a justificar suas ações, e então você age de modo que o comportamento maluco que acabou de ter faça sentido.

**Descubra seu padrão.** Mantenha registros sem censura de todas as emoções que você teve (e por que) durante o dia. Isso o ajuda a identificar e encontrar um padrão nas crenças essenciais associadas à sua raiva. Você fica com raiva devido a desrespeito, perda de tempo ou insultos?

**Faça flexões.** De alguma maneira, você deve reconhecer que está experimentando uma reação fisiológica à sua raiva. Dizer para si mesmo "fique calmo" é uma das piores coisas que você pode fazer (ficando em segundo lugar apenas para alguém lhe dizer isso), porque *se espera* que tomemos uma atitude quando nos sentimos ameaçados e com raiva. Por isso, tome uma atitude que não o faça perder a razão. Faça flexões, alongamento ou respiração profunda. Isso remove o fardo fisiológico da raiva.

**Escolha palavras inteligentes.** Tenha cuidado com palavras como *nunca* ou *sempre* ao falar sobre si mesmo ou outra pessoa. "Esta máquina nunca funciona!" ou "Você está sempre se esquecendo das coisas!" não só é inexato, como também faz você achar que sua raiva é justificada e não há um modo de resolver o problema. Essas palavras também alienam e humilham pessoas que estariam dispostas a ajudá-lo a encontrar uma solução. Outra diferença importante é se certificar de que você tem expectativas realistas – e não se culpa por coisas sobre as quais não tem controle com uma série de "farias", "poderias" ou "deverias".

## Dicas de VOCÊ!

Inspire. Prenda a respiração. Mantenha-a presa. Agora a solte *leeeeeeentamente*. Você se sente melhor? Ótimo. (O óxido nítrico está funcionando. Você aprenderá sobre isso em breve; veja a página 214.) Mas essa não é a única solução antiestresse que você deveria ter. Em primeiro lugar, contextualize o estresse. Permita-nos alguns momentos de reflexão filosófica. Digamos que você tenha medo de falar em público. Fica tenso, suando e seu estômago se torna um museu de borboletas. Mas a verdade é que, quando você está assim tão tenso, a tarefa se torna mais dolorosa e difícil. Antecipar o horror de falar é muito pior do que a realidade. Portanto, se você treinar sua mente para relaxar – por mais que isso seja difícil – usando algumas de nossas técnicas e disser para si mesmo que o universo seguirá seu curso do modo certo, dará o primeiro passo para reduzir o estresse.

**Dica de VOCÊ: Crie seu plano de contingência.** Como já dissemos, o estresse não é totalmente ruim. É o que lhe dá concentração e habilidade para concluir um projeto ou cumprir um prazo. Mas o estresse pode ficar por perto como o lixo de uma semana e exalar seu próprio tipo de mau cheiro. Por esse motivo, em períodos de alta intensidade de estresse, você precisa ter um plano que funcione. Coisas como exercícios e meditação dão certo para algumas pessoas e podem ajudá-lo a administrar endorfinas crônicas. Mas em períodos de pico, no calor do momento, você deve ser capaz de tirar rapidamente um comportamento antiestresse de seu saco de truques biológicos. Nossas sugestões:

- *Comprima fortemente seu rosto por 15 segundos e depois solte. Faça isso várias vezes. Essa repetição de contração e relaxamento ajuda a liberar a tensão localizada acima do pescoço.*
- *Inspire, passe a língua pelos lábios e depois expire lentamente. O ar fresco ajuda você a recuperar o foco e desacelerar.*

- *Segure uma rolha de garrafa de vinho verticalmente entre seus dentes. Morder levemente a rolha força seus maxilares – que retêm muita tensão – a relaxar. (Não lute contra o estresse esvaziando a garrafa de vinho em seu corpo primeiro.)*

**Dica de VOCÊ: Conte com ele, com ela ou com quem quer que seja.** Os amigos não são bons apenas para pedir açúcar emprestado ou lhe dizer que você está com a bochecha suja. São decisivos para o combate ao estresse. Podem remover mais de 90% do peso do envelhecimento que você carrega depois que um fato importante da vida o acelera. Pesquisas mostram que um dos elementos vitais para reduzir os efeitos negativos do estresse na saúde é ter fortes redes sociais. Portanto, conversas, pôquer, spas, *happy hours* e golfe não são apenas jogos e divertimentos, mas medicina mental. Grupos religiosos também. Nós recomendamos que você converse com seus amigos ou parentes diariamente como um modo de fortalecer essas redes. É claro que seu grupo não é bom apenas para a administração do estresse crônico. Em períodos de grande estresse, pode ser a âncora de que você precisa quando navega em mares tempestuosos.

**Dica de VOCÊ: Divida partes grandes em pequenas.** Você sabe como os alpinistas sobem o Everest ou os maratonistas atravessam Boston? Um passo de cada vez. Eles não pensam no quadro geral, pensam no próximo passo. Quando você enfrentar uma tarefa aparentemente irrealizável, divida-a em partes menores e mais administráveis. São essas que você pode realizar. Antes que perceba, terá alcançado 8.848,13 metros.

**Dica de VOCÊ: Trabalhe, trabalhe, trabalhe.** A teoria é essa. No final de uma longa carreira, reside o plano decisivo para redução do estresse: a aposentadoria. Certamente, há certo apelo em dormir, ter aulas de hidroginástica e se tornar o campeão nacional de (shuffleboard) acima de 65 anos. Mas a aposentadoria pode não ser a rede mental que todos esperam que seja. Pense em três partes do mundo em que as pessoas têm maior chance de viver até os cem anos: Sardenha, Okinawa e Costa Rica. Em cada uma dessas áreas, elas encontraram modos de lidar com o estresse. As comunidades têm fortes tradições de caminhar, fortalecer a família, brincar com as crianças e se manter ativas. Além disso, não há aposentadoria. Não recomendamos que você se sujeite à mesma punição corporativa que está tornando seus cabelos grisalhos e deixando-o abatido. Mas recomendamos que, mesmo na aposentadoria, encontre um modo de continuar trabalhando – seja como voluntário ou ganhando para isso – em algo que lhe dê prazer. Isso o ajudará a permanecer ativo física e mentalmente, ter um senso de objetivo que vai melhorar sua vida e manter os fortes laços sociais tão necessários para a administração do estresse.

**Dica de VOCÊ: Lide bem com dinheiro.** Um dos maiores causadores de estresse é o desastre financeiro. Não por coincidência, os problemas de saúde são os principais causadores de falência, que, por sua vez, passa a ser uma grande causadora de mais problemas de saúde relacionados com o estresse.

Por isso, é importante criar algum tipo de zona de conforto emocional com o dinheiro – isto é, a simples sensação de que você tem um pé-de-meia pode diminuir seu estresse. Portanto, economizar 10% de sua renda mensal pode lhe proporcionar um plano de contingência. E, é claro, com as dívidas no cartão de crédito excedendo a dívida pública, é importante ter uma boa atitude mental em relação ao seu. Use-o pela conveniência de pagar suas contas, não para evitar pagá-las.

**Dica de VOCÊ: Acrescente.** Dois acréscimos à sua casa que diminuem o estresse: animais de estimação e plantas. As plantas demonstraram reduzir as taxas de infecção em clínicas de repouso e abaixar a pressão sangüínea, enquanto as pessoas que adquirem um animal de estimação após um ataque cardíaco diminuem as chances de ter outro, especialmente se caminham com o animal. Na verdade, apenas *imaginar* que você tem um animal de estimação e o leva para passear pode reduzir seu estresse.

**Dica de VOCÊ: Seja ativo.** As pessoas que experimentam altos níveis de estresse crônico geralmente entram em um ciclo de destruição. Estamos estressados, por isso comemos cebolas fritas e não nos exercitamos. Comemos demais e não nos levantamos de nossas escrivaninhas, por isso ficamos estressados. Esse é um ciclo que nos torna gordos, preguiçosos e deprimidos – e deprimidos porque estamos gordos e preguiçosos. Embora saibamos que precisamos mudar, muitos de nós simplesmente não parecemos motivados. Mas eis como você pode se motivar. Em vez de esperar pela motivação para mudar de atitude, faça algo para estimulá-la (como uma caminhada de 10 minutos ou alongamento em sua escrivaninha). Você descobrirá que, quando faz algo saudável, a disposição pode surgir.

**Dica de VOCÊ: Compre uma agenda ou use aquele PDA.** Parte do que torna a vida tão estressante é a incerteza. É por isso que os engarrafamentos, as panes de computador e os atendentes que não poderiam se importar menos com os clientes são tão frustrantes. Como grande parte da vida é imprevisível, é útil ter um planejamento e não perder de vista suas responsabilidades. É melhor encher uma folha de papel com uma lista de coisas para fazer do que encher seu cérebro com preocupações sobre como vai resolvê-las. Outra coisa que você pode fazer com sua caneta é escrever um diário de gratidão todas as noites. Anote uma ou mais coisas que você apreciou no dia. Isso vai ajudá-lo a destacar o que causa o seu estresse.

**Dica de VOCÊ: Tenha em mãos uma relação de especialistas.** Algumas coisas são fáceis de fazer sozinho (deixaremos por conta da sua imaginação descobrir quais são). Mas lidar com os grandes provocadores de estresse da vida não é uma delas. Diante de trauma, depressão ou tristeza, muitos de nós nos fechamos em nossos próprios pensamentos e nossa vida e nos tornamos mais inacessíveis do que um cofre de banco. Mas é nesse momento que você precisa mais de terapeutas e grupos de apoio. Trate a depressão como trataria uma perna quebrada, porque ela é um problema de saúde como qualquer outro.

# GRANDE FATOR DE ENVELHECIMENTO

## Defesas baixas

### Por que as bactérias e os vírus podem ser seus piores inimigos

A palavra "infecção" tem significados diferentes para pessoas diferentes. Para uma cidade, infecção pode ser má publicidade. Para seu corpo, pode significar muco saindo pelas narinas ou unhas encravadas mais inflamadas do que um chefe irado. Os pais podem pensar em infecções de ouvido, as mulheres, em candidíase, e os adolescentes geralmente pensam em espinhas que podem arruinar um dia um encontro ou deixá-lo com baixa auto-estima.

Todos esses exemplos certamente se encaixam em nossa definição clássica de infecção: quando um invasor ataca nosso corpo, que se esforça por lhe mostrar a porta anatômica da saída.

Contudo, quando se trata de envelhecimento, preocupamo-nos não só com as infecções agudas – as bactérias e os vírus que nos adoecem –, mas também com as infecções crônicas: quando bactérias e outros germes provocam uma reação inflamatória nos bastidores do corpo que envelhece todo o nosso sistema. Esse tipo de reação inflamatória faz com que você tenha mais replicações celulares, o que aumenta o risco de mutações que podem levar ao câncer. Como é mostrado na Figura D.1, assim como uma epidemia afasta os visitantes de nossa cidade metafórica, depois de algum tempo você pode não querer viver em seu próprio corpo.

Grande parte do processo de envelhecimento é um efeito colateral dos mecanismos de defesa criados pelo corpo – uma infecção poderia ser o melhor exemplo de todos. Historicamente, as infecções têm nos matado e, até cinquenta anos atrás, a pneumonia era chamada de "a melhor amiga de um homem velho". As infecções virais ainda causam cânceres, como alguns linfomas, câncer cervical e talvez de próstata, enquanto a infecção bacteriana de gengiva pode aumentar o risco de câncer pancreático, doença cardíaca e AVC.

Acredite ou não, mais de 90% das células de seu corpo não são realmente suas, mas pertencem a organismos estranhos. Embora o corpo contenha 10 milhões de células, só nossos intestinos contêm dez vezes mais células estranhas. Na verdade, você é apenas um acionista minoritário de seu próprio corpo. Não só essas células nos excedem em número, como não podemos viver sem elas; afinal de contas, são as bactérias no aparelho digestivo que ajudam você a digerir alimentos. Um dos grandes segredos do controle do envelhecimento é aprender a fazer as pazes com as células estranhas e ter mais influência sobre elas.

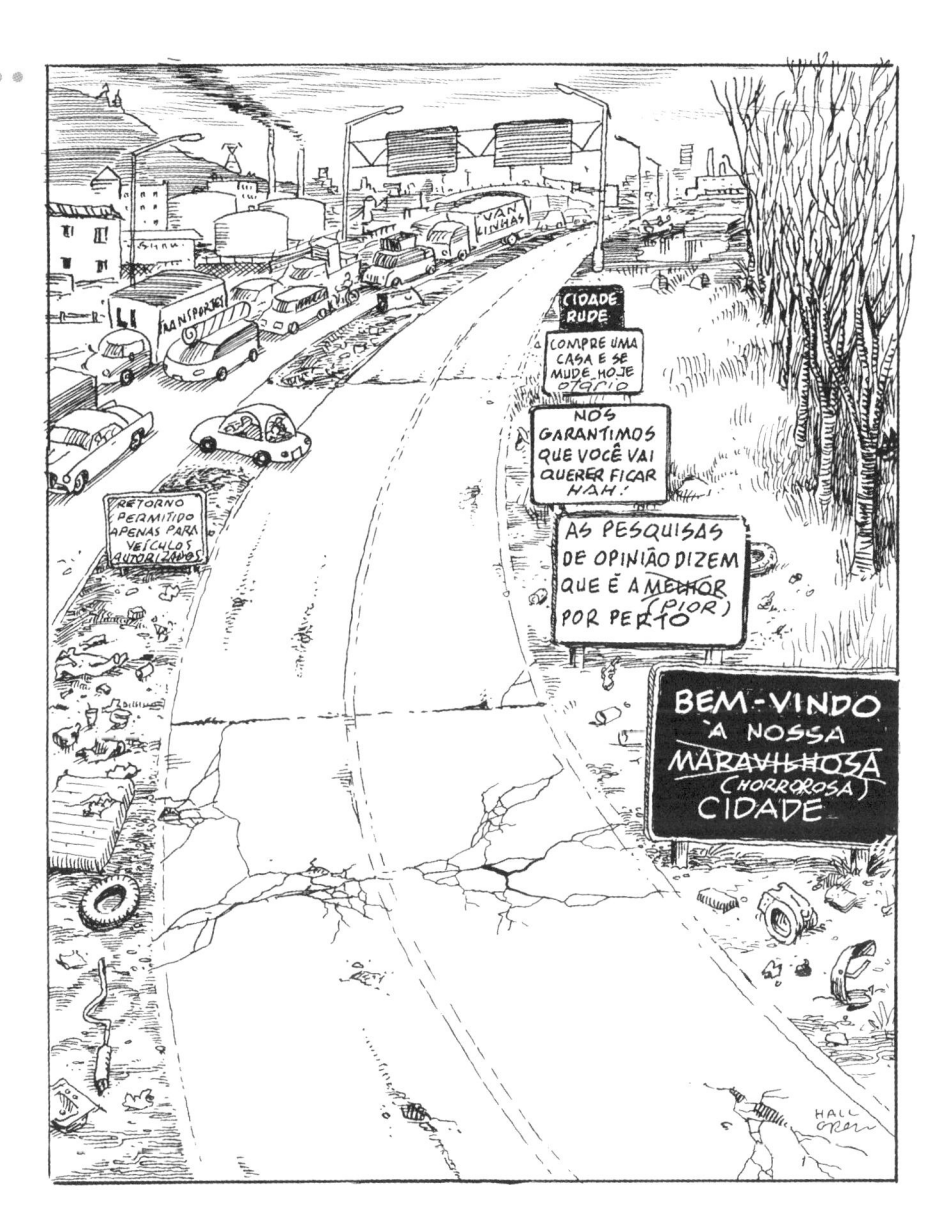

Figura D.1

**Imagem manchada** Uma infecção é como publicidade negativa para uma cidade. A notícia se espalha e mancha a imagem da cidade por muito tempo. O oposto também é verdadeiro: as listas das "melhores cidades para se viver" dão às cidades anos e anos de boa publicidade.

A adaptação – o processo de fazer mudanças evolutivas com base em nosso ambiente mutante – nos permite reagir às bactérias que tentam nos invadir, afetar ou devorar nossas entranhas. Mas sabe de uma coisa? Não conseguimos acompanhá-las; é quase como se corrêssemos sem sair do lugar. Mal acabamos de evitá-las, elas nos alcançam. Isso ocorre porque os agentes infecciosos se replicam e evoluem muito mais rápido do que nós, de modo que estão sempre dois ou três passos à frente de nosso sistema imunológico. Os biólogos chamam isso de Princípio da Rainha de Copas (veja a figura D.2), com base na observação da Rainha de Copas para Alice, em *Alice no país das maravilhas*, de Lewis Carroll, de que "é preciso correr tão rápido quanto você for capaz para ficar no mesmo lugar". Vá em frente e fale sobre isso à mesa de jantar quando o tema da conversa for a infecção urinária crônica da tia Fran. Biologicamente falando, mudamos muito pouco nas centenas de milhares de anos desde que os humanos modernos surgiram na savana africana. Isso foi há muito tempo, mas não tanto em termos evolutivos. Equivale a apenas três mil gerações, o que não é tempo suficiente para muitos ajustes substanciais. Por outro lado, a maioria das bactérias pode produzir três mil gerações em uma semana. Essa rápida produção de gerações tem outro efeito: as bactérias tendem a sofrer mutações freqüentemente, motivo pelo qual se tornam resistentes a antibióticos.

Embora atualmente a infecção aguda seja a quinta maior causa de morte no mundo ocidental, é a primeira no resto do mundo e na maior parte da história da humanidade, graças aos micróbios que causaram peste, escarlatina, varíola, tuberculose e a sempre comum diarréia infecciosa. Mesmo na história relativamente recente, a infecção foi uma grande assassina. Por exemplo, a pandemia de gripe de 1918 matou 40 milhões de pessoas em todo o mundo. E hoje os epidemiologistas temem que, com a rápida disseminação da síndrome respiratória aguda grave e da gripe aviária, outra pandemia possa surgir. Em resposta, temos que descobrir um modo de combater esses invasores. Hoje certamente muitas infecções são

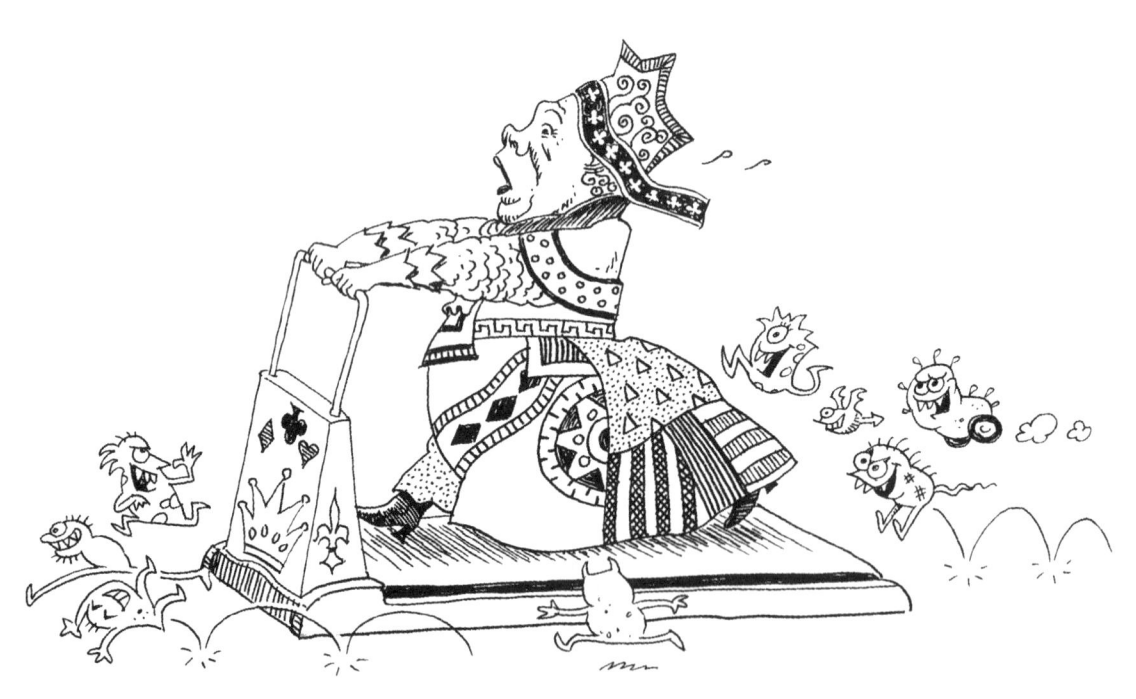

Figura D.2

**Ordens da Rainha** Os humanos não conseguem se adaptar mais rápido do que as bactérias invasoras – é quase como se corressem sem sair do lugar. Os biólogos chamam isso de Princípio da Rainha de Copas, com base na observação da Rainha de Copas para Alice de que "é preciso correr tão rápido quanto você for capaz para ficar no mesmo lugar".

combatidas com antibióticos ou evitadas com vacinas, mas de uma perspectiva evolutiva também tivemos que descobrir um modo de sair da esteira mecânica interior, onde as bactérias nos mantinham correndo sem sair do lugar. A resposta? O sexo.

A reprodução sexual é crucial para acompanharmos o ciclo constante de demonstração de superioridade entre os elementos patogênicos e nós, seus hospedeiros humanos. Se nos reproduzíssemos de forma assexuada, seríamos idênticos uns aos outros e teríamos o mesmo conjunto de combatentes de doenças; se bactérias inteligentes descobrissem que não possuíamos os anticorpos necessários para matá-las, poderiam matar a todos nós.

A reprodução sexual permite a mistura de genes em grupos diferentes, garantindo que teremos uma diversidade de células que combatem doenças para acompanhar o rápido ritmo evolutivo dos elementos patogênicos.

## O lado bom dos efeitos colaterais negativos

Agora imagine que você teve uma grave infecção por estreptococo. Seus sintomas poderiam ser dores de cabeça, garganta inflamada, febre, perda de apetite e até mesmo anemia. É claro que nossa reação natural é tratar os sintomas com alimentação, aspirina, suplementos e a sopa de nossas mães. E, embora tudo isso possa ser totalmente apropriado, também faz sentido entender se essas dores de cabeça literais e metafóricas realmente nos fazem algum bem. Por exemplo, a febre é uma resposta calculada para deter os invasores bacterianos, por isso quando tomamos remédios para abaixá-la impedimos o funcionamento de nosso mecanismo de defesa. As bactérias detestam o calor, mas nossas células imunológicas são resilientes e continuam a se replicar mesmo durante febres altas. Em um estudo, pessoas com resfriados tomaram acetaminofeno (Tylenol) ou um placebo. Aquelas que tomaram o placebo tiveram uma maior reação de anticorpos e muito menos entupimento nasal. E quanto a tomar um suplemento de ferro para tratar a anemia que acompanha doenças crônicas? Não tão rápido. Pode ser exatamente isso que as bactérias desejam que você faça. O ferro é um recurso-chave para as bactérias e nossos corpos evoluíram de vários modos diferentes para mantê-lo longe delas. Quando nos infectamos, nossos corpos produzem uma substância química chamada mediador endógeno de leucócito (LEM, de *leukocyte endogenous mediator*), que diminui a quantidade de ferro na corrente sangüínea. Por isso, ironicamente, quando o exame de sangue nos diz que estamos anêmicos, esse nível intencionalmente baixo de ferro nos ajuda a manter as bactérias sob controle.

Isso é especialmente importante na reação do corpo às infecções. Por exemplo, a peste bubônica era muito mortal na Idade Média porque a bactéria penetrava nos macrófagos (o sistema de limpeza dos leucócitos) e se desenvolvia, devido ao seu alto teor de ferro. Mas nas pessoas com hemocromatose (doença causada por acúmulo de ferro no organismo), que é agora a anormalidade genética mais comum no norte da Europa, a bactéria bubônica tinha dificuldade em sobreviver, porque o nível de ferro do macrófago era muito baixo. Embora o acúmulo anormal de ferro leve à morte prematura pessoas com hemocromatose, quem sofre dessa condição genética não morre de peste bubônica. Por esse motivo, quando um quarto da população européia foi morta durante a primeira peste, nossos ancestrais com hemocromatose sobreviveram. Surtos subseqüentes da peste foram muito menos devastadores devido a essa mudança.

Portanto, as infecções moldaram os genes humanos por meio da seleção natural e nos forçaram a fazer tudo que fosse preciso para desenvolver sistemas de proteção complexos. O envelhecimento pode enfraquecer nosso aperfeiçoado sistema imunológico, que se torna um dos primeiros lugares em que vemos uma mudança óbvia em nossa saúde. Às vezes, pegamos coisas que não costumávamos ter, e em outras ocasiões essas meticulosas defesas entram em colapso. A seguir, explicaremos como fazer seu sistema imunológico continuar a ser uma máquina de combate leal.

# Estimule seu nervo vago e seu sistema imunológico

CAPÍTULO 4

## Teste de VOCÊ: A sensação de estar doente

Você adoece com mais freqüência em viagens do que outras pessoas que conhece?

Viajar pode ser um bom medidor da imunidade, porque você fica exposto a muitas coisas diferentes ao longo do caminho. Se parece que você adoece mais do que outros membros da família, isso pode ser uma indicação de que seu sistema imunológico está enfraquecido.

Todos nós sabemos o tipo de estrago que um vírus de computador pode causar: travar o computador, apagar o disco rígido e lançar você em um mar de problemas. Qualquer pessoa cujo computador já tenha sido tornado lento ou apagado por um invasor sabe o que precisa fazer: protegê-lo de invasões futuras.

Não podemos nos proteger totalmente de vírus – esse é o preço que pagamos por não viver em uma bolha. Interagimos com todos os tipos de germes, bactérias, vírus, fungos, parasitas e outros invasores que desejam nos consumir. Seus principais pontos de entrada são a pele, os pulmões e o aparelho digestivo, motivo pelo qual esses órgãos desenvolveram mecanismos de defesa.

A maioria de nós sabe que, quando os invasores tiram o melhor de nós, tornamo-nos mais vulneráveis a resfriados, infecções e doenças mais graves. Conforme envelhecemos, nosso sistema imunológico se enfraquece, tornando-nos ainda mais vulneráveis. Então, isso se torna um Grande Fator de Envelhecimento. É por esse motivo que doenças como o câncer são mais comuns quando somos mais velhos – porque diminuímos a vigilância (e a proteção) de nossos corpos. A questão da imunidade realmente se resume a como lidar com todos os invasores que se aproximam de nós. Já sabemos que as bactérias são responsáveis por úlceras e refluxo, e os vírus estão ligados a câncer cervical (e, provavelmente, de próstata e bexiga). Curiosamente, não é do interesse de um invasor nos matar, já que isso o deixaria sem lar, vulnerável e incapaz de se reproduzir. Mas é do interesse dele se apoderar de nossas células boas.

Tudo realmente se resume a proteção – proteger as células boas de assassinos, proteger os órgãos de inimigos famintos e proteger a saúde aumentando a imunidade. Mas também se resume a fazer as pazes com os aliados certos: as bactérias amigáveis que desejam viver em harmonia conosco. Por exemplo, se tivermos as bactérias certas em nosso aparelho digestivo, elas impedirão que as ruins se estabeleçam. E também pre-

### Curiosidade

Algumas pessoas podem dizer que não há mal algum em tomar antibióticos quando você não se sente bem, mas se você está combatendo uma infecção viral, como uma gripe, os antibióticos podem prejudicá-lo mais do que ajudar. Isso ocorre porque o uso excessivo de antibióticos causa efeitos colaterais nocivos. Você destrói todos os aliados bacterianos em seu aparelho digestivo e deixa o vírus ruim intacto. Se tiver que tomar antibiótico para combater uma infecção bacteriana, proteja seu aparelho digestivo consumindo probióticos, alimentos simples bem abaixo na cadeia alimentar, que as bactérias adoram e podem ajudar a reduzir a inflamação.

> **Curiosidade**
>
> Cantar parece ser mental e fisicamente saudável: pesquisas sugerem que pode intensificar a função imunológica e diminuir a necessidade de visitas ao médico. Por quê? Porque parece produzir endorfinas e dopamina, o hormônio do bem-estar.

cisamos encontrar o equilíbrio perfeito: certificar-nos de que nossa resposta imunológica é suficiente, mas não tanta que se volte contra nós.

Um dos segredos do controle da imunidade é algo de que poucos de nós ouviram falar, embora nos proporcione os melhores insights de como é possível controlar o processo de envelhecimento: o nervo vago.

O nervo vago fornece uma linha T1 de informação para o cérebro a partir do aparelho digestivo, onde lutas com vírus ocorrem continuamente. Até pouco tempo atrás, o papel do nervo vago era um mistério, mas agora sabemos que você pode aprender com ele sobre seu corpo.

## O nervo vago

O poder da mente sobre a matéria. Nós o vemos nos mágicos. Nos monges tibetanos que passam em um teste para a vida monástica gerando calor suficiente de seus corpos em temperaturas congelantes para fazer com que a manta fria e úmida sobre seus ombros seque totalmente. E também em uma proeza dos pés – pessoas que conseguem andar descalças sobre carvão em brasa. Muitos de nós tendemos a atribuir esses comportamentos aparentemente sobrenaturais a um excepcional sexto sentido ou a uma hábil manipulação de uma câmera.

Mas acreditamos que há uma explicação muito mais concreta para os exemplos do assombroso poder da mente sobre a matéria. Ela vem na forma do nervo vago, o nervo mais longo que sai diretamente do cérebro e transmite e recebe mensagens do aparelho digestivo e de todos os outros órgãos do corpo (VEJA A FIGURA 4.1). Como 85% desse enorme nervo levam informações de volta para o cérebro, ele é o principal mecanismo cerebral para examinar o corpo. Os restantes 15% levam informações do cérebro para o corpo. Um dos processos-chave nesse sistema de mensagens envolve receptores que funcionam como pedágios (TLRs, os *toll-like receptors*) e estimulam uma resposta imunológica quando os invasores penetram em uma área como a pele ou o aparelho digestivo. As bactérias que estão colonizando o aparelho digestivo tentam impedir que outras mais novas se instalem nas proximidades. Os TLRs são capazes de distinguir células patogênicas de células hospedeiras e atuam como uma espécie de alarme de fumaça para o corpo, colocando o sistema imunológico em alerta quando há uma invasão de células estranhas para que a equipe imunológica possa cuidar delas antes que ocorra qualquer dano (VEJA A FIGURA 4.2). Contudo, esse sistema de prevenção precoce é uma defesa muito primitiva e não tem a sofisticação de algumas das outras células imunológicas (T e B) que discutiremos daqui a pouco.

Figura 41

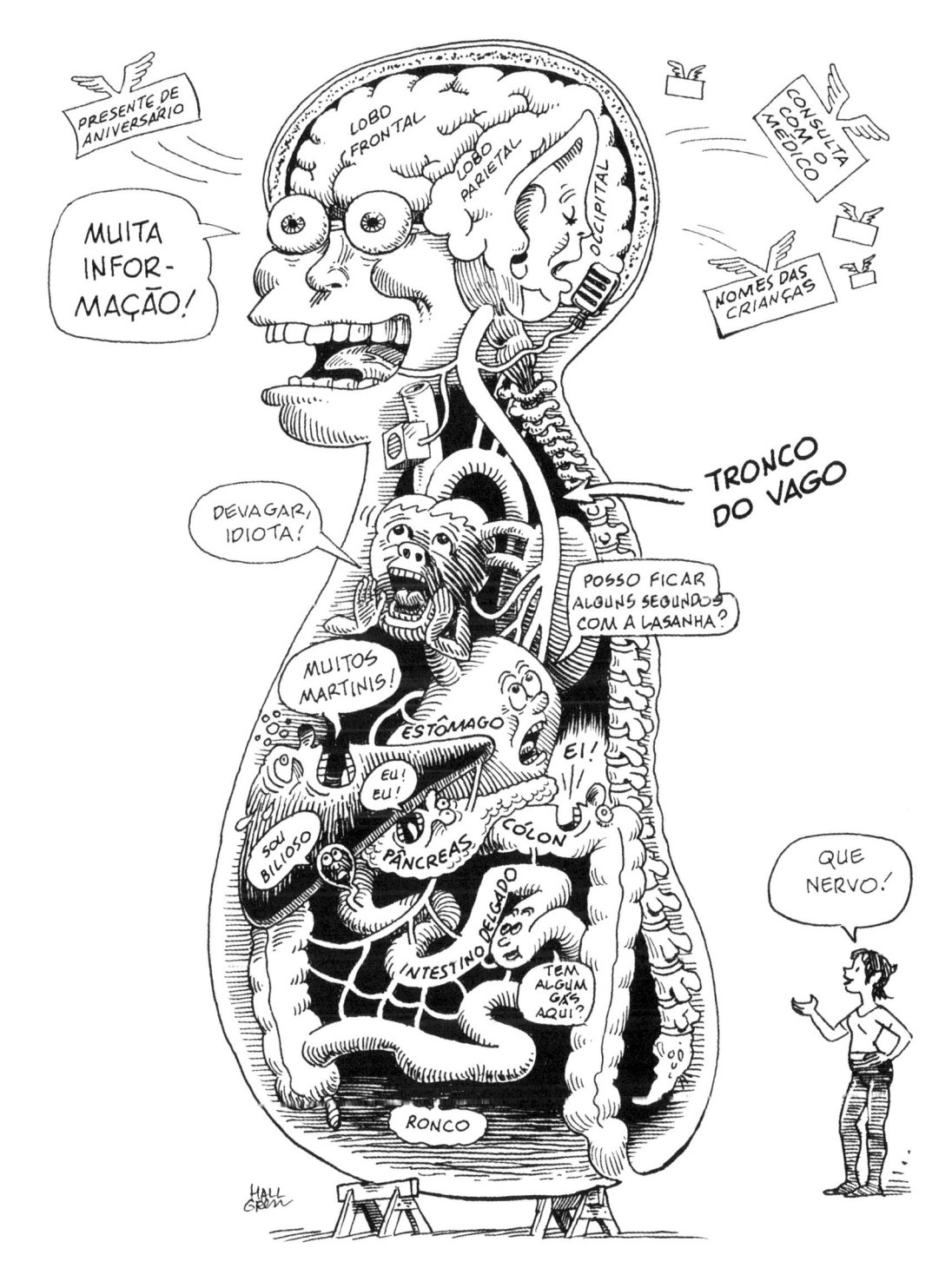

**Vago perdido?** O misterioso e largo nervo vago passa a maior parte do tempo informando o cérebro sobre os acontecimentos no corpo. Quando eles são muitos, o circuito cerebral fica sobrecarregado, motivo pelo qual pode ser útil aliviar o *input* do vago com o uso de meditação ou até mesmo meios químicos.

### Me dê um V!

As vacinas são uma espécie de apólice de seguro imunológico. Embora o corpo tenha milhões de anticorpos diferentes, sempre há a chance de você não dispor de um anticorpo quando precisar dele. As vacinas – linhagens enfraquecidas de vírus ou partes de bactérias – estimulam a produção de anticorpos para uma determinada infecção. Por isso, em vez da costumeira resposta imunológica tardia que permite que o vírus da gripe se instale, os anticorpos produzidos por uma vacina contra sarampo ficam prontos para neutralizar a doença antes que ela se manifeste. É claro que às vezes as vacinações causam efeitos colaterais (embora os benefícios sejam muito maiores do que os riscos nas imunizações que recomendamos). Em uma porcentagem muito pequena de casos, as vacinas diminuem a chance de outras doenças causadas por uma resposta imunológica acelerada, inclusive ataques cardíacos. Por quê? Porque parte da resposta imunológica a infecções reais consiste em presumir que o invasor penetrou na pele. Por isso, quando você realmente fica gripado, seu corpo presume que tem um corte e cria rapidamente um coágulo sangüíneo ativando as células de coagulação. Essas células também viajam para o coração e o cérebro, onde causam estragos e coágulos inapropriados em cortes menos importantes, e placas nessas artérias críticas. A vacinação anual contra a gripe evita isso e é outra parte fácil do Plano de Garantia Estendida de VOCÊ.

A partir de experimentos com ratos, sabemos que o nervo vago tem um papel relevante na imunidade geral. Quando são provocadas infecções intestinais nos ratos, eles entram em choque séptico. Sua pressão sangüínea cai, seus órgãos entram em falência e eles morrem. Agora provoque neles a mesma infecção e corte o nervo vago. O que acontece? Bingo. Eles vivem. Cortando (ou controlando) esse sistema de mensagens, você não elimina a infecção, mas altera a resposta do cérebro do rato, porque ele não recebe a mensagem de que a infecção é extraordinária e não provoca uma grande reação imunológica. Felizmente, não precisamos cortar nossos nervos vagos para obter um efeito parecido.

Se você conseguir fazer algo para regular seu nervo vago, poderá bloquear algumas das coisas ruins que sente, sejam causadas por estresse, infecção ou carvão em brasa. Por exemplo, as pessoas que andam sobre carvão em brasa descobriram uma forma de meditar para mudar o modo como o vago e outros nervos interpretam o mundo ao seu redor, visando bloquear não só a dor, como também as bolhas e outras coisas ruins que aconteceriam se nós, simples mortais, tentássemos fazer o mesmo.

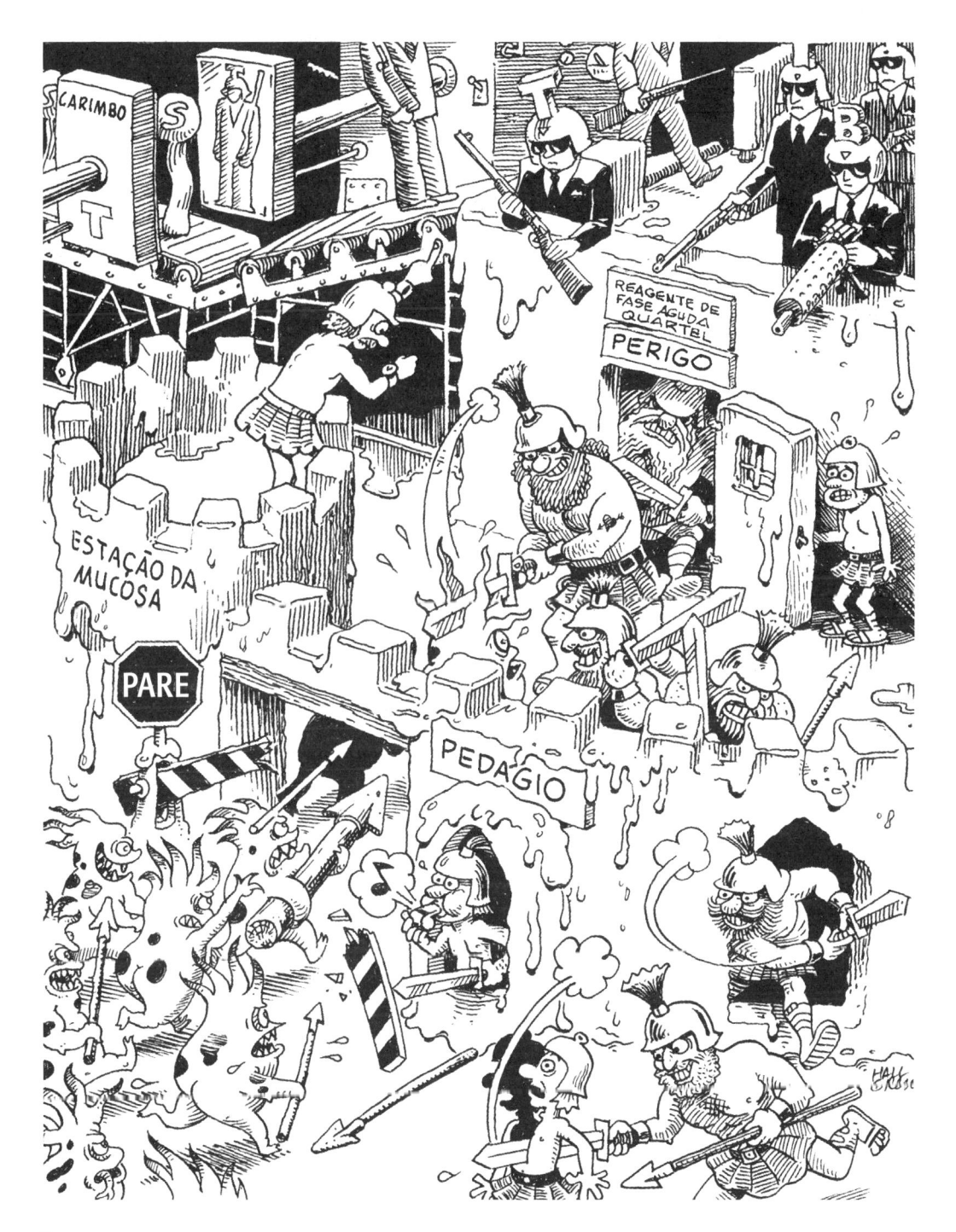

FIGURA 4.2

**Pedágio** O sistema imunológico tem TLRs de resposta precoce muito primitivos que representam a linha de frente em um campo de batalha que invasores sempre estão atravessando: o trato intestinal. Esses guardas medievais podem rapidamente fazer uma triagem dos invasores, mas, quando a ameaça é real, células mais sofisticadas são criadas e arregimentadas – e trazem as grandes armas para expulsar os invasores.

> **Curiosidade**
>
> Eis por que vale a pena assistir a programas de TV engraçados. Quando rimos, aumentamos nossas células matadoras naturais que destroem tumores e vírus, bem como o interferon gama (uma proteína que combate doenças) e as células T e B (que formam anticorpos para combater doenças). Além disso, rir abaixa a pressão arterial, aumenta o oxigênio no sangue com respirações profundas e ajuda a enfrentar o efeito do estresse mental nas artérias. E isso não tem preço.

Não estamos sugerindo que você tenha pensamentos positivos para evitar faringite séptica ou conjuntivite, mas usar essa conexão muito poderosa – repetindo, *muito* poderosa – entre o aparelho digestivo e o cérebro pode ser um dos modos de reduzir o alto nível de inflamação e os desafios imunológicos que têm um efeito nocivo para a saúde. O vago continua a ser um nervo misterioso, mas, graças a novos insights e dados que parecem indicar seu poder, estamos começando a nos dar conta não só de que a meditação (ou o treinamento do nervo vago, como preferimos chamá-la) pode funcionar, mas também *como* influi no sistema imunológico e envelhecimento.

## As células imunológicas: travando um bom combate

Todos nós temos imagens mentais da aparência que os leões-de-chácara devem ter: rostos sisudos, cabeças raspadas, bíceps que mais parecem montanhas. O trabalho deles: impedir a entrada de baderneiros em clubes e levar gentilmente para fora brigões e importunadores de mulheres sem que ninguém note. Em seu corpo, você tem leões-de-chácara biológicos chamados macrófagos. Essas células não têm músculos peitorais enormes, mas realizam o mesmo tipo de trabalho. Estão sempre em guarda, patrulhando o corpo em busca de possíveis penetras causadores de problemas. Os intrusos poderiam ser proteínas, parasitas, uma farpa, uma célula cancerosa, um camarão estragado, uma faca de cozinha alojada em sua coxa ou uma bactéria.

Quando os macrófagos identificam um possível invasor, colocam seus fones de ouvido e pedem ajuda – nesse caso, das células T, que estimulam outros leucócitos conhecidos como células B a formar uma proteína de superfície (chamada anticorpo) que se liga a uma molécula na superfície do intruso (um antígeno). O difícil nessa ligação é que os leucócitos se apresentam em 10 milhões de tipos diferentes, cada qual formando o próprio anticorpo único, apenas esperando o aparecimento do intruso específico que reconhece.

Seu corpo não pode se dar ao luxo de ter todos esses leucócitos patrulhando todas as partes, prontos para atacar a qualquer momento, por isso são mantidos na reserva em um lugar central. Como uma equipe da SWAT, essas reservas serão chamadas quando necessárias.

Quase todos os sintomas de uma doença são na verdade efeitos colaterais de uma enorme reação imunológica contra o ataque furtivo de uma infecção, seja proveniente de intoxicação alimentar, gripe ou de outro tipo. Você sente os efeitos diretos disso, além dos efeitos da resposta de seu corpo à infecção.

Pode ser útil pensar no anticorpo como uma espécie de fechadura molecular que precisa ser aberta para o leucócito agir. Agora pense no antígeno como a chave. Se a chave se encaixa na fechadura do anticorpo, os leucócitos começam rapidamente a se multiplicar em uma tentativa de subjugar e vencer o invasor.

> **Curiosidade**
>
> A pureza realmente caminha com a santidade? Não se preocupe com todas as infecções; a exposição a más condições de higiene pode fortalecer a imunidade. Quando você está infectado, o corpo desacelera seu sistema imunológico alérgico (ele é supérfluo quando você está lidando com uma infecção que pode ser mortal). Isso pode explicar por que os habitantes da cidade têm mais asma do que os que vivem na natureza.

Um dos principais participantes dessa dança de segurança é o timo – a glândula localizada logo atrás do esterno, onde as células auxiliares T crescem e amadurecem, quase como barracas que abrigam soldados em treinamento (VEJA A FIGURA 4.3). Algumas células T destroem diretamente os invasores, enquanto outras alertam células imunológicas adicionais para que participem do combate. Quando você era pequeno, seu timo era razoavelmente grande. Mas à medida que você envelhece, ele encolhe a ponto de se tornar quase imperceptível. Presumivelmente, isso ocorre porque precisamos de um sistema imunológico mais forte quando somos crianças, mas não tanto na meia-idade, porque nessa fase já fomos expostos a muitas coisas e por isso estamos mais resistentes a elas. Quando vivemos até os 70, 80 e 90 anos – muito depois de o estoque das células T ter-se esgotado –, ficamos cada vez mais vulneráveis a infecções. Junte-se a isso o fato de que nossas respostas imunológicas – como a produção de muco – diminuem com a idade e poderemos entender como nossas respostas se tornam mais fracas à medida que envelhecemos.

Outro participante importante do sistema imunológico é um dos indicadores de inflamação, a proteína C-reativa (PCR), produzida no fígado. Os níveis de PCR sobem substancialmente quando há inflamação ou infecção aguda ou crônica, como gengivite, prostatite ou infecções vaginais. Também é um importante prognosticador de risco cardiovascular, porque indica que você está mais propenso a uma ruptura de placa e a coágulos. Um sistema imunológico primitivo que se parece mais com o de um tubarão do que com o intestino sofisticado de um mamífero, a PCR não aponta exatamente o local da inflamação, mas indica se há alguma ou se outro tipo de infecção está presente.

FIGURA 4.3

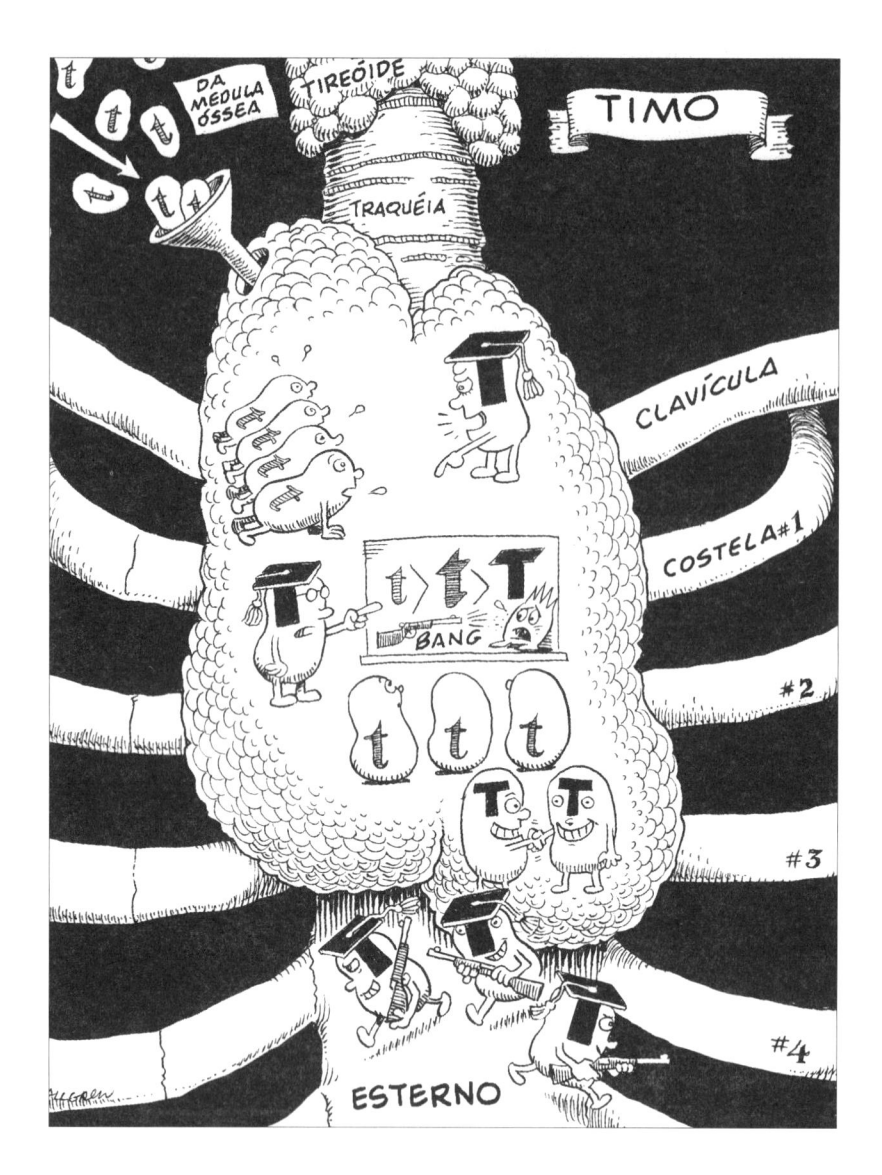

**Seu timo** O timo, localizado atrás do esterno logo abaixo da tireóide, é uma escola de aperfeiçoamento para novas células T estagiárias. É dele que elas tiraram seu nome.

### Disfunção imunológica: fogo amigo

Como qualquer arma, o sistema imunológico pode falhar e se tornar perigoso para seu dono. A falha acontece quando as células não vencem o inimigo (não atacam quando deveriam atacar) ou a matança é exagerada (atacam quando não deveriam atacar). O fato de não vencerem o inimigo resulta de uma resposta inadequada, de modo que uma infecção que deveria ter sido eliminada desde o início se torna grave. Você já ouviu falar em pessoas afetadas por bactérias devoradoras de carne. São exemplos de células que não vencem o inimigo. A matança exagerada resulta de uma resposta agressiva demais a uma ameaça relativamente pequena. Doenças auto-imunes como lúpus e artrite reumatóide resultam de um sistema imunológico excessivamente agressivo.

## Até que a morte (célula) nos separe

Os leões-de-chácara biológicos têm de fazer o que os humanos fazem: guardar todas as entradas possíveis. Você tem legiões de macrófagos em alerta nas partes de seu corpo que interagem com o mundo exterior: a pele, os pulmões e a parede intestinal. Mas há desvantagens em ter seu exército em alta prontidão; você precisa alimentá-lo e há uma maior probabilidade de que segmentos se revoltem. Assim, seu corpo basicamente mantém uma guarda nacional sempre na reserva, mas pronta para partir.

Um de seus principais deveres é reconhecer infecções anteriores: as células B e T reconhecem o intruso e instruem as células específicas para combater doenças a atacá-lo. Mas, além de ter uma velha guarda, seu corpo precisa de alguns jovens de mente aberta que possam descobrir uma nova ameaça, criar um antídoto para ela, replicar-se como uma copiadora de última geração e encontrar um modo de rechaçar o agressor.

Contudo, depois que as células B e T fazem seu trabalho, não são mais necessárias, por isso começam a se agrupar, partem os próprios núcleos, murcham como passas e morrem. Vencendo ou perdendo, essas células morrerão. Isso é o suicídio celular – a morte celular programada chamada apoptose (VEJA A FIGURA 4.4). As células individuais morrem para permitir que o corpo conserve energia suficiente para o próximo combate. Esse é realmente um exemplo de como nossas células têm um mecanismo para cometer suicídio antes de sugarem muita de nossa energia em uma base regular. A maioria das células desliga seus genes de apoptose em prol da sobrevivência da espécie. Mas as células imunológicas são diferentes. Em um filme de ação, quem morre são os coadjuvantes; podem ter um papel na trama, mas sua sobrevivência não é essencial para o enredo da história. Ocorre o mesmo aqui. Seu corpo usa esses coadjuvantes para combater a infecção e então os mata para que o cérebro, o fígado, o coração e todos os outros órgãos possam receber a energia necessária para passar ao primeiro plano. (Curiosidade: esse processo de apoptose é responsável por parte de nosso crescimento fetal. Por exemplo, o motivo pelo qual não temos pés ligados por membranas é que a morte celular nos permitiu o espaço entre

### Irrigação nasal

Você pode limpar seu nariz com lenços de papel; as crianças, para nosso horror, às vezes fazem isso com os dedos. Uma opção melhor: o *jala-neti*. Vendido sem receita médica, baseia-se na técnica indiana antiga de *jala-neti* – que significa literalmente lavar com água –, em que a pessoa lava a cavidade nasal usando um pequeno utensílio. Comum na Índia e no Sudeste Asiático, está sendo mais aceito nas culturas ocidentais (sob o nome de irrigação nasal) e pode ser usado tão rotineiramente quanto a escova de dente.

os dedos de nossos pés.) A apoptose também é o modo de remover as células lesionadas ou imperfeitas. Quando nosso controle de qualidade não está funcionando muito bem, isso pode causar envelhecimento porque não tornamos nossas células suficientemente perfeitas ou somos rígidos demais. Isso é ótimo quando somos jovens, mas quando não somos pode nos envelhecer (você lerá mais sobre esse processo na página 119).

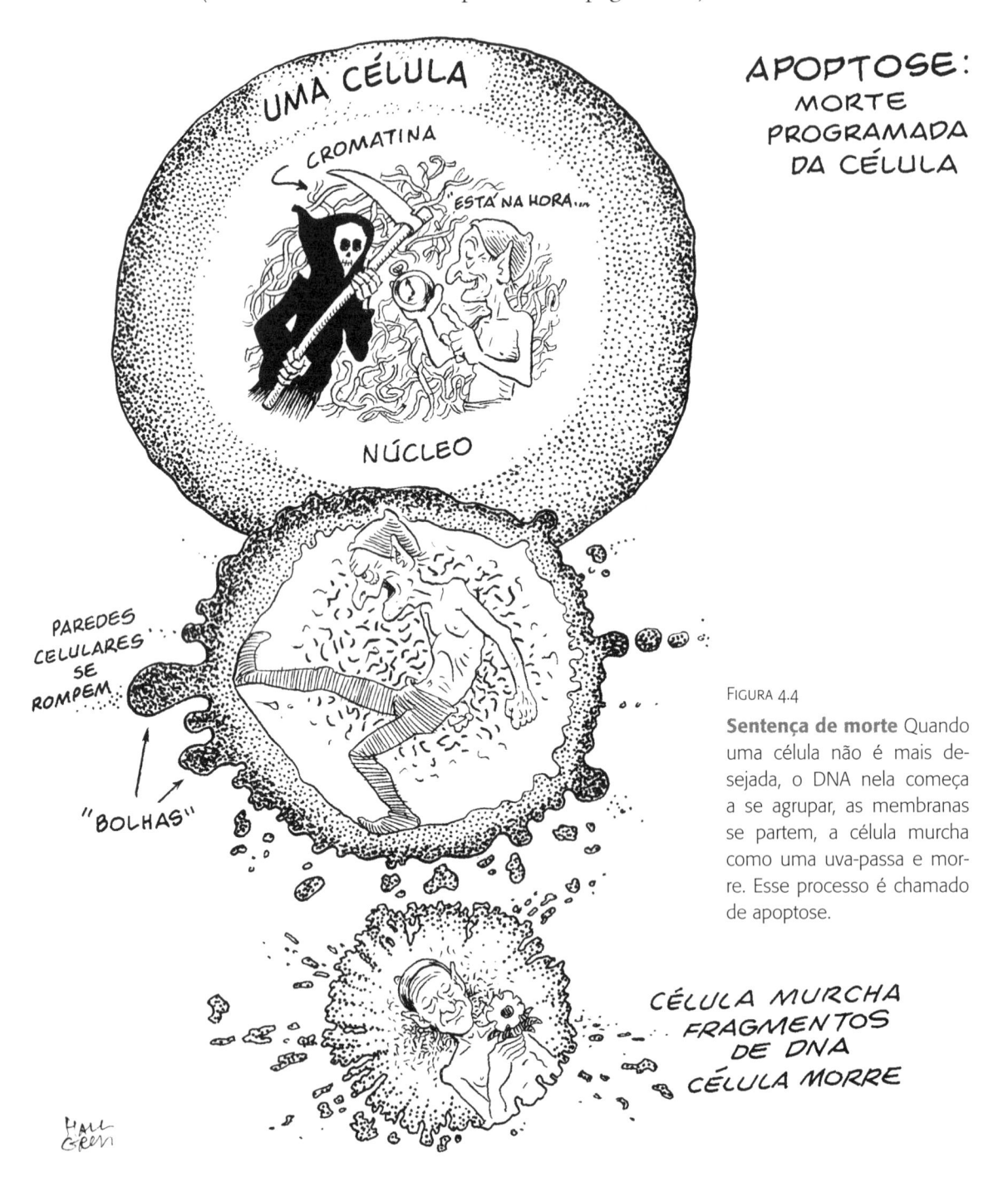

FIGURA 4.4

**Sentença de morte** Quando uma célula não é mais desejada, o DNA nela começa a se agrupar, as membranas se partem, a célula murcha como uma uva-passa e morre. Esse processo é chamado de apoptose.

A apoptose é um processo que talvez seja a chave para o tratamento de certas doenças. Se você sabe que as células podem cometer suicídio, não haveria um momento em que desejaria levá-las a fazer isso, como no caso do câncer? E talvez um momento em que desejaria interromper a apoptose para que as células se tornassem imortais e você pudesse revitalizar tecidos danificados, como a cartilagem de seus joelhos?

## Dicas de VOCÊ!

O bom na medicina moderna é que ela tem um arsenal de antibióticos capazes de matar bactérias com um só golpe. Você toma determinada pílula e expulsa determinada bactéria. E isso é ótimo. Mas não significa que você deve depender da medicina para resolver seus problemas crônicos de imunidade, especialmente porque há muitos invasores (alguns, nós conhecemos, e outros, não temos como prever) que não respondem a ataques medicinais. É por esse motivo que lhe recomendamos fornecer outras armas à sua equipe de segurança.

**Dica de VOCÊ: Treine seu vago.** Talvez você esteja acostumado a exercitar seus músculos com halteres e seu coração com uma boa nadada, e a aliviar seu torcicolo com uma massagem. Nós também queremos que se acostume a exercitar seu nervo vago. Aprendendo a modular as mensagens enviadas para e do cérebro, você se protegerá mais das reações exageradas causadas por infecções e estresse. O mecanismo parece ser controlado pela forma como o nervo vago libera sua principal substância química, a acetilcolina, e desativa o rei dos glóbulos brancos, o macrófago, para que o sistema imunológico não fique em um estado contínuo de guerra. Eis um modo elegante (além de colocar um estimulador eletrônico ao redor de seu vago): uma forma de movimento chamada Chi Kung que discutimos no capítulo sobre a memória. Esse exercício combina meditação e movimento para acalmar o vago. Veja como fazer isso na Caixa de Ferramentas de VOCÊ na página 322. Outra vantagem: também parece ajudar a evitar e diminuir a gravidade de problemas imunológicos como herpes-zoster, que pioram com a idade (devido à menor imunidade e ao dano celular resultante do estresse e da depressão comum em pessoas mais velhas). Técnicas de relaxamento como Chi Kung parecem aumentar a imunidade a essa doença e a outras infecções. Se você não aprecia Chi Kung, tente meditar todas as noites, como descreveremos na Caixa de Ferramentas de VOCÊ.

**Dica de VOCÊ: Estimule seus combatentes.** Um dos melhores modos de estimular seu sistema imunológico é ingerir alimentos e nutrientes que já demonstraram melhorar as defesas naturais. O quadro da página seguinte mostra alimentos e suplementos que têm o poder de aumentar a imunidade.

**Dica de VOCÊ: Ingira mais ômega 3.** Como estamos consumindo mais grãos e alimentos que contêm ácidos graxos ômega 6, você provavelmente precisa de mais fontes de ômega 3 em sua dieta para obter a melhor proporção nutricional – não só para aumentar sua imunidade, como também por todos os outros benefícios para a saúde associados aos ácidos graxos ômega 3. Além disso, a proporção correta reduz o estímulo inflamatório no fígado, fazendo com que a inflamação que ocorre quando nosso sistema imunológico nos defende contra um invasor não nos envelheça tanto. Algumas gorduras, como o óleo de linhaça, apresentam um bom equilíbrio de ômega 3 e 6, mas você também deveria acrescentar mais ômega 3 na forma da planta beldroega ou de peixes como bacalhau, halibute e truta. Outras idéias: compre ovos enriquecidos com ômega 3 ou consuma nozes ou a forma pura de DHA proveniente do mesmo lugar em que os peixes a obtêm – os plânctons.

| Alimentos | Nutrientes | Temperos | Suplementos | Evite |
|---|---|---|---|---|
| Cogumelos shitake (podem aumentar suas células T matadoras naturais) | Ácidos graxos ômega 3 (encontrados no azeite de oliva, no abacate, nos óleos de peixes e nas nozes; também podem ser tomados como suplementos) | Açafrão-da-terra  Gengibre | Biotina (300 miligramas por dia)  $B_6$ (4 miligramas por dia) e $B_{12}$ (800 microgramas por dia)  Estrôncio (340 miligramas por dia) | Açúcares simples  Xaropes  Grãos enriquecidos não-integrais  Gorduras saturadas  Gorduras trans  Álcool (em excesso)  Carnes não orgânicas  Peixes com mercúrio |
| Vegetais, especialmente crucíferos como couve, brócolis e couve-de-bruxelas | Resveratrol (encontrado no vinho tinto, na uva e em plantas do gênero Polygonum) | | | |
| Cacau e café (devido aos antioxidantes) | Catequinas (encontradas no chá verde) | | | |
| Álcool (com moderação) | Quercetina (encontrada na cebola, no tomate, no alho e na maçã) | | | |
| Probióticos (em iogurtes e digestivos) | Licopeno (encontrado no tomate e grapefruit vermelho) | | | |

**Dica de VOCÊ: Evite o começo.** Dizem que o suplemento popular canadense Cold-FX evita infecções porque o ingrediente ativo ginseng ajuda a ativar as células matadoras naturais e outros componentes do sistema imunológico (muitos jogadores de hóquei afirmam que o suplemento os livrou de gripes, apesar de suas constantes viagens). O produto parece ser eficaz porque ativa os TRLs, que atuam como um alarme de fumaça para uma invasão iminente.

**Dica de VOCÊ: Recomponha a imunidade de seu aparelho digestivo.** Nosso instinto visceral tem tudo a ver com o aparelho digestivo ser o primeiro a responder às invasões. Restaurá-lo com nutrientes-chave, inclusive glutamina (25 gramas) e N-acetil-cisteína (600 miligramas), restabelece os níveis do poderoso antioxidante glutationa e a resiliência intestinal aos estresses da vida, inclusive a infecções e inflamações. Consumir mais grãos integrais e feijões também ajuda.

**Dica de VOCÊ: Repovoe.** Não o mundo, mas seu aparelho digestivo. A bactéria que produz ácido lático pode ser ingerida como suplemento oral para ajudar a repovoar o aparelho digestivo com os tipos bons de bactérias. (Essas bactérias têm vida curta, motivo pelo qual você tem de fazer isso freqüentemente.) Elas ajudam a resolver problemas que variam de flatulência e síndrome do cólon irritável a baixa imunidade que tolera a gengivite. Por exemplo, os lactobacilos são usados na indústria alimentícia há anos porque são capazes de converter açúcares (inclusive lactose) e outros carboidratos em ácido lático. Isso confere o sabor azedo característico a laticínios fermentados, como o iogurte, e também é profilático, reduzindo o pH do alimento e diminuindo as oportunidades de organismos nocivos se desenvolverem. Acrescente à sua dieta iogurte, quefir, chucrute e kimchi (um prato coreano de picles de vegetais).

**Dica de VOCÊ: Ingira prebióticos.** As bactérias probióticas não são normalmente encontradas no intestino humano, por isso com freqüência não colonizam bem quando são introduzidas. Os alimentos prebióticos são vitais para incentivar os organismos probióticos a sobreviver e se desenvolver no intestino humano. Os prebióticos são fibras alimentares indigeríveis que estimulam o crescimento e a atividade de bactérias saudáveis no intestino. Carboidratos prebióticos são encontrados naturalmente em alimentos como banana, frutos silvestres, aspargo, alho, trigo, farinha de aveia, cevada (e outros grãos integrais), linhaça, tomate, alcachofra de Jerusalém, cebola, chicória, verduras e legumes.

**Dica de VOCÊ: Experimente as terapias orientais.** A acupuntura causa aumentos mensuráveis na atividade do nervo vago. Portanto, é pelo menos teoricamente possível que esses circuitos elétricos possam reduzir a resposta inflamatória, acalmando os leucócitos agressivos e a citocina que liberam. Meditação, hipnose, biofeedback e terapias de relaxamento, que têm sido defendidas para tratamento de inflamações, também podem acalmá-lo ao estimular a atividade do nervo vago.

# GRANDE FATOR DE ENVELHECIMENTO

## Toxinas

## Impeça a entrada de imundícies em seu corpo

Embora isso seja desagradável, todos nós podemos nos lembrar de momentos que passamos ajoelhados no chão do banheiro com nossas cabeças tão enfiadas no vaso sanitário que quase podíamos ver o sistema de esgoto da cidade. Talvez o vômito tivesse sido provocado por peixe estragado, uma bebedeira ou gripe que atingiu nossos intestinos como um tornado viral. Mas realmente deveríamos ser gratos por nossa propensão a vomitar. Gratos? Sim, gratos.

Apesar de atacar nossos nervos e os da pessoa que o limpa, o vômito é o modo de a natureza retirar as toxinas do corpo. Veja, por exemplo, um dos eventos mais desagradáveis da vida, o enjôo matinal das grávidas, que na verdade visa proteger os genes. Na Idade da Pedra, a náusea surgiu na gravidez como um mecanismo à prova de falhas para as mulheres minimizarem sua exposição a toxinas, já que até mesmo as toxinas fracas podem ser devastadoras para um feto em desenvolvimento, principalmente no primeiro trimestre.

À medida que evoluímos, nossos corpos desenvolveram vários modos de combater as toxinas naturais com que nos deparamos. Se, digamos, você abusa de caroços de damasco, que são ricos em cianeto, seu corpo tem um modo de protegê-lo, uma enzima chamada rodanase, que ajuda a neutralizar as toxinas. O problema – como certamente você já adivinhou – é que vivemos num mundo em que a prevenção de overdoses de caroços de damasco não é exatamente uma prioridade. Historicamente, o fígado e o sistema imunológico passaram a vida inteira removendo toxinas simples. Agora somos expostos a centenas diariamente, que sobrecarregam nossos sistemas e cobram uma taxa conforme envelhecemos.

Somos cercados por todos os tipos de substâncias químicas, que provêm de automóveis e fábricas e estão nos alimentos, xampus, lares e escritórios. Essas substâncias tóxicas potencialmente perigosas poluem nossa cidade biológica (VEJA A FIGURA E.1). Algumas das toxinas com que nos deparamos têm os próprios sistemas de alarme para que não as ingiramos ou usemos (você

### Curiosidade

As saunas fazem mais do que ajudar você a relaxar; eliminam as toxinas do corpo. Fazem isso não só pelo meio previsível, o suor, mas também porque a contração e a dilatação forçadas dos vasos sangüíneos que ocorrem quando você entra e sai do calor liberam óxido nítrico.

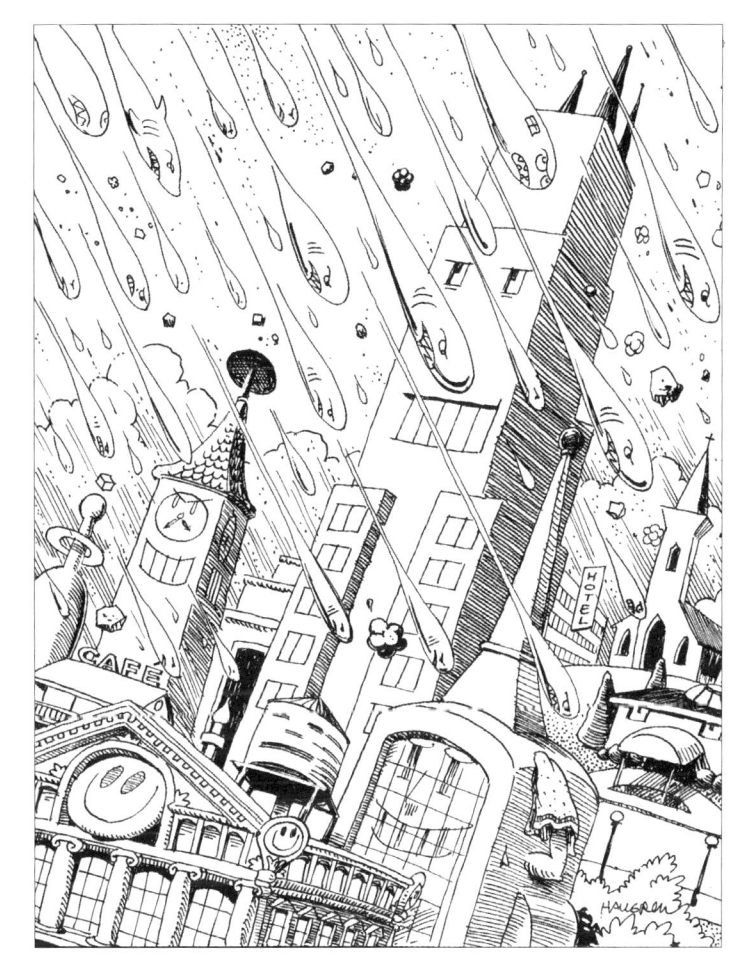

Figura E.1

**Choque tóxico** Nem todas as toxinas que afligem uma cidade vem de dentro dela. Alguns desses poluentes vêm da chuva ou da água de outros continentes. Contudo, uma cidade forte pode agüentar a tempestade.

sabe pelo cheiro da água sanitária ou de gasolina que não se deve servir nenhum desses produtos em uma taça de vinho). Mas muitas das toxinas atuais não têm cheiro e cor, por isso o aviso pode não ser tão claro. De certo modo, o que nos falta em minerais sobra em metais pesados.

Isso não significa que você deva temer todas as substâncias químicas com que entra em contato. Elas não existem para nos atacar. Ao contrário, visam melhorar nossa vida. Veja o exemplo do xampu. Ele contém ingredientes específicos para fazer tanta espuma que deixará você parecendo uma nuvem de algodão – algo que muitos de nós apreciam. Mas em algumas pessoas essas mesmas substâncias químicas causam irritação de pele.

Algumas das toxinas com que nos deparamos podem ser muito nocivas e causar câncer, asma ou alergias, e também reduzir a qualidade de vida de modos mais sutis. São capazes de causar irritações menores, fadiga ou uma sensação geral de mal-estar. E todos esses efeitos – por mais sutis ou subconscientes – debilitam sua saúde geral, tornando-o muito mais propenso a sentir os efeitos do envelhecimento. É por isso que recomendamos que você pelo menos esteja ciente de algumas das toxinas mais predominantes no mundo (e em sua casa) para que, caso se sinta em desequilíbrio, faça pequenas mudanças em sua vida que podem realmente ter um grande efeito no modo como se sente. Veja mais detalhes em nossa Caixa de Ferramentas que começa na página 305. E às vezes as toxinas forçam o corpo a substituir repetidamente células lesionadas, o que significa que você tem mais chances de erros, especialmente se as toxinas afetarem o modo como suas células se reproduzem. Os erros resultam em mau funcionamento de órgãos ou, pior ainda, câncer. E esse é o nosso próximo ponto de parada.

# Livre-se do câncer

CAPÍTULO

5

## Teste de VOCÊ: Questões familiares

Faça uma árvore genealógica de seus parentes consangüíneos diretos: pais, filhos e irmãos. Circule os que tiveram câncer antes dos 65 anos e ponha um círculo extra ao redor dos que o tiveram antes dos 50 anos. Como muitas recomendações de exames para detecção de câncer se baseiam na história familiar, certifique-se de que seu médico tenha conhecimento desses membros da família que tiveram câncer com menos de 65 e 50 anos, para que ele possa lhe prescrever os exames adequados.

Não importa o quanto você é másculo, corajoso ou se não teme atiradores de facas. Em algum ponto de sua vida, precisará de proteção para prolongar sua sobrevivência. Para os astros de rock, será a de um guarda-costas. Para equipes da SWAT, roupas à prova de bala. Para uma adolescente que vai ao seu primeiro encontro, poderá ser um pai ameaçador pronto para usar soqueiras de metal. Quando você pensa nisso, muito do que fazemos e usamos para preservar nossa saúde se reduz à proteção: capacetes para não quebrarmos acidentalmente a cabeça, tênis de corrida para nos proteger de cacos de vidro, aspirina para prevenir coágulos, flúor contra cáries e preservativos para evitar doenças sexualmente transmissíveis (DSTs).

Embora isso possa parecer um contra-senso, o câncer realmente tem a ver com viver para sempre. Por quê? Porque é isso que as células cancerosas querem: viver para sempre – infelizmente, à custa de nossas células, o que significa que em um de nossos maiores flagelos há o potencial da vida infinita. O motivo pelo qual o câncer nos afeta à medida que envelhecemos tem a ver com o sistema p53. Esse sistema regula todas as células e causa o envelhecimento prematuro, como explicaremos daqui a pouco. Quando nossas células imunológicas se enfraquecem devido ao envelhecimento, isso também significa que aqueles buracos estão se alinhando em nosso queijo suíço, tornando-nos muito mais vulneráveis ao câncer, a segunda principal causa de morte. Combine esses fatores com o fato de que você pode ter um sistema imunológico enfraquecido incapaz de combater o Grande Fator de Envelhecimento das toxinas e você terá uma tempestade de fatores de câncer.

Sem dúvida, de todas as dores, condições e doenças que abordamos neste livro, o câncer é a que mais nos aflige. E por um grande motivo. Embora o câncer seja uma doença feia e ruim, nosso objetivo não é assustar ou chocar você, mas levá-lo para dentro de suas células a fim de que possa ver os processos biológicos que causam câncer – e entender o quanto está ao seu alcance se defender da doença.

## Suas células: a chance de câncer

E você achava que o assistente administrativo de seu escritório passava muito tempo na fotocopiadora. Dentro de cada ser humano, ocorrem diariamente cerca de 70 milhões de replicações. Esse processo de replicação é o que nos torna propensos a desenvolver células cancerosas. Eis como ele funciona: cada filamento de DNA tem quatro letras em seu código: A, G, C e T. Quando uma célula se replica, há um certo número de erros tipográficos – o

> **Curiosidade**
>
> O selênio, um mineral-traço de que o corpo precisa, age como um antioxidante quando incorporado a proteínas, reduzindo o dano que pode levar ao câncer. Está presente no alho e em outros alimentos que absorvem esse elemento químico do solo. Muitos peixes e a castanha-do-pará também contêm selênio. Parece que a ingestão de 200 microgramas do elemento em suplementos orgânicos pode ajudar a reduzir seu risco de câncer, se você vive em uma área do país pobre em selênio. Não exceda 600 microgramas por dia.

que significa que a célula copia o código de um modo falho (como quando uma folha de papel fica presa e é parcialmente copiada). Esse é apenas um erro randômico, dada a quantidade astronômica de cópias feitas. Não importa o quanto você jogue bem beisebol, a quantidade de palavras que é capaz de digitar por minuto e o quanto é bom no que faz – você acabará cometendo alguns erros devido ao seu volume de trabalho. Agora, se a letra errada é uma parte importante de um tipo específico de gene, isso pode transformar uma célula normal em cancerosa.

O que queremos dizer por um tipo específico de gene? Há realmente dois tipos de genes que, quando sofrem mutação, predispõem uma célula a se tornar cancerosa. O primeiro tipo é um proto-oncogene. Normalmente, ele regula o crescimento e a diferenciação celular. Quando sofre mutação de um modo que o torna sempre ativado, em vez de ativado apenas em resposta a um fator de crescimento, é como se você tivesse pisado no acelerador do crescimento e da divisão celular. Como as células estão se dividindo muito rápido, não amadurecem normalmente – isto é, não se diferenciam nos tipos de células que devem se diferenciar. E porque estão se dividindo rápido, mais erros são cometidos na cópia do DNA, o que acaba causando câncer.

O segundo tipo é o de genes como o p53, que normalmente freia o crescimento (VEJA A FIGURA 5.1). Quando eles sofrem mutação de um modo que os torna sempre desativados, os resultados são os mesmos: divisão e crescimento celular acelerados e mais erros na replicação de DNA. A importância disso: mais de 50% dos cânceres têm p53 defeituoso.

Para uma célula se tornar cancerosa, em geral deve apresentar essas duas mutações (um carro não pode se mover apenas com o freio solto, ou pisando-se no acelerador com o freio acionado). Infelizmente, a presença de uma dessas mutações (em, digamos, p53) aumenta o risco de a célula apresentar o segundo tipo de mutação.

Um dos modos de manter potenciais células cancerosas sob controle é com aquele cão de guarda, o gene p53, cuja principal função é proteger as células saudáveis quando se dividem. Normalmente, a proteína produzida pelo gene p53 existe em níveis baixos no citoplasma, mas vai para o núcleo quando sabe que a célula corre grave risco – como um cão de guarda que sai detrás de um carro de polícia disposto a tudo.

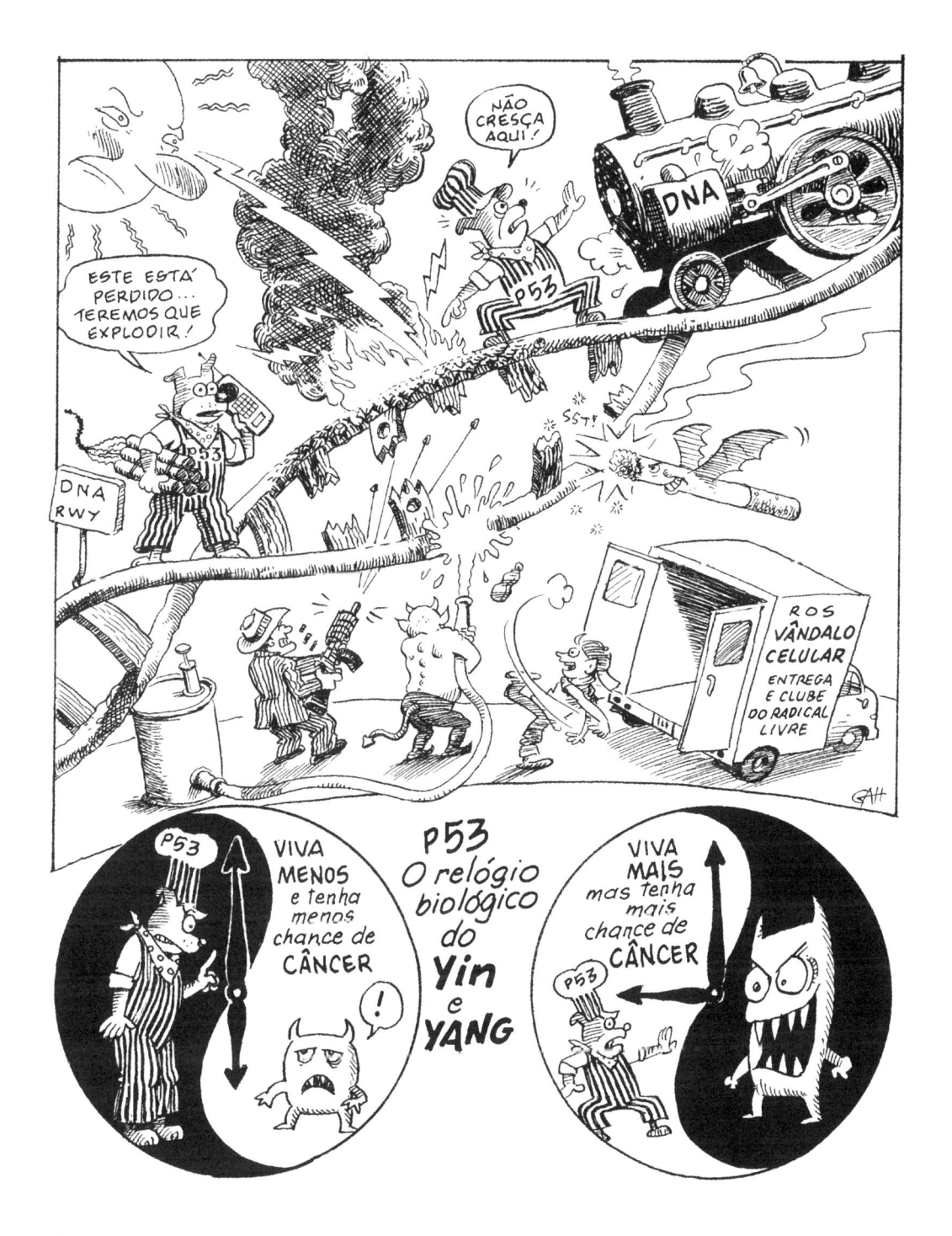

Figura 5.1

**Supressor do câncer** O gene supressor tumoral p53 examina continuamente nosso DNA e destrói os filamentos danificados que não podem ser reparados. A ativação do p53 suprime o câncer, mas a ativação excessiva pode levar a envelhecimento prematuro.

**A função do ferro**

Em geral, os adultos saudáveis apresentam entre 3 e 4 gramas de ferro em seus corpos, principalmente na corrente sangüínea. Nós somos mais vulneráveis a infecções em locais em que os germes podem entrar no corpo. Em um adulto sem cortes na pele, isso significa boca, olhos, ouvidos e órgãos genitais. E como os agentes infecciosos precisam de ferro para sobreviver, todas essas entradas foram declaradas pelo corpo zonas proibidas ao ferro. São patrulhadas por queladores – proteínas que trancam as moléculas de ferro e evitam que sejam usadas. Tudo, de lágrimas a saliva e muco – todos os fluidos nesses pontos de entrada do corpo –, é rico em queladores. Quando contraímos doenças como o câncer, nosso sistema imunológico é acelerado e reage com a chamada resposta de fase aguda. A corrente sangüínea é inundada de proteínas que combatem a doença e, ao mesmo tempo, o ferro é fechado em local seguro para impedir que os invasores biológicos o usem contra nós. Doenças crônicas nos deixam anêmicos porque nem mesmo nossas células sangüíneas têm acesso a esse tesouro de ferro. O equivalente biológico a uma prisão é um dos motivos pelos quais as pessoas em recuperação de câncer podem ter que evitar ferro, a menos que estejam gravemente anêmicas.

Se a proteína p53 percebe algo suspeito acontecendo – como um daqueles erros tipográficos –, interrompe o processo de reprodução celular. Isso dá ao DNA uma chance de ser reparado. Se, contudo, o reparo não puder ser feito, a célula comete suicídio (apoptose). Chame isso de "biologia de valor extra". Ou sua célula danificada é reparada ou você a mata, para que seu corpo não desperdice mais energia preciosa com ela. O efeito: esse processo de reparo ou morte evita o câncer, não deixando as células defeituosas se reproduzirem. Esse parece ser um sistema perfeito – corrija o problema ou o elimine e faça suas células viverem felizes como um pássaro em uma tigela de minhocas.

Nem tanto.

Assim como um cão de guarda excessivamente agressivo ou tentado demais pela proximidade de manteiga de amendoim, a proteína p53 também pode falhar. Pode ser agressiva demais, embora aparentemente esteja fazendo a coisa certa. No corpo, a proteína p53 se torna agressiva demais, matando células perfeitas e induzindo o estado de desgaste gradual dos órgãos, o que contribui para o envelhecimento e a fragilidade. Nos AVCs, grande parte do dano é na verdade causada não pela privação de oxigênio devido à interrupção do fluxo sangüíneo, mas pela restauração do fluxo quando ocorre o desbloqueio. Essa restauração causa uma ativação incorreta de p53 e mata as células basicamente normais. (O que acontece quando você vai para um hospital dinâmico na primeira hora após um AVC: depois de desobstruírem sua artéria, injetam uma substância para desativar a p53, a fim de que você tenha sua função cerebral preservada.)

Às vezes, a p53 é excessivamente estimulada e interrompe a replicação das células progenitoras (como você deve se lembrar, outro nome das células-tronco adultas), o que não é bom – especialmente quando você é mais velho e não tem tantas células progenitoras para ajudá-lo a revitalizar seus órgãos. Interrompendo a reprodução das células progenitoras, você reduz a capacidade de seu corpo repovoar os órgãos, o que significa que pode acabar sem células suficientes nos pulmões, no fígado, nos rins ou em qualquer outro lugar. A falta dessas células progenitoras equivale a menos órgãos reparados.

Isso é especialmente importante quando você envelhece, porque as células progenitoras também são mais propensas ao estresse oxidativo, o que torna a p53 ainda mais perigosa. Por exemplo, em ratos com a p53 muito ativa, a expectativa de vida é 20% mais curta e também ocorrem sintomas da velhice como atrofia muscular, afinamento da pele e costas curvadas.

Em um mundo perfeito, você seria capaz de treinar o cão de guarda perfeito: mate os cânceres e deixe as células progenitoras em paz. Morda as panturrilhas das células cancerosas e cheire gentilmente as células-tronco a caminho do trabalho. Mas a p53 nem sempre segue nosso modelo ideal. Às vezes não é suficientemente ativa (aumentando o risco de câncer) e em outras ocasiões é mais agressiva do que um pastor alemão com um traficante de drogas (aumentando o risco de morte por fragilidade).

Outro exemplo de como isso funciona é a síndrome de Li-Fraumeni. As pessoas com essa síndrome rara têm um gene p53 mutante – isso é como ter seu cão de guarda dormindo no portão. Metade delas desenvolve câncer por volta dos 30 anos, comparadas a 1% da população regular. No outro extremo, ter o modelo perfeito de p53 (em outras palavras, um agressivo) significa um maior risco de morte por fragilidade. A maioria de nós sabe as coisas básicas que deve fazer para evitar o câncer: abandonar o cigarro e usar protetor solar. Na verdade, nós mesmos podemos reduzir o risco de câncer, para não termos de nos fiar tanto no p53.

No quadro mais amplo do envelhecimento, nosso objetivo final pode ser atingir um equilíbrio que nos permita levar para um ou dois níveis abaixo a atividade de nossos p53s; só o suficiente para reduzir os riscos de fragilidade que acompanham a hiperatividade, mas não tanto que aumente o risco de câncer.

## Dicas de VOCÊ!

Embora uma fronteira da medicina esteja bem aberta para a cura de cânceres, devemos em primeiro lugar evitá-los. É claro que a genética tem um papel importante, mas isso não significa que você seja apenas uma carta em um jogo do câncer. A sorte não determina tudo; na verdade, diríamos que você

> **Salvadores da pele**
>
> Servindo como uma armadura biológica, nossa pele certamente é vulnerável à sua cota de brechas para o câncer. A maioria dos cânceres de pele (que se originam do Fator de Envelhecimento da radiação UV (veja mais sobre como essa radiação danifica a pele e os olhos na página 235) apresenta-se na forma de carcinomas de células basais ou escamosas. Relacionados com a exposição excessiva ao sol (motivo pelo qual a maioria de nós nunca os tem nas nádegas), raramente são fatais e podem ser simplesmente removidos se detectados precocemente. O outro tipo de câncer, o melanoma, relacionado a queimaduras solares, e não à exposição excessiva ao sol, é muito mais perigoso.
>
> Observação interessante: a maioria dos cânceres de pele ocorre do lado esquerdo do rosto. Por quê? Devido à posição do volante dos veículos. Hoje em dia há uma tendência a se contar com janelas maiores e tetos solares. Você deve tentar manter sua janela fechada ao dirigir (isso também economiza energia) e usar bloqueador solar mesmo dentro do carro. As janelas só bloqueiam um tipo de raio UV: o UVA, mas não os raios UVB. É bom fazer um check-up anual com um dermatologista para que ele possa procurar manchas e pintas possivelmente cancerosas. Mas não se fie apenas em profissionais. Monitore o próprio corpo, procurando mudanças em sua pele. Não é uma má idéia tirar fotos digitais de suas várias marcas, para que você possa detectar mudanças e compará-las ano a ano.

tem controle suficiente para se certificar de que ela não determinará. A principal atitude que pode tomar para reduzir suas chances de câncer é diminuir o dano repetitivo a suas células normais, para que haja menos chances de o p53 cometer um erro e permitir que o câncer mate uma célula fraca porém necessária e depois cresça e se dissemine. Como você pode fazer isso? Conscientizando-se e dando passos para se proteger contra muitos dos Grandes Fatores de Envelhecimento que já discutimos, como toxinas, infecções, dano mitocondrial causado por radicais livres de oxigênio e defeito genéticos. Além disso, esses passos ajudam a evitar o nascimento (e a disseminação) das células cancerosas.

**Dica de VOCÊ: Tire proveito da aspirina.** Uma das melhores coisas que você pode fazer por sua saúde leva literalmente meio segundo. Se isso não for um incentivo, não sabemos o que seria. Meio segundo por dia pode se traduzir em anos a mais de vida. Tomar 162 miligramas de aspirina por dia (duas aspirinas infantis ou meia para adulto com meio copo de água morna antes e depois) pode reduzir em 40% o risco de câncer de cólon, esôfago, próstata, ovário e mama. E provavelmente também reduz o risco de câncer de estômago, garganta e de vários outros tipos. A aspirina faz isso diminuindo a inflamação em todo o corpo, embora outros mecanismos de reparo celular também possam estar ativos. Sabemos que a aspirina tem efeitos colaterais, mas seus benefícios – um sistema arterial mais jovem e um risco menor de pelo menos quatro grandes cânceres – freqüentemente superam os riscos. Portanto, discuta com seu médico a possibilidade de tomá-la.

**Dica de VOCÊ: Fortifique-se com vitamina D.** A vitamina D reduz o risco de câncer, talvez porque seja tóxica para as células cancerosas. Outra teoria é a de que aumenta a capacidade de o gene cão de guarda p53 identificar e matar células cancerosas. A maioria das pessoas que não obtém vitamina D suficiente é porque fica dentro de casa a maior parte do tempo, e quando está ao ar livre usa protetor solar. Nós recomendamos a ingestão de 800 UI por dia se você tem menos de 60 anos e 1.000 UI se tem mais. Você pode ingerir a vitamina D em suplementos ou alimentos (embora provavelmente não consiga mais do que umas 300 UI apenas com os alimentos, o que torna a suplementação uma boa idéia). Tomar um pouco de sol, idealmente em uma exposição diária direta de cerca de 20 minutos, também protege. Na maior parte dos Estados Unidos e em todo o Canadá, entre 1º de outubro e 15 de abril você não pode tomar sol suficiente para transformar a vitamina D inativa em vitamina D ativa. Por isso, recomendamos que a obtenha de alimentos com $D_3$ ou suplementos. Não ingira mais de 2.000 UI por dia.

**Dica de VOCÊ: Proteja seu fígado.** Como o fígado é seu principal órgão desintoxicante, é bom mantê-lo funcionando da melhor maneira possível. Certos alimentos e suplementos podem melhorar a função hepática e têm propriedades anticâncer. Os sistemas desintoxicantes do fígado são aprimorados com brócolis, algas marinhas e verduras escuras, e provaram reduzir o risco de câncer em vários locais, inclusive a próstata, os pulmões, as mamas e o cólon. Como? Esses vegetais crucíferos aceleram as enzimas desintoxicantes no nível genético. Outras coisas que demonstraram melhorar a saúde do fígado incluem a colina (que pode ser encontrada nesses vegetais crucíferos), a N-acetil-cisteína (600 miligramas por dia), a erva milk thistle ou cardo mariano (200 miligramas por dia), a lecitina (uma colher de sopa por dia) e o extrato de alecrim (150 miligramas por dia).

**Dica de VOCÊ: Proteja-se com vitamina B.** Pesquisas mostram que a deficiência de ácido fólico (parte do complexo B) está ligada ao câncer. Sua suplementação reduz em 20% a 50% as taxas de câncer de cólon, porém mais da metade dos americanos nem mesmo ingere a quantidade recomendada, e 90% não ingerem a que parece reduzir o câncer de cólon (800 microgramas por dia). Muitos alimentos – como o espinafre, o tomate e o suco de laranja – contêm ácido fólico, mas ele é bem menos absorvido do que o ácido fólico dos suplementos. A ingestão média de ácido fólico por meio dos alimentos é de 275 a 375 microgramas, por isso você precisa de uma suplementação de cerca de 400 microgramas para reduzir o risco de câncer. Isso é especialmente importante se você está deixando a exposição ao sol esgotar seus níveis de ácido fólico, o que acontece quando pega sol por mais de 20 minutos por dia. Não deixe de ingerir $B_6$ e $B_{12}$ cristalino (veja o Plano de Garantia Estendida de VOCÊ na página 289).

**Dica de VOCÊ: Coma molhos.** Como se a receita de molho de espaguete de sua avó não fosse incentivo suficiente... Estudos mostram que o risco de desenvolver certos cânceres diminui quando você come 10 ou mais colheres de sopa por semana de molho de tomate. Muitos acreditam que o ingrediente ativo responsável é o licopeno, um carotenóide conhecido por suas propriedades antioxidantes. Todos os produtos de tomate contêm muito licopeno, mas ele está mais disponível para seu corpo quando cozido. Aproveite e acrescente ao molho alguns vegetais crucíferos, como o brócolis. Eles contêm substâncias químicas que evitam o câncer.

**Dica de VOCÊ: Use azeite.** Em um teste de azeites de oliva, os pesquisadores descobriram propriedades anticarcinogênicas na gordura monoinsaturada. Isso significa que o azeite, rico em gordura monoinsaturada, não só é bom para o coração, como também pode evitar o câncer. Também ajuda a explicar por que, comparados aos europeus do norte, os do sul, cujas dietas tendem a conter muito azeite, apresentam taxas mais baixas de doença cardíaca e câncer.

**Dica de VOCÊ: Tome chá.** O chá verde demonstrou ter o mais alto teor de polifenóis – substâncias químicas com fortes propriedades antioxidantes (consideradas ainda mais fortes do que a da vitamina C). São os polifenóis que dão ao chá seu sabor amargo. Como suas folhas são jovens e não foram oxidadas, o chá verde contém até 40% de polifenóis, enquanto o chá preto só contém cerca de 10%. Outra observação interessante: o chá verde contém um terço da cafeína do chá preto. Melhor ainda, demonstrou produzir o mesmo nível de entusiasmo e atenção, mas em níveis mais equilibrados do que os altos e baixos associados a outras bebidas que contêm cafeína. Só não o tome com leite; a caseína encontrada no leite demonstrou inibir os efeitos benéficos do chá.

# Respire com facilidade

CAPÍTULO 6

## Teste de VOCÊ: Pulmões jovens

Como estão os seus pulmões? Suba rapidamente dois lances de escadas ou caminhe seis quarteirões. Se você conseguir fazer qualquer uma dessas coisas sem parar para descansar, seus pulmões provavelmente estão em boa forma. Se você sentir falta de ar ou tiver de parar, é um sinal de que seus pulmões estão pelo menos um pouco danificados, mesmo que isso seja por culpa do coração. Recomendamos que você faça este teste todos os meses (primeiro consulte seu médico) para checar periodicamente sua função pulmonar. Isso é importante porque um dos principais sinais de redução da função pulmonar é a observação até mesmo de pequenas mudanças em sua capacidade de completar o teste. Quando você se exercita, a dispnéia significa que nenhum de seus órgãos está funcionando da melhor maneira possível.

Você não precisa ser um atendente de sexo por telefone para saber que há momentos em que a respiração ofegante parece ótima, como quando você pratica um esporte que adora ou se diverte com alguém que ama. É nesses momentos que apreciamos todas as sensações que acompanham um coração disparado e formigamento nas terminações nervosas. Mas, quando se trata de respiração pesada, a questão realmente é como diferenciar a sensação produzida por exercícios, sexo e o ato de evitar um assaltante e a associada a um problema de saúde crônico. Às vezes, isso não é fácil. Como a dor, a dispnéia pode ser difícil de descrever, mas certamente nós conhecemos o exemplo extremo: ausência total de respiração, ausência de vida. Em algum lugar, entre não respirar e respirar de um modo fácil e maravilhoso, você pode viver em um mundo de tosse, dificuldade respiratória e luta para obter o oxigênio de que precisa. Embora freqüentemente seus pulmões possam tocar o terceiro violino para o coração e o sistema arterial na orquestra cardiorrespiratória, também está claro que tê-los saudáveis significa mais do que apenas ser capaz de gritar "O Red Sox* não presta!" para todo mundo ouvir.

Segundo o governo americano, a doença pulmonar é uma das seis principais causas de envelhecimento, porque renovamos continuamente todas as células finas e sensíveis de nossos pulmões para poder trocar dióxido de carbono por oxigênio. Quando as células-tronco que regeneram essas células começam a diminuir, o processo de renovação se torna lento e os pulmões ficam com cicatrizes (fibrose) e resistentes à troca de ar. O Grande Fator de Envelhecimento dos telômeros curtos também diminui as células-tronco, aumentando o dano. O processo de respirar é como levar lixa para os pulmões. Mas, com a fibrose, os pulmões ficam ásperos como cimento. Você pode torná-los lisos como deseja eliminando alguns fatores de risco, como o fumo, a hipertensão e o diabetes.

Uma das queixas mais comuns na fase de envelhecimento é a dispnéia, em grande parte causada por mudanças na elasticidade do pulmão

> **Curiosidade**
>
> Não subestime o poder de tratar problemas aparentemente triviais — como sinusite, alergias e doença de refluxo gastroesofágico — que podem causar dispnéia. Remédios de venda livre podem melhorar muito a qualidade geral da respiração.

* Boston Red Sox é uma equipe de beisebol localizada na capital do estado de Massachusetts. (N. do E.)

(que o faz ter que se esforçar mais para inspirar) e mudanças fisiológicas nos pulmões que dificultam a respiração. Muito disso se deve ao Grande Fator de Envelhecimento das toxinas – como fumo passivo e poluição – presentes no ar que respiramos (vários litros por minuto).

Na verdade, a rapidez do envelhecimento dos pulmões é maior do que a do envelhecimento do coração. Por isso, embora alguma dispnéia esteja associada a problemas cardíacos, esse nem sempre é o caso – e os problemas respiratórios podem realmente se originar dos pulmões.

## Seus pulmões: respirando com facilidade

Um dos melhores modos de entender os pulmões e a dispnéia é observar a relação entre o que entra (oxigênio) e o que sai (dióxido de carbono) e como seus pulmões lidam com cada um deles. Para ver como essa relação funciona, vamos examinar os exercícios.

Os músculos muito trabalhados durante o exercício precisam de mais oxigênio e produzem mais dióxido de carbono. Células especiais nas artérias principais e no tronco cerebral detectam esses níveis de oxigênio e dióxido de carbono e enviam sinais para o cérebro e o coração acelerarem a respiração e a freqüência cardíaca. Isso significa que mais sangue é bombeado para o corpo, levando mais dióxido de carbono dos músculos para os pulmões a fim de ser expirado, e mais oxigênio dos pulmões para os músculos.

O preparo físico determina o ponto em que uma pessoa saudável sente falta de ar. Quanto mais o corpo está acostumado com exercícios físicos regulares, mais eficientes são os músculos. Eles usam melhor o oxigênio e criam menos dióxido de carbono, e os pulmões e o coração acabam se tornando mais eficientes também. É por esse motivo que uma pessoa com bom preparo físico pode se exercitar mais sem ficar ofegante. Como isso se relaciona com a doença pulmonar? Bem, certas doenças imitam os efeitos da falta de preparo físico, mas infelizmente em níveis muito menores de esforço do que o dos simples exercícios, fazendo com que até mesmo atravessar uma sala, ir pegar a correspondência ou andar ao redor da mesa de café deixe a pessoa ofegante.

Para entender os modos pelos quais o dano pulmonar pode impedi-lo de ter um bom ritmo de troca de ar, pense na estrutura dos pulmões (VEJA A FIGURA 6.1). Funcionando como esponjas, eles são leves e macios quando cheios de

> **Curiosidade**
>
> Ter plantas em casa melhora a qualidade do ar porque elas produzem oxigênio e removem poluentes do ar. Um estudo da Nasa mostrou que os filodendros, os clorófitos e as jibóias são as mais eficazes. Mesmo que você não goste de plantas, compre pelo menos um filtro de ar.

> **Teste de VOCÊ: Hipocratismo**
>
> Você tem unhas hipocráticas? Como a respiração afeta todos os órgãos, freqüentemente há indícios de doenças pulmonares em lugares distantes, como as pontas dos dedos. Quando as unhas de dedos correspondentes de mãos opostas são encostadas (veja a ilustração), uma pequena "janela" com forma de diamante se torna visível entre os leitos ungueais. Se a janela é obliterada, você tem unhas hipocráticas e precisa descobrir as possíveis causas, especialmente nos pulmões, no coração e nos intestinos. Doenças nesses órgãos causam dilatação nas pequenas artérias das pontas dos dedos, o que leva a hipertrofia do tecido dos leitos ungueais e hipocratismo digital.

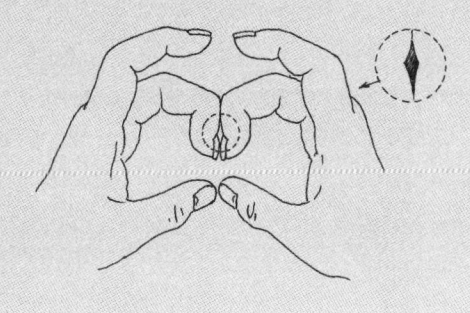

ar, mas, quando úmidos (como ficam com algumas doenças), não realizam muito bem a troca de ar. Imagine o sistema respiratório como uma árvore de cabeça para baixo. Quando o ar entra no corpo, desce pela traquéia, o tronco da árvore. A traquéia rapidamente se divide em duas passagens de ar para alimentar os pulmões; são os brônquios. Então, como galhos de árvores, essas passagens se dividem em quatro, depois oito e depois centenas de milhares de pequenas passagens de ar em cada pulmão. Essas passagens são os tubos bronquiais, e no final de cada uma delas há pequenos sacos chamados alvéolos – como as folhas nas pontas dos galhos, exceto por serem sacos pequenos e abertos. Pulmões saudáveis têm centenas de milhões de alvéolos e são cobertos por uma fina camada de fluido que permite a respiração, mantendo os alvéolos abertos para que o oxigênio possa ser absorvido e o dióxido de carbono possa ser excretado.

No final da cavidade torácica – entre o pulmão e o abdômen – há um grande músculo, o diafragma, que age como um motor a vácuo puxando o ar para os pulmões. Além disso, o músculo liso na parede brônquica facilita a respiração. Quando você inspira, os tubos brônquicos (as passagens de ar) se dilatam. Quando expira, eles se contraem.

Para que o processo de respiração seja perfeito, todas essas estruturas devem estar livres de bloqueadores de ar como o fumo e outras toxinas. Os tubos bronquiais geralmente são cobertos de muco, que retém germes e sujeira. Os pulmões também têm milhões de minúsculos filamentos, chamados cílios, que varrem a sujeira retida pelo muco. Então, você a expele tossindo. Um dos perigos de fumar é que o cigarro contém substâncias que matam os cílios, basicamente destruindo o mecanismo que protege os pulmões das toxinas. A restauração desses cílios é um dos motivos que levam as pessoas a tossir mais na primeira vez em que param de fumar; elas estão começando a tirar toda a sujeira de seus pulmões.

Infelizmente, à medida que envelhecemos, ocorrem mudanças estruturais nos pulmões e em outros componentes do sistema respiratório: eles perdem um pouco de sua elasticidade, a parede torácica se enrijece, a área da superfície dos alvéolos diminui e os músculos respiratórios se enfraquecem. O resultado é uma redução mensurável do fluxo do ar. Acrescente a isso o fato de que problemas pulmonares como asma ou bronquite também podem reduzi-lo porque estreitam as passagens bronquiais e logo você verá que está com mais problemas respiratórios.

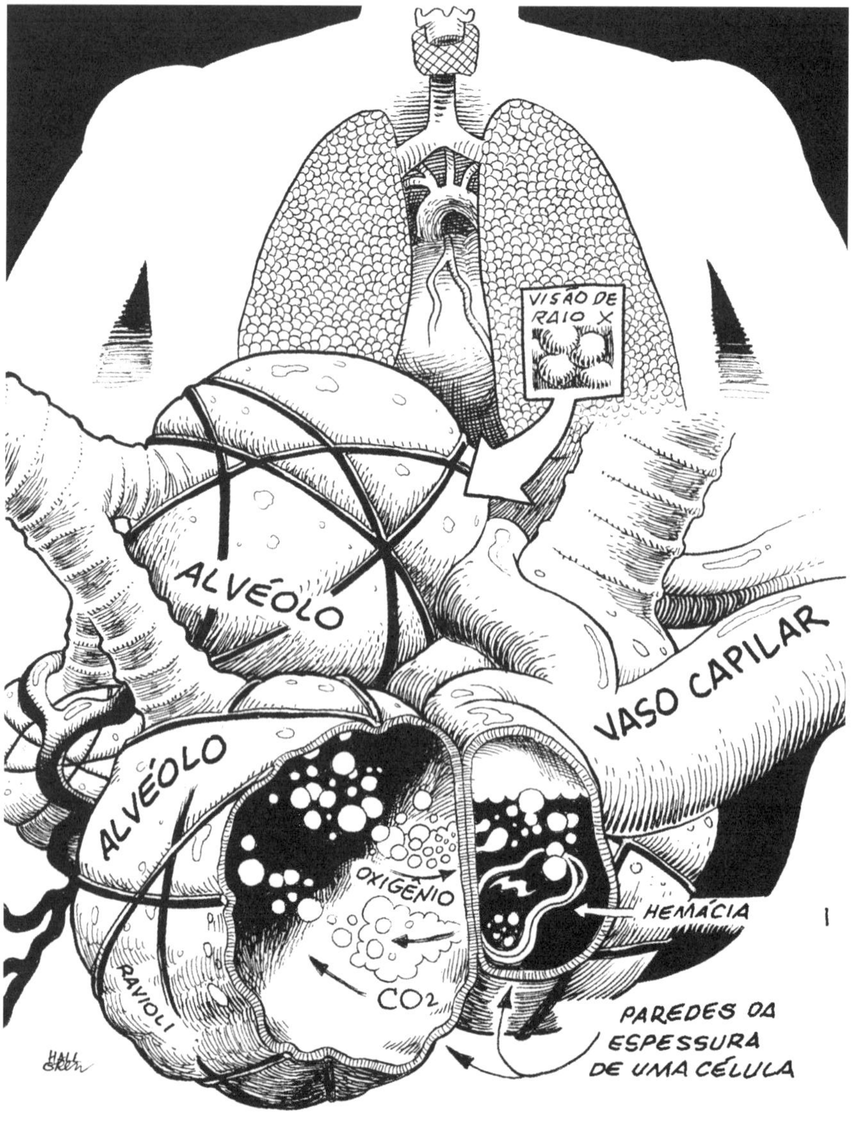

Figura 6.1

**Respiração ofegante** Pulmões saudáveis têm centenas de milhões de alvéolos; eles são cobertos por uma fina camada de fluido que ajuda você a respirar mantendo os alvéolos abertos para que o oxigênio seja absorvido pelo sangue nos vasos capilares e o dióxido de carbono seja excretado. À medida que você envelhece, essa cobertura se espessa – tornando mais difícil a respiração.

Uma das chaves para a saúde pulmonar é o nervo vago. Quando o pulmão se expande durante a respiração normal, pouco profunda, estimula o nervo vago, que envia uma mensagem ao cérebro para contrair os brônquios, tornando a respiração mais difícil. Esse é realmente um dos motivos pelos quais a respiração profunda nos ajuda. Do ponto de vista funcional, a meditação serve para cortar fisiologicamente o vago, de modo a desmanchar o laço de realimentação da contração brônquica e permitir a você respirar com mais facilidade.

E isso é crucial. A respiração profunda pode parecer um exercício desnecessário, ou algo que você só faz usando malha de ginástica e uma esteira de yoga. Mas a respiração profunda nasal não é apenas para as salas de yoga e mesas de massagem. Ajuda a transportar óxido nítrico (VEJA A PÁGINA 214) – um dilatador muito potente dos pulmões e vasos sanguíneos que reside nas passagens nasais – para os pulmões. E como sua concentração mais alta está na parte posterior do nariz, a respiração profunda também é o melhor modo de aumentar o óxido nítrico para ajudar os pulmões e vasos sanguíneos a se dilatar e funcionar de um modo mais eficiente. Basicamente, a respiração ajuda seus pulmões a irem de 97% para 100% de saturação de oxigênio, e esses 3% às vezes podem fazer diferença em como você se sente.

Embora certamente nós estejamos preocupados com o modo *como* você respira, também estamos com *o que* respira. Como um dos únicos três modos pelos quais o interior

> **Pare de ter ataques de pânico**
>
> As pessoas entram em pânico por vários motivos: dirigir durante uma tempestade, fazer exames, esquecer a carteira no metrô. Uma das grandes causas de ataques de pânico é, com razão, ter dificuldade em respirar – e isso desencadeia um círculo vicioso em que a ansiedade agrava a falta de ar, que, por sua vez, cria mais ansiedade. Alguns pacientes têm ataques de pânico tão fortes que ficam convencidos de que estão prestes a morrer. A estratégia para essas pessoas é desacelerar e recuperar o controle: parar, franzir os lábios e relaxar os ombros.

---

**No princípio?**

O Antigo Testamento proibiu os judeus de pronunciarem o nome de Deus. Na verdade, o próprio nome – Yahveh – é quase impronunciável. Mas alguns argumentam que, sem que o percebamos, o primeiro e último suspiro (e muitos dos outros no meio) que damos na vida são, na verdade, o nome de Deus. Inspire com seu diafragma o som "yah" e depois expire o som "veh". Talvez a orientação espiritual esteja mais perto do que imaginamos.

> **Curiosidade**
>
> Se você não fuma, mas vive ou trabalha em um ambiente enfumaçado, isso o envelhecerá. Ser fumante passivo por apenas uma hora equivale a fumar quatro cigarros. Independentemente se a fumaça que você inala é de seu próprio cigarro ou do de outra pessoa, ela envelhece suas artérias, aumenta seu risco de doença cardíaca e pulmonar, enfraquece seu sistema imunológico e favorece o câncer.

de seu corpo interage com o mundo exterior (a pele e os intestinos são os outros), seus pulmões podem ser expostos a muitas toxinas. Ao ar livre, os poluentes que mais afetam a saúde pulmonar parecem ser o ozônio, o monóxido de carbono, o dióxido de nitrogênio, o dióxido de enxofre e o chumbo. Outros incluem dioxinas, amianto e material particulado (as partículas produzidas pela combustão de óleo diesel, gasolina, outros combustíveis e fumaça de tabaco). A poluição do ar causada por material particulado tão pequeno que não pode ser visto é o que agrava e leva a problemas respiratórios (e cardiovasculares) – e até mesmo à morte. Como? As partículas do ar poluído, pequenas demais para serem filtradas pelos cílios, penetram fundo nos pulmões. Embora o sistema imunológico responda a essas partículas estranhas, elas prejudicam a função imunológica, permitindo a ocorrência de infecções e asma.

Um dos motivos pelos quais sabemos que isso acontece: devido a uma ação trabalhista, a maior fonte de poluição em um vale de Utah, uma velha usina siderúrgica integrada, operava intermitentemente. Quando estava em operação, os poluentes contribuíam para um aumento de asma, problemas respiratórios graves e mortes. Quando não estava, o número de problemas e mortes caía mais de 50% em um período de três meses. E é claro que, quando a greve acabou e a poluição recomeçou, o número de doenças respiratórias e de mortes aumentou mais de 50%.

Muitas pessoas são cobaias na experiência dos outros, se moram perto de uma auto-estrada, onde pequenas partículas pairam no ar e aumentam os problemas pulmonares, principalmente em crianças pequenas e em suas mães que ficam em casa, e não na segurança do local de trabalho. Note também que um efeito nocivo parecido pode ocorrer quando você, dentro de casa, se expõe a poluentes como radônio, amianto, pó de ácaro e mofo. O mofo, por exemplo, produz micotoxinas, que enfraquecem ou matam as substâncias com que você convive ou compete. A exposição por período curto pode causar problemas respiratórios, e pesquisas indicam que por período longo também pode estar ligada ao câncer.

Nosso objetivo aqui é que você dê os passos necessários para manter seus pulmões limpos e macios, a fim de que qualquer respiração pesada sua esteja associada à diversão, e não à desaceleração.

**Ferramenta de VOCÊ: Plano para parar de fumar**

1. Comece a caminhar 30 minutos por dia – sem desculpas, todos os dias. Faça isso no primeiro dia: um mês antes de parar de fumar.
2. Fale com seu médico sobre a prescrição de bupropiona* em comprimidos de 100 miligramas, e adesivos de nicotina (de 21 ou 22 miligramas se você fuma um maço por dia). Peça ao seu médico para fazer os ajustes necessários se você fuma mais de um maço por dia. Siga as instruções de uso.
3. No trigésimo dia (dois dias antes de planejar parar de fumar), tome um comprimido de bupropiona.
4. Nos próximos dois dias, tome um comprimido a cada manhã.
5. No trigésimo segundo dia (dia de parar) ponha um adesivo no braço, no peito ou na coxa (faça isso diariamente), além de tomar seu comprimido de manhã. (Troque o adesivo todos os dias.)
6. Em todos os dias subseqüentes, tome um comprimido de bupropiona de manhã e um à noite e coloque um adesivo no braço, no peito ou na coxa.
7. Continue a caminhar por 30 a 45 minutos por dia; sinta-se à vontade para beber a quantidade de café ou água que quiser.
8. Anote diariamente suas atividades.
9. Telefone ou envie diariamente um e-mail para uma pessoa de apoio a fim de discutir seu progresso.
10. No 62º dia, comece a levantar pesos. Não aumente suas atividades físicas em mais de 10% por semana.
11. A cada dois meses, diminua em um terço o tamanho do adesivo até, no sexto mês, parar de usá-lo.
12. Após seis meses, passe a tomar o comprimido de bupropiona apenas à noite e, ao completar 12 meses, pare de tomá-lo.
13. Leve sempre um comprimido de bupropiona consigo para o caso de sentir ânsia de fumar. Nesse caso, tome o comprimido, espere 30 minutos antes de acender um cigarro e ligue para a pessoa de apoio.

## Dicas de VOCÊ!

É claro que você conhece a regra essencial para proteger seus pulmões: não fumar. Não vamos passar muito tempo falando sobre o perigo do fumo porque isso seria como falar sobre o perigo de nadar em uma gaiola de tubarões com um nariz sangrando – é óbvio. (Veja nossa Ferramenta de VOCÊ acima para mais detalhes sobre como parar de fumar.) Mas realmente queremos ensinar alguns passos que você pode dar para melhorar sua saúde pulmonar e sua respiração.

---

* O medicamento Chantix (vareniclina) inibe os receptores de nicotina. Por isso, os fumantes que o usam não sentem a euforia proporcionada pela nicotina e simplesmente acabam parando de fumar. O Chantix não deve ser usado junto com a nicotina.

**Dica de VOCÊ: Faça uma pausa de 10 minutos.** Deite-se de barriga para cima no chão, com uma das mãos na barriga e a outra no peito. Respire profunda e lentamente. No início, é importante você se deitar no chão porque, se ficar em pé, tenderá mais a respirar estufando demais o peito em vez de deixar o ar entrar naturalmente. Imagine seus pulmões se enchendo de ar; você deve demorar cerca de cinco segundos para inalar. Quando seu diafragma ficar em uma posição mais baixa na cavidade torácica, seu umbigo deve se afastar da espinha dorsal enquanto você se enche de ar. Seu peito também se expandirá e pode se elevar um pouco quando você inala. Quando seus pulmões estiverem cheios, exale lentamente – demorando cerca de sete segundos para deixar todo o ar sair. Nossa recomendação: respire profundamente dez vezes de manhã, dez à noite e quantas vezes precisar ao longo do dia para aliviar o estresse.

**Dica de VOCÊ: Fuja da estrada.** Isto é, se você vive perto demais de uma auto-estrada ou estrada principal. Uma das mais fortes toxinas no ar – a PM2.5 – quase dobra o risco de morte por causas respiratórias. O maior fator para a PM2.5, além dos ácaros em sua casa, é a densidade do tráfego. Por isso, recomendamos que você viva a pelo menos 100 metros – e preferencialmente 300 – de uma estrada principal (300 metros equivalem a cerca de três campos de futebol). Ao mesmo tempo, incentive o governo a tornar mais rigorosos os padrões relativos à poluição escrevendo para representantes municipais, como vereadores e deputados. Diretrizes mais severas para a poluição fixa (partículas na faixa de 2,5 a 10 mícrons, freqüentemente produzidas por carvão vegetal e óleo diesel) são objetivos razoáveis para a maioria dos ambientes urbanos.

**Dica de VOCÊ: Tome suplementos.** O magnésio, um mineral que relaxa os tubos brônquicos, pode ajudar a combater a asma. Tome 400 miligramas por dia. Se você produz rotineiramente muco pulmonar (expele-o tossindo, em vez de o muco sair quando assoa o nariz, o que geralmente provém de um distúrbio do sinus), pense em tomar N-acetil-cisteína. Essa substância solta o muco e aumenta a produção de um antioxidante limpador natural, a glutationa, que ajuda a evitar dano ao tecido pulmonar. Recomendamos 600 miligramas por dia. Até mesmo a cafeína pode ajudar as pessoas com asma, já que parece estabilizar e encolher as mucosas das passagens de ar e dilatar os tubos brônquicos, facilitando a respiração.

**Dica de VOCÊ: Abuse das frutas.** Uma dieta rica em frutas, vegetais, peixes e grãos integrais oferece proteção contra doença pulmonar crônica, assim como muitas outras doenças relacionadas com o envelhecimento. Mas, ao contrário de muitos dos outros exemplos, não sabemos exatamente por quê. Contudo, pessoas com dietas de boa qualidade apresentaram taxas cinco vezes mais baixas de doença pulmonar do que pessoas com dietas de má qualidade. Por isso, mesmo que você esteja suspirando, consuma alimentos nutritivos.

# GRANDE FATOR DE ENVELHECIMENTO

## Glicosilação

### Como o excesso de glicose pode envelhecer você

A maioria de nós consegue ver os sinais óbvios do envelhecimento: cabelos mais finos do que a cintura de uma supermodelo, partes do corpo cedendo à lei da gravidade e articulações que rangem mais alto do que assoalhos de antigas casas de fazenda. Apesar de todas essas mudanças parecerem tão óbvias quanto dolorosas, a esta altura você já deve saber que os sinais exteriores do envelhecimento na verdade são sintomas de mudanças que podem ocorrer em seu corpo em um nível molecular.

Embora a palavra "glicosilação" soe como algo que você pode comprar numa loja de lubrificantes automotivos, é um dos melhores exemplos de um processo bioquímico com efeitos físicos impressionantes.

Explicando de um modo simples, a glicosilação ocorre quando as moléculas de açúcar (glicose) que flutuam no sangue se ligam a moléculas de proteína, diminuindo sua eficácia e causando inflamação. Esse processo, que se intensifica à medida que envelhecemos, acontece tão facilmente que nem mesmo exige uma enzima específica para ser levado adiante. Também é por esse motivo que a glicosilação é tão perigosa (veja a figura F.1). Normalmente, é a glicose que fornece energia às nossas células, mas, quando desenvolvemos resistência à insulina (devido a uma predisposição genética como história familiar de diabetes do tipo 2 ou excesso de peso), essa substância não consegue efetivamente levar toda a glicose para as células. Se a glicose não pode entrar em uma célula, permanece no sangue e se liga às proteínas no corpo. Isso é um pouco como a chuva ácida, que destrói e enfeia as coisas que atinge.

Quando glicose extra se liga a outra molécula fora da célula, ela prende essa molécula e a impede de realizar bem o seu trabalho (veja a figura F.2). Até mesmo a ciência chama os efeitos da glicose nas proteínas de "envelhecimento": essas proteínas modificadas pela glicose são chamadas de produtos finais da glicosilação avançada (AGE, de *advanced glycosylation end products*). Os receptores para produtos finais da glicosilação avançada (RAGE, de *receptor for advanced glycosylation end products*) são os principais alvos de novas drogas para reduzir as complicações do diabetes, inclusive cegueira, danos aos rins e nervos, e doença cardíaca (veja a figura F.3).

FIGURA F.1

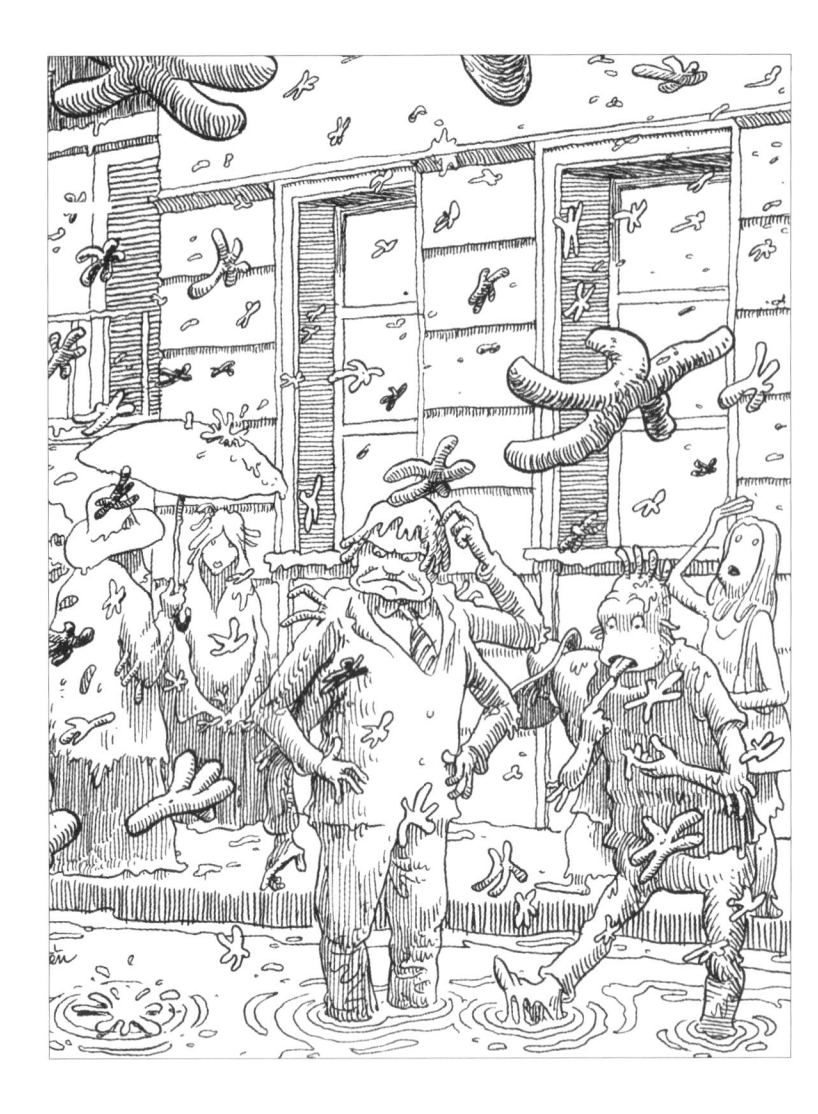

**Substância viscosa** Como a poluição ou a chuva ácida, a glicosilação enfeia as partes bonitas da cidade.

## A glicosilação é a fonte de muitos problemas relacionados com o envelhecimento

Dependendo de onde a glicosilação ocorre, pode ter vários efeitos no corpo. Quando a glicose se liga a uma proteína, a estrutura molecular alterada causa as seguintes mudanças:

*No sangue*: normalmente, você tem uma união muito firme entre as células endoteliais em sua parede arterial, de modo que, como um casal feliz, nada pode separá-las. Mas a glicosilação enfraquece essa união entre as células e as torna mal vedadas e vulneráveis a rupturas. O corpo repara essas rupturas tapando-as com colesterol, o que causa placas nas paredes arteriais.

*No cristalino dos olhos*: quando a glicose se liga a proteínas no cristalino dos olhos, muda suas células, que, de claras como cristal, ficam um pouco turvas. Grande parte desse turvamento leva à perda de visão que chamamos de formação de catarata. Quando a

FIGURA F.2

**Livre de açúcar** A glicosilação ocorre quando moléculas de açúcar que flutuam no sangue se ligam a moléculas de proteína na superfície das células – fazendo essas moléculas perderem um pouco de suas funções. Em vez de ajudar as células a se comunicarem com o mundo ao redor, a proteína se torna uma influência ruim, e as células param de se comportar como jogadores de um time.

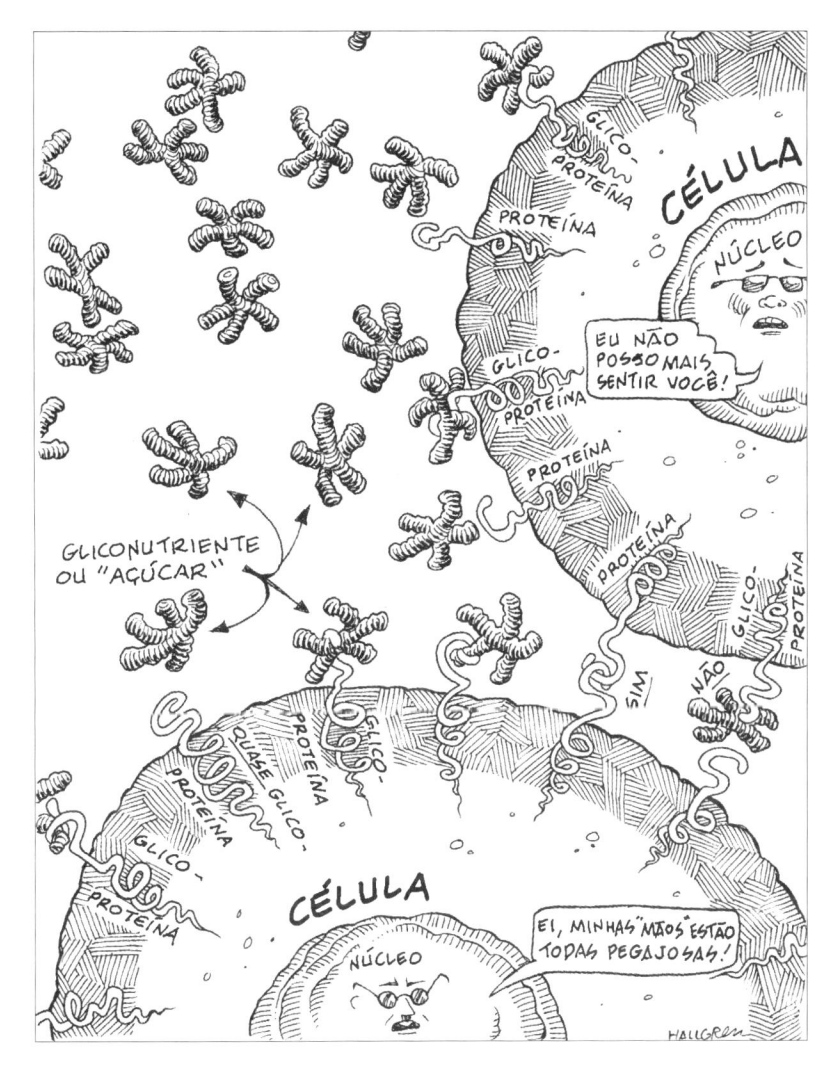

glicosilação ocorre nos pequenos vasos sangüíneos no fundo do olho, eles se tornam frágeis e mal vedados, e pode ocorrer sangramento em um distúrbio chamado retinopatia diabética, uma grande causa de cegueira.

*Na pele*: com a glicosilação do colágeno, o colágeno em sua pele se torna menos elástico e mais rígido.

*Nos tecidos conjuntivos*: quando a glicose se liga ao colágeno nos tecidos conjuntivos, você fica com menos elasticidade. O colágeno é necessário para o bom funcionamento de suas articulações. A hiperglicemia aumenta as dores e pode levar a perda de movimentos das articulações – e por fim a artrite.

*Nos pulmões*: a glicosilação do colágeno resulta em um recuo anormal do tecido elástico que faz com que você possa ter dificuldade em inspirar e expirar. Isso ocorre lentamente no tecido conectivo pulmonar, mas quarenta anos de níveis altos de glicose freqüentemente levam à falência respiratória – a incapacidade de levar oxigênio suficiente para o sangue sem o uso de um balão de oxigênio.

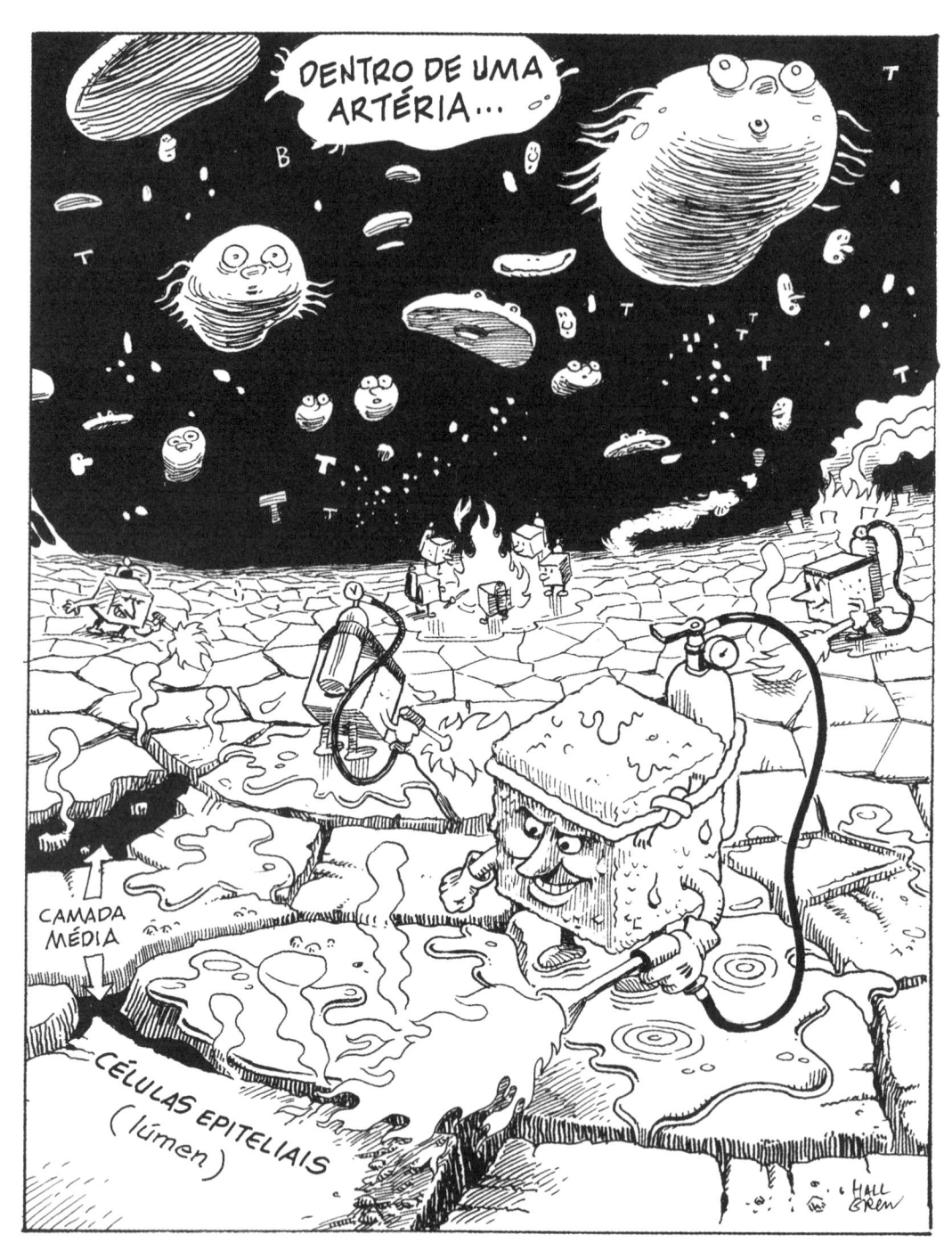

Figura F.3

**Os RAGEs** Se a glicose não pode entrar em uma célula, permanece no sangue e se liga às proteínas no corpo, causando AGEs. Eles destroem as coisas em que tocam e tornam vulneráveis a rupturas as células endoteliais que protegem as artérias, promovendo a aterosclerose.

## A glicosilação mexe com a pressão arterial

O corpo tem um modo de auto-regular a pressão arterial para lidar com as oscilações durante o dia. Por exemplo, quando você se exercita, seu corpo dilata certos vasos sangüíneos para levar mais sangue para seus músculos. Quando você pensa, as artérias se abrem (um pouco) para seu cérebro. Se você realmente fica chateado com alguma coisa (o cachorro sujou o tapete, o chefe lhe deu mais trabalho ou seu time vai mal no campeonato), sua pressão arterial sobe (poderia ser de 115/75 para 220/130). Embora essa pressão do fluxo sangüíneo possa ser alta em uma área de seu corpo (digamos, perto do coração), outras partes (por exemplo, perto do rim) abrem as artérias para facilitar o fluxo sangüíneo ali e evitar que sua pressão arterial geral fique descontrolada. Por isso, em vez de ir para 220/130, ela vai apenas para 125/82. Esse ato equilibrador se chama auto-regulação e mantém a pressão arterial relativamente normal. Mas o excesso de glicose no sangue neutraliza e destrói esse sistema de auto-regulação, dessa forma sobrecarregando mais suas artérias.

## A glicosilação causa dano aos nervos

Quando a glicose penetra nas células nervosas, isso cria grandes moléculas (uma delas é o sorbitol – boa palavra para quem gosta de palavras cruzadas). Elas não só não conseguem sair facilmente das células, como também atraem água para essas células, fazendo com que se tornem maiores. Células grandes não são boas para o corpo. Por quê? As grandes células nervosas são comprimidas pela bainha mielina que as cerca (isso é como tentar pôr mais tomates em uma lata pequena – os tomates se despedaçam), finalmente danificando esses nervos. Essa é a disfunção do nervo longo que os diabéticos freqüentemente têm quando não conseguem sentir seus pés normalmente. É chamada de disfunção de nervo em meia-luva, porque você deixa de sentir todas as áreas cobertas por meia ou luva. A neuropatia periférica é uma grande causa de ulcerações nos pés que podem levar à amputação em algumas pessoas com mau controle de diabetes. (Se você não consegue sentir seus pés, tende mais a feri-los e depois ficar com essas feridas infeccionadas.)

Como a poluição em nossa cidade metafórica que envelhece, a glicosilação – a resultante do diabetes discutiremos no próximo capítulo – afeta nossos órgãos mais maravilhosos, nossas vias mais críticas e nossas características mais belas. Sua natureza insidiosa a torna muito mais perigosa.

# Evite o diabetes

CAPÍTULO 7

## Teste de VOCÊ: Idas ao banheiro

Com que freqüência você vai ao banheiro (estamos falando do "número 1" aqui)?

## Resultados

Se for mais de vinte vezes por dia ou mais de três vezes em um período de três horas, você deve fazer exame de urina para detectar a presença de açúcar. (Também deve fazer anualmente exame de sangue com medição da glicose em jejum, para que possa se tratar antes de sua glicose sangüínea ficar acima de 200. A hiperglicemia é um sinal de diabetes.)

Muitas pessoas, de celebridades trocando carícias a políticos desonestos, já se viram em apuros em público. Mas, quando se trata da saúde, milhões de pessoas se vêem na situação difícil de ter de enfrentar o diabetes. Quando você tem diabetes – a doença associada a açúcar no sangue e mau funcionamento da insulina em pessoas acima do peso –, basicamente é como se estivesse imerso em um molho com alta concentração de açúcar. A diferença é que esse molho não combina bem com sanduíche e batatas fritas.

O diabetes é um microcosmo do processo de envelhecimento. Nas pessoas em que é mal controlado, várias doenças degenerativas – como doença arterial e cardíaca, perda prematura dos dentes e muitos outros distúrbios – ocorrem mais cedo e com maior gravidade do que nas não diabéticas. Como nos metemos nessa situação difícil?

Na Idade da Pedra, o sal e o açúcar eram escassos; nossos corpos tinham de armazená-los quando topávamos com eles. Para promover a nossa sobrevivência, nós nos adaptamos, passando a desejar açúcares – a literalmente ansiar por eles. Quando nossos ancestrais tinham a sorte de encontrar frutos silvestres suculentos, *não* conseguiam deixar de comer todos, porque talvez levasse semanas ou meses para encontrá-los de novo.

Isso funcionava bem quando não existiam supermercados, restaurantes de fast-food e avós que assavam bolos. E agora? Nosso mecanismo de processamento de energia ainda é apropriado para a Idade da Pedra, enquanto nosso sistema de suprimento de energia é do século XXI. Como o açúcar (a glicose) sempre foi escasso, nós desenvolvemos um metabolismo muito eficiente capaz de extrair a máxima quantidade de energia de pequenas quantidades de alimento. Hoje, o diabetes resulta de um descompasso entre nossos interiores ancestrais e o mundo exterior moderno.

### Curiosidade

Você pensava que só porque o refrigerante diet era livre de calorias também era livre de culpa? Nós sentimos muito. Até mesmo os refrigerantes diet estão associados a um risco maior de síndrome metabólica. O consumo de açúcar (ou seus equivalentes, como xarope de milho) nos refrigerantes tem sido ligado à obesidade em crianças e adolescentes. Um estudo recente aponta que quase todos os homens e as mulheres de 50 anos em Framingham, Massachusetts, descobriram que tomar mais de um refrigerante, comum ou diet, aumentava em 44% o risco de síndrome metabólica em um período de quatro anos. O risco aumentava da mesma forma se o refrigerante era comum ou diet. Uma teoria é a de que a extrema doçura dos refrigerantes condicionava as pessoas a ansiar por alimentos doces; outra é a de que os ingredientes nos refrigerantes podem levar à resistência à insulina ou inflamação.

Por que isso é tão problemático? Porque o excesso de açúcar que atualmente consumimos forma uma mistura doce que reveste nossos órgãos e cria crostas parecidas com vidro que podem cortar os vasos sangüíneos e os tecidos do corpo. Os ferimentos constantes causados por essa sobrecarga de açúcar levam à infecção crônica, que enfraquece com falsos alarmes nossa capacidade de nos defender. Em conseqüência disso, tendemos a infecções e dano arterial e nos tornamos menos capazes de lidar com problemas comuns dos quais normalmente nos defenderíamos – como hipertensão, colesterol alto ou até mesmo fumaça de cigarro.

Para que uma doença como o diabetes tenha se desenvolvido, deve ter apresentado uma vantagem seletiva para seus portadores. Teoricamente, na Idade do Gelo, o açúcar sangüíneo realmente nos ajudou. Altos níveis de glicose são considerados capazes de evitar a formação de cristais de gelo nas células e nos tecidos (o açúcar é um anticongelante natural), o que significa que o diabetes realmente teria evitado que seus portadores congelassem até a morte. Como de qualquer maneira a expectativa de vida era baixa, essas pessoas nunca tiveram de se preocupar com as complicações a longo prazo do diabetes; a doença era simplesmente uma vantagem biológica porque as protegia tempo suficiente para sobreviverem ao gelo, reproduzir-se e garantir a longevidade da espécie.

**Curiosidade**

A droga contra o diabetes metformina (vendida sob o nome comercial Glucofage, entre outros nomes) ajuda a controlar e prevenir o diabetes, auxiliando os músculos a usar mais glicose e fazendo o fígado parar de produzir glicose demais (efeitos colaterais incluem problemas intestinais). O tratamento ideal é alinhar a alimentação com a atividade física e usar a droga como um complemento até as mudanças no estilo de vida surtirem efeito. Outras drogas promissoras funcionam através de um caminho biológico chamado sistema canabinóide, que discutiremos no Capítulo 8.

Como nossos corpos são criados para funcionar com um nível relativamente baixo de glicose, quando comemos demais e temos um estilo de vida sedentário, somos incapazes de processar a glicose extra – dessa forma, ficando com todo o excesso – e nosso sistema metabólico funciona mal. Quando um de nossos sistemas, chamado de sistema canabinóide (descrito na página 156) é ativado, os hormônios no corpo anulam a capacidade da insulina de fazer os músculos usarem açúcar e nós o acumulamos na corrente sangüínea quando nosso metabolismo realmente se torna menos eficiente. No final das contas, principalmente nas pessoas com história familiar de diabetes do tipo 2 (evidência de uma predisposição genética para a doença), as células beta, que produzem insulina, não conseguem se manter em boas condições devido à exaustão após anos trabalhando contra a resistência contínua a ela. E é assim que nos tornamos diabéticos.

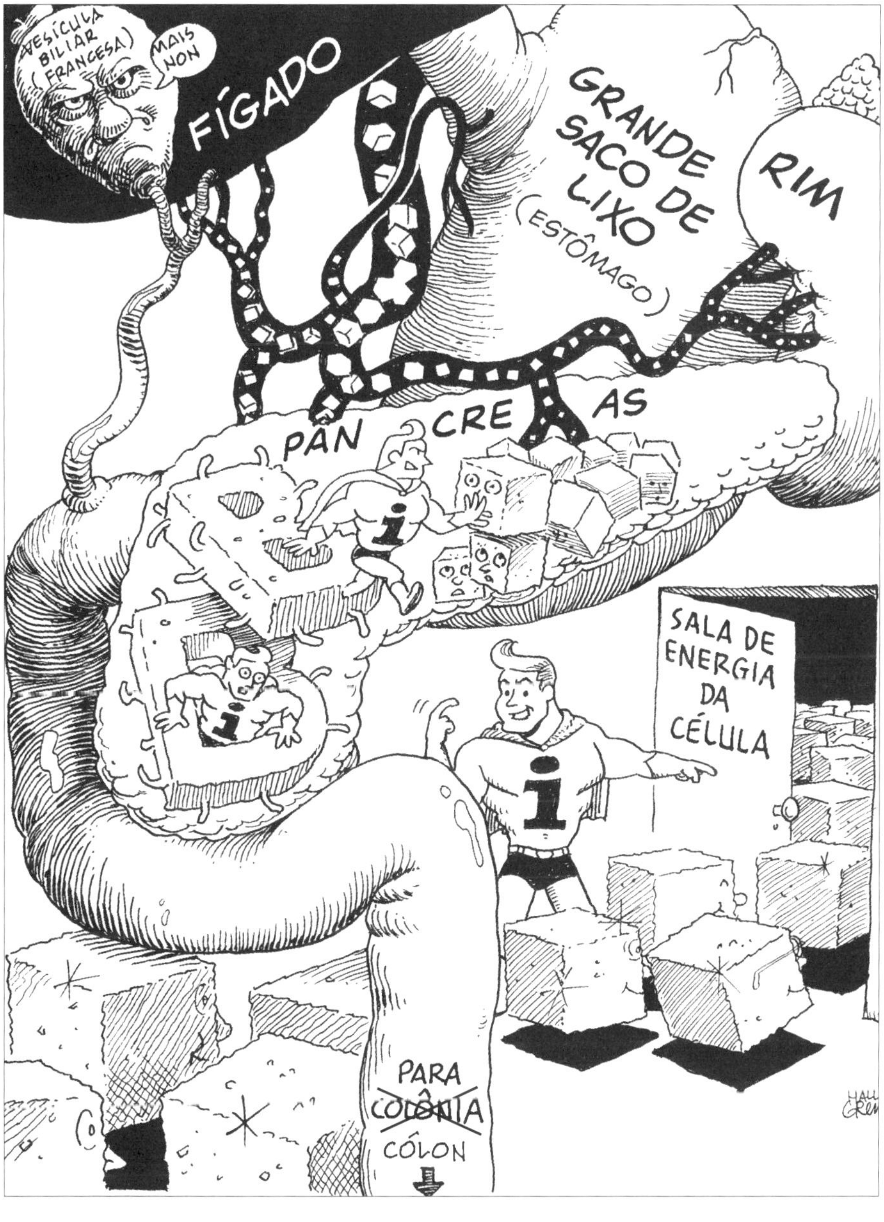

FIGURA 7.1

**Compartimento de energia** Quando você come demais, o açúcar no sangue se eleva. Isso estimula as células B no pâncreas a secretar insulina. A insulina transporta a glicose de fora para dentro das células (especialmente dos músculos, se você estiver usando algum) para que seu corpo possa usá-la a fim de obter energia.

## Pâncreas: função e disfunção

Os diabéticos têm hiperglicemia porque seus pâncreas não produzem insulina suficiente ou os músculos, a gordura, o fígado e outras células fecham a porta para a insulina – não permitindo que ela forneça glicose a você. O diabetes do tipo 1, que geralmente é diagnosticado na infância mas pode ser detectado em qualquer idade, ocorre quando o pâncreas não produz insulina devido a uma agressão do sistema imunológico às células produtoras desse hormônio. As pessoas com diabetes do tipo 1 têm de substituir a produção de seus corpos por injeções de insulina. O diabetes do tipo 2 (anteriormente conhecido como diabetes que se inicia

> **Curiosidade**
>
> Pare de se enganar. Pesquisas sugerem que adultos obesos diabéticos freqüentemente dizem que comem menos do que na verdade comem – um problema que pode tornar difícil o controle da doença. Em média, os adultos diabéticos reportaram uma ingestão de calorias quase um quarto menor do que precisariam ingerir para realizar até mesmo suas funções físicas mais básicas. Muitas pessoas obesas herdaram anormalidades nas reações químicas complexas que as avisam de que estão saciadas: elas não têm pistas para parar de comer quando satisfeitas. Para tentar contornar esse problema, pode ser útil ingerir pequenas porções e/ou comer apenas metade do que está sendo servido. Reduzir diariamente um pouco a ingestão de alimentos (1.000 calorias), o que pode ser feito sem a fome insaciável que costuma sabotar a maioria das dietas, ajuda a reduzir o ganho de peso e promove o emagrecimento.

na idade adulta e agora é o foco deste capítulo) é muito mais comum, afetando mais de 22 milhões de americanos, número que se estima que deva dobrar até 2025. Tipicamente ocorre quando as células resistem à insulina que bate às suas portas, deixando a glicose circular na corrente sangüínea, em vez de ser usada para abastecê-las.

Basicamente, o diabetes é como o sósia de uma celebridade, freqüentemente confundido com algo que não é. Muitos de nós tendemos a achar que o diabetes ocorre porque você ingere açúcar demais, mas, na verdade, ocorre quando você come demais. Eis como.

Todos os alimentos – não importa se são proteínas, gorduras ou carboidratos – se quebram em glicose. Quando você tem resistência à insulina e come demais, seja carne, batata ou torta de coco, as células em seu corpo são incapazes de absorver a glicose extra. Isso faz os níveis de glicose subirem mais do que um balão de gás hélio. O nível de glicose no sangue é monitorado por células no pâncreas que são as únicas produtoras de insulina, o hormônio que transporta a glicose de fora para dentro das células, para que o corpo possa transformá-la em energia aproveitável (veja a figura 7.1).

Quando soa o alarme de produção de insulina para transportar a glicose sangüínea extra, o corpo age como um corredor gorducho à frente em uma maratona; simplesmente não consegue manter o ritmo. Fica ofegante e produz mais insulina, porém a demanda é alta demais. Uma pessoa com diabetes do tipo 2 perdeu essa luta de insulina-glicose. Então, tem início um terrível círculo vicioso: fazia sentido armazenarmos gordura para sobreviver quando tendíamos a ter períodos de fome ou caçadas frustradas a bisões. Mas hoje essa gordura causa resistência à insulina, o que nos faz comer e engordar mais, tornando-nos ainda mais resistentes à insulina e assim por diante.

No mundo moderno, a hiperglicemia leva você constantemente ao médico. Micção freqüente e fadiga são sintomas, mas não problemas importantes como outros efeitos – artrite, infecções, falência renal, envelhecimento arterial acelerado (isto é, ataques cardíacos,

AVCs, problemas de memória e impotência), dano aos nervos periféricos e problemas de visão que podem levar à cegueira.

Eis a grande surpresa desse Grande Fator de Envelhecimento. A maioria das pessoas pode controlar suas idas para o hospital devido ao diabetes do tipo 2. Apenas começar a perder peso muda imediatamente a resposta do corpo à insulina e põe fim à glicosilação. É por isso que este conjunto de Dicas de VOCÊ é particularmente útil.

## Dicas de VOCÊ!

Está claro que o diabetes é tão destrutivo para a saúde quanto o campeão de alimentação competitiva Takeru Kobayashi para um prato de cachorros-quentes. Na verdade, o diabetes e seus efeitos podem roubar um terço da vida. Felizmente, se você puder fazer três coisas essenciais – controlar sua pressão arterial, caminhar 30 minutos por dia e manter o açúcar em seu sangue em um nível de variação reduzido –, praticamente eliminará o risco cardiovascular associado ao diabetes. E isso torna o diabetes, apesar de assustador, uma das doenças mais controláveis. Muitas vezes é possível controlá-la sem medicação oral e sem injeções de insulina, se você souber os passos a dar.

**Dica de VOCÊ: Assuma o controle de sua vida.** As coisas mais importantes que você pode fazer para reduzir o risco de diabetes são manter sua cintura fina, exercitar-se (30 minutos por dia) e controlar sua pressão arterial. A hipertensão pode intensificar os efeitos do diabetes envelhecendo as artérias; tanto a hipertensão quanto a hiperglicemia causam cortes ou buracos nas paredes arteriais que desencadeiam o processo destrutivo de inflamação e resultam em aterosclerose. Artérias obstruídas não têm a capacidade de fornecer sangue para certas áreas-chave, como o coração, o cérebro, o pênis e o clitóris, o que leva a ataque cardíaco, AVC, impotência e declínio da qualidade do orgasmo. Um pouco de atividade física pode melhorar muito a capacidade da insulina de levar glicose para muitas células, especialmente os músculos. Veja o Exercício VOCÊ TAMBÉM no Capítulo 18.

**Dica de VOCÊ: Acrescente os ingredientes a seguir.** É claro que, para prevenir o diabetes, você tem de fazer as coisas grandes direito: evitar o bufê e não ficar no divã por seis horas todas as noites. Mas as coisas pequenas também contam. Ginseng, canela e chá demonstraram ajudar a aumentar a receptividade à insulina, que pode reduzir o risco de envelhecimento por diabetes. Alguns estudos mostraram que uma das substâncias no fruto do ginseng (não na raiz) e meia colher de chá de canela por dia podem aumentar em mais de 50% a receptividade à insulina. O suplemento cromo (200 microgramas por dia) também demonstrou aumentar a sensibilidade à insulina. E se você tem diabetes, nem tudo está perdido. Emagrecer nem que seja um pouco pode fazer a diferença entre hiperglicemia e glicose sangüínea normal. Manter sua glicose sangüínea e seu nível de A1c (um teste que mostra o nível médio de glicose em três meses) dentro da normalidade são algumas das coisas mais importantes que você pode fazer. Dieta, exercícios e medicações podem ser combinados para manter a glicose e os níveis do A1c normais.

**Dica de VOCÊ: Beba café.** Pesquisas mostram que o café pode diminuir em 25% a resistência à insulina e o risco de diabetes. Mas tome cuidado com o açúcar: as pessoas que põem açúcar no café ou chá não se beneficiam e correm um risco maior de desenvolver câncer de pâncreas. O risco desse tipo de câncer está em parte relacionado com a quantidade de açúcar na dieta. Estudos mostram que as pessoas que tomam bebidas gasosas ou baseadas em xaropes duas vezes ou mais por dia correm um risco 90% maior de ter câncer de pâncreas do que as que nunca as tomam.

**Dica de VOCÊ:** Os *chia pets** podem não ter nenhum objetivo aparente, mas e quanto às sementes de chia (*Salvia hispanica L*)? Bem, elas têm. Chia, um grão integral cultivado de nutrientes densos, não processado e com sabor de noz que contém ácidos graxos ômega 3, realiza uma das mais altas ações antioxidantes de todos os grãos integrais, superando até mesmo os mirtilos frescos. Um estudo mostrou que 30 gramas de sementes de chia ingeridas com pão reduziam o aumento súbito de açúcar no sangue observado uma hora após a ingestão de alimentos. Outro estudo mostrou que as sementes de chia diminuem a pressão arterial e reduzem o risco de problemas cardíacos. Nossa recomendação: duas doses diárias, cada uma de cerca de 20 gramas de sementes.

---

* Mascotes populares na década de 1990 feitos de barro sobre o qual eram plantadas sementes de chia, que, quando regadas, germinavam e apresentavam uma cobertura verde. (N. da T.)

# GRANDE FATOR DE ENVELHECIMENTO

## Consumo de calorias & desativação da sirtuína

### Conheça os fatores fundamentais para a desaceleração do envelhecimento

O melhor ano para os americanos mais velhos foi 1935. Em abril daquele ano, descobriu-se que a expectativa de vida dos ratos de laboratório poderia ser consideravelmente aumentada com uma dieta severa de restrição de calorias. Talvez em resposta a essa descoberta, o Congresso tenha promulgado o Social Security Act, seis meses depois.

Você poderia achar que os ratos ficaram empolgados. Viver mais e ainda contar com uma aposentadoria. Mas não! Embora estivessem vivendo mais, eles reclamavam de que sua qualidade de vida diminuíra (provavelmente devido à falta de campos de golfe ou bingos). Mas, como as calorias representam energia e o corpo precisa de energia para funcionar, não admirava que os ratos estivessem cansados o tempo todo. O que era de admirar é que seu cansaço passou.

Depois de alguns meses, os ratos sentiram suas forças voltando. Era novamente primavera em suas gaiolas. Eles passavam cada vez mais tempo correndo em suas esteiras mecânicas. Isso não parecia fazer sentido algum. A dieta milagrosa havia cortado mais de 30% das calorias. Esse grande corte não só deveria ter causado a versão roedora da síndrome de fadiga crônica, como também deixado os ratos com menos energia disponível para combater o envelhecimento. Na verdade, eles deveriam morrer e passar o resto de sua vida exaustos. Mas não era isso que estava acontecendo. Eles estavam vivendo 50% *mais* do que antes e pareciam adorar todos os minutos. Os roedores haviam descoberto a própria versão alimentar da fonte da juventude?

A primeira pista veio do exame do plano alimentar dos ratos. Em vez de sonhar com o modo como ficariam bem em trajes de banho, eles se concentravam na sobrevivência básica. Em vez de seus corpos interpretarem a restrição calórica como "dieta", interpretavam como fome. E quando o alarme da fome soava, os ratos entravam no modo de sobrevivência.

Para entender os detalhes do plano de sobrevivência/longevidade dos ratos, vamos desviar nossa atenção dos roedores para uma estrada. Para aprender como ratos estressados acumulam anos, vamos examinar rapidamente como um motorista estressado pode reagir em uma situação parecida. Em vez da longevidade dos ratos, vamos falar da longevidade dos carros.

A expectativa de vida de um carro pode ser avaliada não só em anos, como também em quilômetros. Vamos presumir que você só dispõe de um tanque de vinte galões de gasolina durante o tempo de vida de seu carro. Um carro pode "viver" por 804,65 km – 40,23 km por galão no tanque de vinte galões.

Agora vamos pôr seu carro em uma dieta de restrição de energia. Isso significa que, em vez de vinte galões, você agora tem apenas 14 (30% menos). Para reproduzir a façanha antienvelhecimento dos ratos, você precisa dirigir não só 804,65 km com esses 14 galões, mas 1.206,97 km (uma vida 50% mais longa). O que você tem de fazer para dirigir 50% mais com 30% menos de gasolina?

A primeira coisa que você provavelmente faz é livrar-se de todo o excesso de peso – carga, racks de bicicleta e acessórios desnecessários. Então, pode começar a desligar todos os sistemas não essenciais, como o ar-condicionado, os faróis dianteiros e o rádio – tudo que não é absolutamente crucial para o carro andar. Depois, provavelmente se certifica de que o carro está funcionando com a máxima eficiência, toda a manutenção de rotina foi feita, os filtros de ar foram substituídos, as correias foram ajustadas e o óleo foi trocado. Se o carro tiver um problema, tudo estará perdido. Agora que tudo foi reduzido ao extremamente necessário, você pelo menos tem uma chance de lutar. Acontece que as coisas que você faria para que o carro fosse mais longe são muito parecidas com as que os ratos estavam fazendo para viver mais. No decorrer do milênio, eles desenvolveram uma abordagem tripla não só para sobreviver às pequenas surpresas da vida, como também para usá-las a seu favor:

- Estabelecer prioridades: como dissemos, a reprodução está no topo da lista de coisas a fazer de todas as espécies – até mesmo dos ratos. Prevendo corretamente que será difícil ter filhotes saudáveis em épocas estressantes, os genes visionários dos ratos os pré-programaram para interromper todos os seus esforços para se reproduzir se houvesse o sinal mínimo de estresse iminente. Embora a energia dos ratos tivesse voltado, eles subitamente perceberam que haviam perdido quase todo o interesse pelo sexo. Nada de namoro, muito menos de acasalamento (e as vendas de CDs do Yanni despencaram). Os ratos estavam definitivamente vivendo mais; só não estavam se reproduzindo mais. Como você sabe, a reprodução exige muita energia e, nos momentos estressantes, essa energia pode ser usada mais produtivamente de outra maneira, o que nos leva ao segundo pilar da longevidade.
- Fazer a manutenção de rotina: a energia "economizada" com o adiamento da reprodução pode ser usada para garantir níveis ótimos de manutenção. Viva eficientemente agora para garantir que poderá viver vigorosamente depois.
- Concentrar-se em aumentar a eficiência: quando o motor de um carro usa o combustível de modo eficiente, toda a energia produzida pela combustão da gasolina é

aproveitada para fazer o carro andar. Nada é desperdiçado; tudo é usado. As únicas coisas que sobram, dióxido de carbono e água, são expelidas pelo cano de descarga. Não exatamente poluentes muito perigosos. No mundo real de hoje, os motores dos carros funcionam com apenas 20% de sua eficiência. Por isso, para cinco galões de gasolina, somente um galão (20%) é realmente usado para movimentar o carro. O resto gera muito calor e substâncias que acabam poluindo o ar. Se a combustão é 100% suficiente, não há radicais livres nem poluição do ar. Quando a combustão se torna menos eficiente, os níveis de radicais livres aumentam proporcionalmente.

Dentro de nossas células, o processo de respiração celular quebra uma molécula de glicose em dióxido de carbono, água e energia. Essa energia é armazenada como ATP (o adulto humano produz 68,04 kg de ATP por dia). É a sua gasolina. O processo de quebra do açúcar não é diferente do processo de combustão no carro. Na respiração celular, os açúcares são literalmente queimados, como o carro queima gasolina. E, como ocorre no carro, a queima de glicose não é totalmente eficiente. Cerca de 40% da energia e dos alimentos são convertidos em ATP. Alguns dos açúcares não queimados vazam e criam radicais livres – assim como no carro. Esses poluentes celulares causam muitos danos.

### Curiosidade

Um dos modos de ativar a sirtuína é por meio do resveratrol, encontrado no vinho tinto. Você obtém os benefícios para a saúde do vinho – colesterol mais baixo, mais antioxidantes –, se a casca da uva fica em contato com as sementes por pelo menos três semanas. Mas, em muitos dos vinhos de hoje, esse tempo é de menos de uma semana. Outro fator: quanto menor a uva, quanto mais sementes tem e quanto mais frio o clima em que é cultivada, melhor. A planta japonesa *Polygonum cuspidatum* contém quarenta vezes mais resveratrol por 453 gramas do que a uva e cresce em toda parte (além de ficar ótima em uma torta de maçã). Paradoxalmente, a uva-moscatel do sudeste dos Estados Unidos também contém muito resveratrol (bem mais do que o vinho).

O carro tem um motor e as células têm as mitocôndrias. Como a gasolina é combustível para o carro, a proteína, a gordura e os carboidratos são combustíveis para o corpo. Mas nem todos os combustíveis são iguais. O combustível de foguete tem, libra a libra, cerca de cinco vezes a energia da gasolina comum. E, na célula, a queima de gordura produz o dobro ou triplo da energia da queima de açúcar.

Quando as calorias dos ratos são reduzidas, eles começam a recorrer mais às suas reservas de gordura como fonte de combustível. Como a combustão da gordura é várias vezes mais eficiente para a produção de ATP do que a queima de glicose, a mesma quantidade de energia pode ser criada com muito menos radicais livres. Menos radicais livres significam menos danos produzidos por eles, particularmente nas mitocôndrias. Estudos recentes mostraram que uma restrição calórica de 40% leva a uma redução de 45% na produção de radicais livres pelas mitocôndrias e a uma queda de 30% no nível de dano oxidativo do DNA mitocondrial. O resultado final dessas mudanças é uma diminuição de cerca de 50% no ritmo de envelhecimento. Infelizmente, os humanos não podem viver razoavelmente bem com uma redução de 40% em sua ingestão de calorias, porque tudo em que isso os faria pensar seria em comida. Por sorte, uma redução de 15% lhes proporciona quase o mesmo benefício de proteção contra o envelhecimento. Por isso, você pode usar essa abordagem, em vez da redução mais drástica de 25%, freqüentemente preferida pelos fanáticos por restrição de calorias.

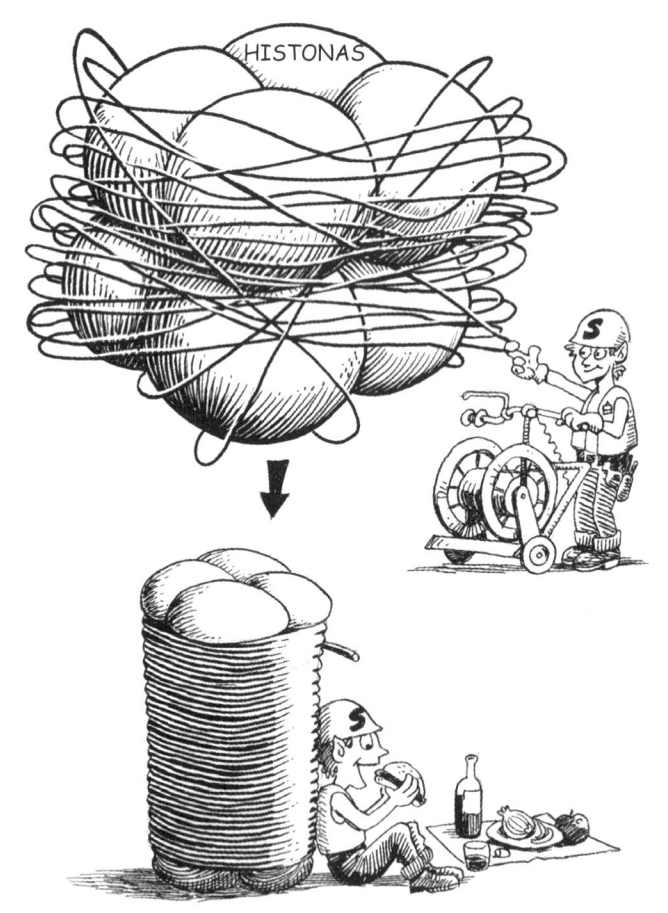

Figura G.1

**À moda sirtuína** A sirtuína causa mudanças nas histonas, o que nos permite armazenar mais eficientemente nosso DNA e mudar a expressão gênica. Você pode ativar a sirtuína bebendo vinho tinto.

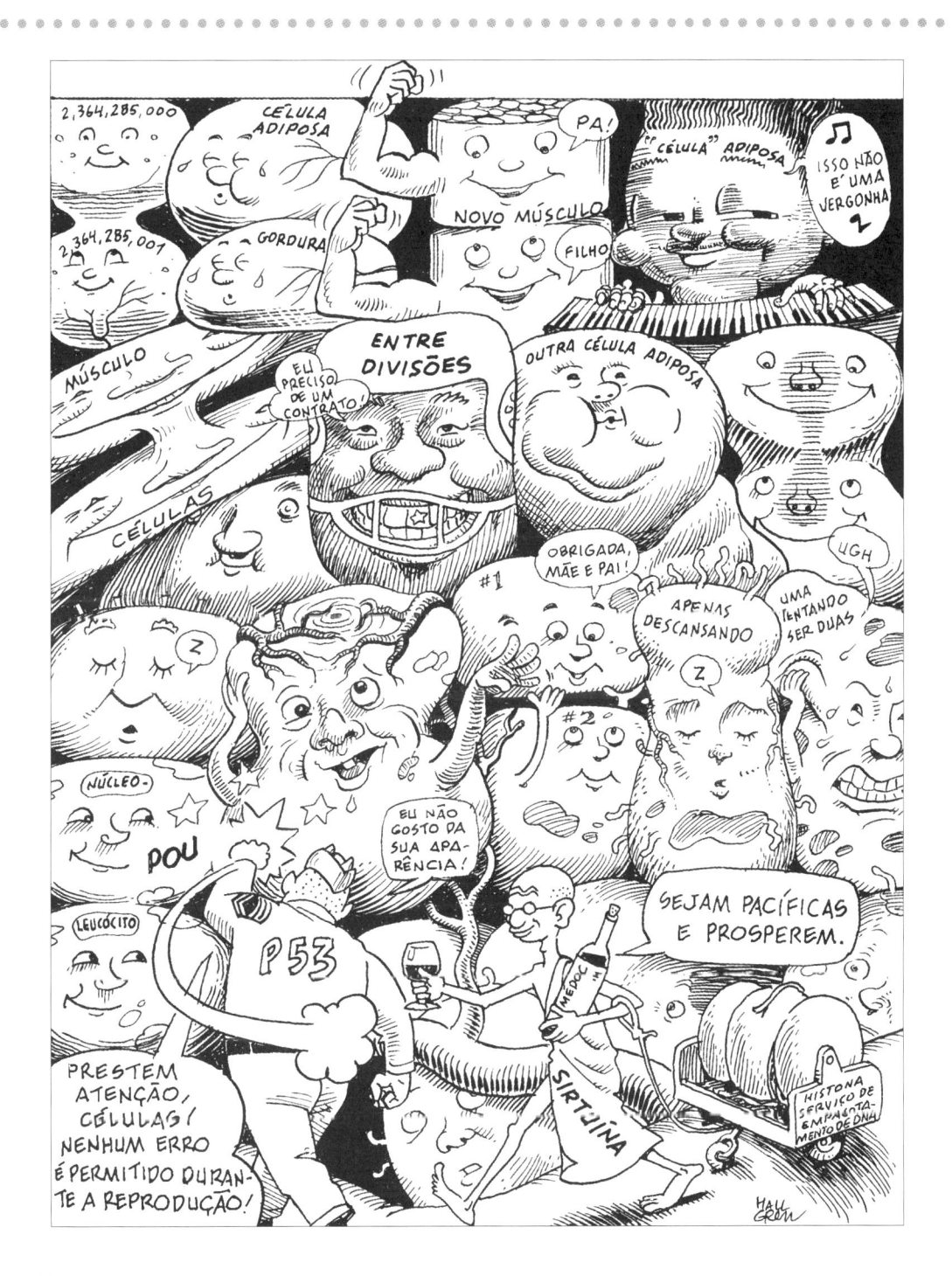

Figura G.2

**Sistema de células-tronco** A sirtuína – que é ativada quando você limita calorias – acalma a p53, permitindo às células jovens prosperarem, mesmo que venham a cometer erros sem importância. Isso faz a divisão celular ocorrer mais freqüentemente e rejuvenesce o corpo com novas células-tronco.

## Sirtuína

A esta altura, você já sabe: não usamos a abordagem de "apenas os fatos". Queremos que você tenha um conhecimento mais profundo da biologia humana para entender como as mudanças comportamentais influem no corpo. Quando se trata de restrição de calorias, o mecanismo que desacelera o envelhecimento vem na forma de uma proteína chamada sirtuína.

A sirtuína parece mudar a química do corpo, ajudando a neutralizar o envelhecimento. Em modelos animais, vemos que a sirtuína é realmente uma molécula mágica, porque permite aos primatas ter uma expectativa de vida ainda mais longa do que as reprises de *Três é demais*. O gene da produção de sirtuína não é ativado em todas as pessoas, e pesquisadores descobriram que a restrição de calorias ajuda a ativá-lo (veja a figura G.1). Isto é, a ingestão de menos calorias age como um interruptor que liga a sirtuína.

A sirtuína influi no modo como o DNA é feito. O DNA é envolvido em proteínas chamadas histonas, que estabilizam sua estrutura. Mas, quando o gene da sirtuína é ativado (por meio do estímulo da fome), a maior atividade resultante comprime o DNA nas histonas – dessa forma, desacelerando a reprodução dos cromossomos e reduzindo os erros durante o processo. O principal modo de ativar a sirtuína é restringir calorias, mas também é possível ativá-la por meio do mecanismo de choque de calor do qual falamos na página 85 – como um mecanismo de sobrevivência. Quando os animais são expostos à água extremamente quente, a sirtuína entra em ação para ajudá-los a sobreviver ao choque. A produção de sirtuína também pode ser iniciada por outras coisas – o resveratrol no vinho, a quercetina nas maçãs e cebolas, e a atividade física – e acabar sendo o fator supremo da desaceleração do envelhecimento (veja a figura G.2).

# Tenha um ótimo aparelho digestivo

CAPÍTULO

8

## Teste de VOCÊ: Digestão da beterraba

Faça uma refeição com pelo menos uma xícara de beterraba. Você saberá quando for digerida, porque suas fezes ficarão vermelhas. Se a digestão levar mais de 24 horas, isso é um sinal de que seu sistema digestivo está experimentando alguns efeitos do envelhecimento.

Embora possa não parecer, sustentar latas de cerveja e vender revistas não são as únicas coisas para as quais a barriga é usada hoje em dia.

Por baixo dela – seja dos pêlos, dos músculos abdominais ou das células de gordura –, existe um mundo de células e órgãos com uma das funções físicas mais vitais: processar os alimentos e fornecer nutrientes (e toxinas) para todo o corpo.

Considerando-se todos os outros problemas de saúde que podem levar à morte com que costumamos nos preocupar, pode parecer que a má digestão se situa entre a afta e o joanete na ordem de importância dos problemas relacionados com a idade. Mas a verdade é que há todo um mundo dentro do aparelho digestivo (que, literalmente, depende do que você come) que influi no modo de envelhecer. Quando você come demais e apresenta o Grande Fator de Envelhecimento do consumo excessivo de calorias, não deixa o fator supremo da desaceleração do envelhecimento – a restrição de calorias – lhe proporcionar os benefícios da longevidade. (Curiosamente, como daqui a pouco vamos mostrar, grande parte da capacidade de restringir calorias e controlar a fome está fora de seu controle – porque você pode estar à mercê de um sistema químico que influi de modo insidioso no quanto você come.) Além disso, talvez nenhum outro sistema influa tanto em seu bem-estar como o digestivo, principalmente porque distúrbios como refluxo e constipação são tão comuns hoje em dia quanto os reality shows. Servindo como o segundo cérebro do corpo devido à sua química similar (o intestino abriga a maior parte do neurotransmissor do bem-estar, a serotonina), o aparelho digestivo é onde as variações nos alimentos levam a variações no humor.

Por isso, é importante você tratar bem dessa área entre seus quadris. Conheça o alcance dos problemas digestivos, alguns dos quais na verdade começam no cérebro, e dará um passo importante para desacelerar o processo de envelhecimento.

## Você não pode evitar: o sistema invisível da fome

Qualquer um que já tenha tentado perder peso – especialmente muito peso – sabe que isso é como tentar nadar rio acima contra uma forte corrente. Se você apenas relaxar e não fizer nada, será levado pela corrente. Mas você também sabe que só há dois modos de conseguir o que quer: mudar o ritmo em que nada ou o da corrente. Na verdade, as pessoas que mudam seus estilos de vida alteram o ritmo em que nadam. Algumas conseguem vencer a forte corrente com alimentação e exercícios. Mas outras, não importa o quanto nadem, não con-

> **Curiosidade**
>
> Os pacientes de Alzheimer têm beta-amilóide (lembra aquela substância viscosa da qual falamos no Capítulo 1?) ao redor dos neurônios de seus aparelhos digestivos, por isso sofrem muito de constipação. As crianças com desordem do déficit de atenção (ADD, de *attention deficit disorder*) também sofrem de constipação porque têm problemas com a comunicação nervosa, o que significa que têm uma desordem do aparelho digestivo.

seguem vencê-la. A física diria que o único modo de essas pessoas vencerem a corrente é mudar o ritmo dela. Isto é, mudar sua biologia para que seja mais fácil para elas nadar rio acima.

Nesse caso, o ritmo da corrente vem na forma de um sistema que ajuda a explicar por que algumas pessoas têm mais problemas de obesidade do que outras: o sistema canabinóide. Mas nós gostamos de chamá-lo de o sistema de "não poder evitar" porque, quando está ativado, comer se torna algo que você simplesmente não pode evitar.

Os canabinóides são como sinais de trânsito; quando estão sempre verdes e não controlam o trânsito em uma área, causam congestionamentos e ineficiência, com carros dando voltas no quarteirão procurando onde estacionar e parando em fila dupla, o que piora ainda mais o trânsito (veja a figura 8.1). Em um sistema mais eficiente, os sinais vermelho e verde se alternam para controlar eficientemente o trânsito em diferentes direções.

As pesquisas dos canabinóides – hormônios produzidos de ácidos graxos ômega 6 principalmente no fígado – começaram quando os cientistas quiseram saber por que a maconha (*Cannabis sativa*, daí o nome do sistema) causava fome. Eles descobriram que o sistema canabinóide tem receptores que podem ser produzidos e destruídos rapidamente. Os receptores no cérebro fazem você assaltar a geladeira à meia-noite. Mas os receptores mais perigosos são produzidos na gordura omental – a gordura da barriga.

Basicamente, os canabinóides reduzem a capacidade da insulina de levar açúcar para as células, de modo que não o queimamos e acabamos resistentes à insulina. Os canabinóides fazem isso bloqueando uma substância chamada adiponectina, produzida pelas células de gordura, que normalmente permite que os músculos usem efetivamente carboidratos e gordura. Isso provavelmente explica por que algumas pessoas engordam, enquanto outras queimam calorias com mais facilidade – e também por que algumas sentem mais fome quando engordam, já que um cérebro sem açúcar ainda sente fome.

Os canabinóides também o tornam propenso a consumir alimentos gordurosos e açúcar, o que significa que seu sistema de "não poder evitar" o faz comer hedonisticamente. Esse tipo de farra não ocorre apenas porque você está estressado, tem trabalhado feito louco para terminar um projeto, está triste devido a problemas em seus relacionamentos ou seu favorito no programa American Idol foi eliminado. Ocorre em parte por causa disso, mas a base biológica para as farras alimentares é que seu sistema canabinóide causa desejos incontroláveis que o levam a consumir alimentos que farão sua cintura crescer como um bolo no forno, assim como os sinais de trânsito defeituosos causam congestionamentos.

Mas isso é mais do que apenas um problema de congestionamento ou obesidade; é um problema de morbidade. Os canabinóides também estimulam o fígado a produzir mais gordura, aumentando os triglicerídeos e os níveis de LDL, outro fator de risco para hipertensão, diabetes e doença cardíaca. E estimulam o cérebro a aumentar a ingestão de alimentos, o que leva à obesidade abdominal, que, por sua vez, leva à resistência à insulina e intolerância à glicose.

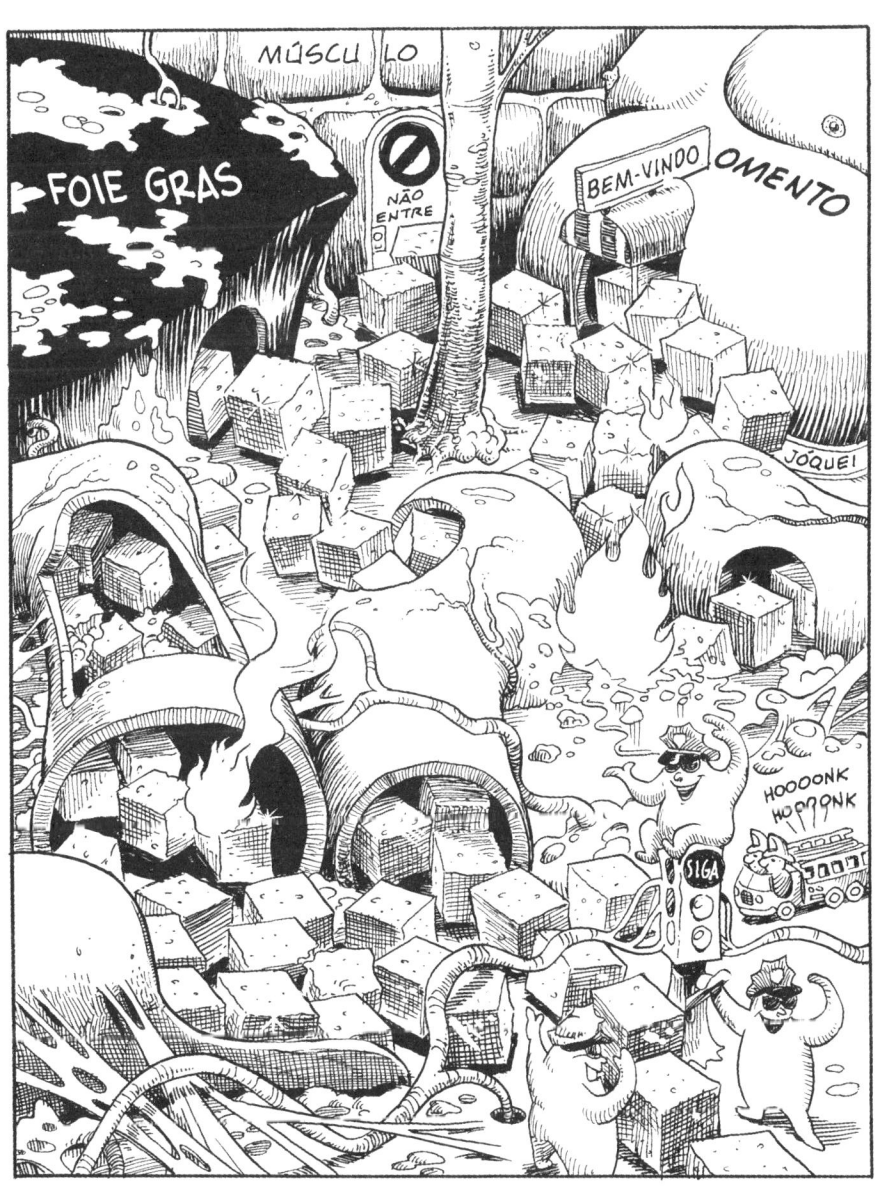

Figura 8.1

**Congestionamento** O sistema canabinóide funciona como sinais de trânsito em todo o corpo, especialmente no omento e no fígado. Quando estão hiperativos, o sinal verde está sempre aceso para os nutrientes entrarem; o congestionamento resulta em diabetes e colesterol alto.

Como isso não parece muito bom, por que precisaríamos desse sistema canabinóide? Boa pergunta. Seu objetivo é nos acalmar após períodos de estresse, que, em tempos pré-históricos, geralmente coincidia com escassez de alimentos. Assim, ao mesmo tempo em que os canabinóides diziam ao nosso cérebro para relaxar e parar de liberar esteróides em resposta ao pânico, também nos estimulavam a armazenar o alimento que pudéssemos ter por perto. E nunca se sabia onde. O omento – um órgão que armazena gordura em volta da barriga – absorve o excesso de esteróides liberados durante o estresse. Esses esteróides ajudam as células de gordura do omento a inflar como balões. E quando nossos ancestrais não tinham seus animais favoritos para comer, os canabinóides os ajudavam a superar aversões a novos alimentos, para que pudessem obter os nutrientes de que precisavam. Mas o sistema não se adaptou à sociedade atual, em que os alimentos são abundantes e temos tentações suficientes sem que nossa biologia também se volte contra nós.

De certo modo, os canabinóides trabalham como gerentes de nível médio dos hormônios que controlam a fome. Têm certa influência nos muitos sinais diferentes que o cérebro recebe para se alimentar – alguns vindos do estômago e outros dos reguladores hormonais no cérebro. Os canabinóides podem influir no funcionamento de outros hormônios e na rapidez com que você sente fome.

Mas a fome causada pela maconha é apenas a ponta do iceberg quando se trata dos insights que podemos obter do estudo dos canabinóides. Se conseguirmos entender como determinadas substâncias químicas ligam e desligam os sinais da fome, saberemos como as pessoas podem *parar* de sentir fome e começar a emagrecer.

Voltando à nossa analogia com a natação, se você treinar para nadar contra a corrente ou tornar a corrente mais lenta, controlará muito mais sua cintura a longo prazo. Você tem algumas opções, inclusive exercícios vigorosos, que treinam os músculos para usar energia e restringir calorias, especialmente quantidades não saudáveis dos ácidos graxos ômega 6 que dão origem a esses canabinóides. Contudo, cerca de 20% das pessoas obesas falham mesmo quando dão os passos certos. Elas podem se beneficiar neutralizando os receptores de "não poder evitar" com drogas bloqueadoras dos receptores canabinóides que estão sendo desenvolvidas. Isso reduz duas vezes mais o peso do que a simples restrição de calorias – o que significa que aumenta o metabolismo (a energia usada pelo músculo). Essa substância bloqueadora do receptor também reduz duas vezes mais a obesidade mórbida do que se poderia esperar apenas com a perda de peso. Isso é como a circulação dos veículos se tornar duas vezes mais rápida quando os sinais de trânsito são consertados.

## A auto-estrada alimentar: o aparelho digestivo

Tendemos a pensar na digestão como uma equação matemática fácil com três respostas diferentes. O alimento adicionado ao corpo pode ir em uma de três direções: 1) ser queimado e usado como energia para o corpo; 2) ser armazenado e transformado em gordura corporal; ou 3) ser rejeitado e eliminado do corpo. Agora vamos ver como chegamos a essas três respostas possíveis.

Quando o alimento entra na boca, as glândulas secretam saliva para iniciar o processo de digestão. A saliva também ajuda a proteger os dentes e a gengiva de infecção bacteriana, inibindo o crescimento das bactérias, e espalha o sabor por toda a boca (o que é importante para a satisfação). À medida que você envelhece, a saliva tende a diminuir, o que leva a boca seca, estalar de lábios e chiados que você pode ouvir quando pessoas mais velhas falam

---

**Faz sentido: olfato e paladar**

Embora possa parecer que o olfato e o paladar só existem para que apreciemos a estética da alimentação, na verdade existem por um motivo de vida ou morte. Historicamente – antes dos órgãos de vigilância sanitária, dos químicos e dos ratos de laboratório –, o olfato e o paladar nos ajudavam a decidir o que era seguro comer. Trabalhando juntos, hoje o olfato e o paladar não têm uma função tão crucial, mas têm seu papel no processo de envelhecimento.

**Paladar:** Quando você envelhece, geralmente fica menos sensível a sabores e texturas, como a oleosa. A diminuição no paladar pode ser causada por uma redução nos nervos que determinam o sabor ou coisas como boca seca (natural ou como efeito colateral de medicamentos), que fazem os alimentos parecerem menos saborosos. Então, você anseia pelos sabores mais fortes do sal e do açúcar. O remédio é experimentar e consumir mais ervas e pimenta.

**Olfato:** À medida que você envelhece, tende mais a perder o olfato do que o paladar. O processo olfativo – em que os odores se combinam com mil receptores diferentes nas narinas – pode ser prejudicado por certas doenças, drogas ou até mesmo exposições ambientais. E nos preocupamos com o olfato pelos mesmos motivos com que nos preocupamos com o paladar: sem seus barômetros do olfato e do paladar, você tende mais a abusar dos alimentos que aumentam sua idade verdadeira e a não comer o suficiente dos alimentos que o tornam mais jovem.

(veja a figura 8.2). Esse é um dos motivos pelos quais beber muito líquido ajuda a combater os efeitos do envelhecimento. Durante o processo de salivação, e enquanto o alimento desce pelo esôfago, as calorias e os nutrientes começam a sair dos alimentos para você.

Como o alimento desce? Não pela lei da gravidade ou carregado por pequenos *gremlins*, mas por meio de um processo chamado peristalse – uma contração rítmica dos músculos macios no aparelho digestivo que empurram a massa de alimentos (a comida mastigada) pelo esôfago até os intestinos. (A propósito, aparelho digestivo é o nome que os médicos dão à totalidade de tubos que partem da boca para o esôfago, o estômago, os intestinos delgado e grosso, e o reto.) Em até 75% das pessoas, a peristalse se torna mais lenta com a idade. O motivo é que o número de neurônios do aparelho digestivo cai pela metade. Quando você não tem as seqüências de estimulação nervosa normais para controlar a peristalse, o alimento não passa pelo sistema suavemente, o que leva à indigestão e constipação (veja a figura 8.3).

Figura 8.2

**Boca seca** Quando envelhecemos, as glândulas salivares que temos na boca produzem menos saliva. Por isso, não conseguimos lubrificar muito bem nossos alimentos, que perdem seu sabor enquanto perdemos nossa capacidade de digeri-los. A secura na boca também acelera a formação de cáries.

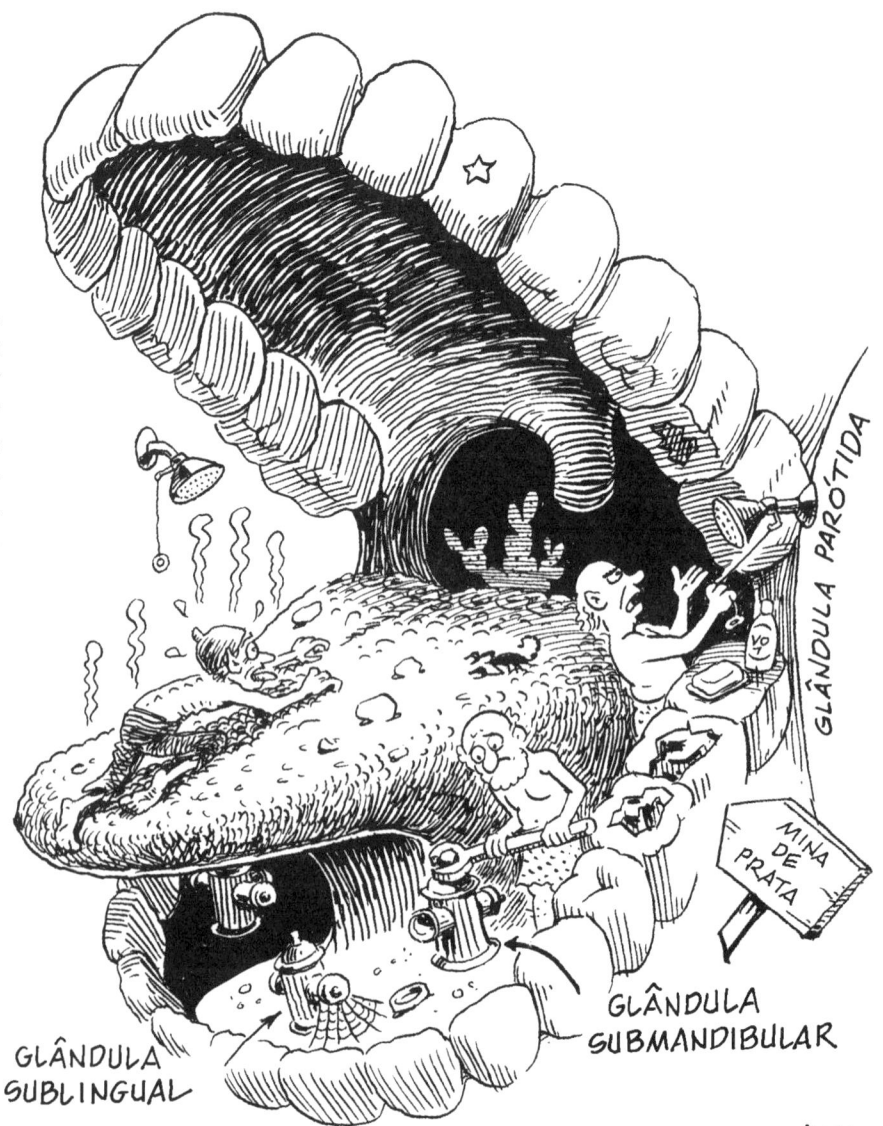

Figura 8.3
**Reação do aparelho digestivo** A peristalse (ou contração intestinal) é estimulada por nervos regulados por uma substância química do tipo serotonina. Quando tudo está funcionando corretamente, a serotonina reduz o desconforto que podemos sentir quando o gás passa pelo intestino, e estimula mais neurônios a se contraírem de um modo coordenado para mover o alimento. Usar laxantes pode estimular excessivamente os nervos intestinais e levar à constipação crônica.

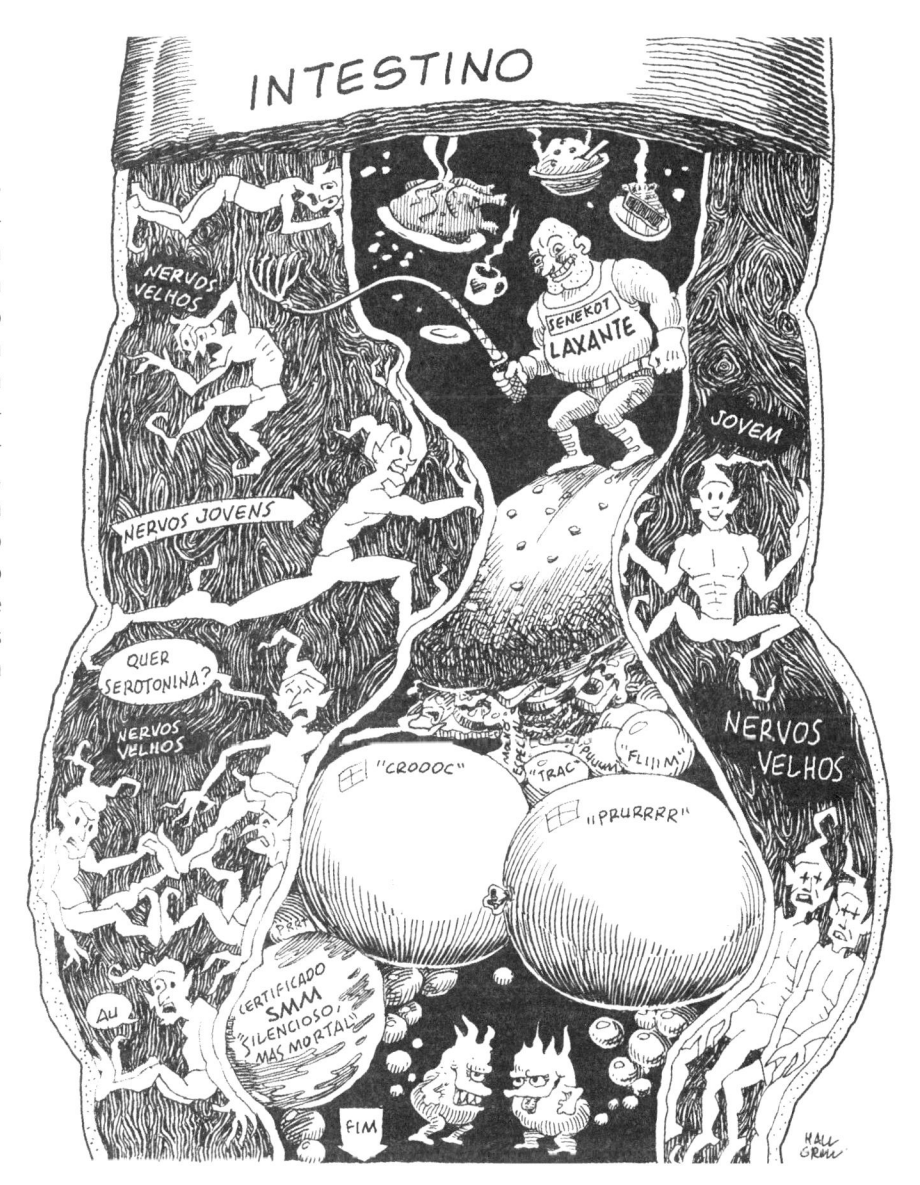

Em um bom sistema, o alimento se move como pasta de dente por um tubo apertado na extremidade final (veja a figura 8.4). Nas pessoas com peristalse lenta, é como se você apertasse o tubo no meio, de modo que o padrão se torna irregular, variável e imprevisível. E certamente não precisamos lhe dizer qual é a sensação provocada por movimentos irregulares, variáveis e imprevisíveis em seu aparelho digestivo.

A digestão é regulada por muitas substâncias químicas, inclusive uma chamada 5-HT (5-hidroxitriptamina). Precursora da substância química do bem-estar, a serotonina, pode ser controlada por drogas que estimulam o sistema da serotonina. Quando funcionam corretamente, elas ajudam a digestão estimulando mais neurônios, liberando óxido nítrico (que contribui para o relaxamento anal) e uma substância chamada acetilcolina, que ajuda a estimular as contrações do cólon para que você possa ir ao banheiro. Isso também permite que você mova gás através do intestino sem sentir desconforto.

Quando o alimento entra no estômago através do esôfago, é misturado. O estômago atua como a máquina de lavar do corpo – misturando os alimentos com ácidos e os separando em diferentes nutrientes. À medida que você envelhece, não só fica com menos fluido digestivo no estômago, como esse fluido se torna menos ácido. Isso pode parecer bom, mas significa que seu corpo tem menos capacidade de extrair as proteínas de que precisa para funcionar normalmente. Esse é um dos motivos pelos quais os produtos farmacêuticos têm efeitos muito diferentes quando você envelhece.

Pense em seu intestino delgado de sete metros como uma caverna subaquática com corais – os corais sendo as vilosidades em forma de dedo que revestem as paredes internas do intestino e agem como pequenas esponjas, absorvendo os nutrientes. Quando você envelhece, essas vilosidades ficam endurecidas, ásperas e debilitadas, tornando-se menos capazes

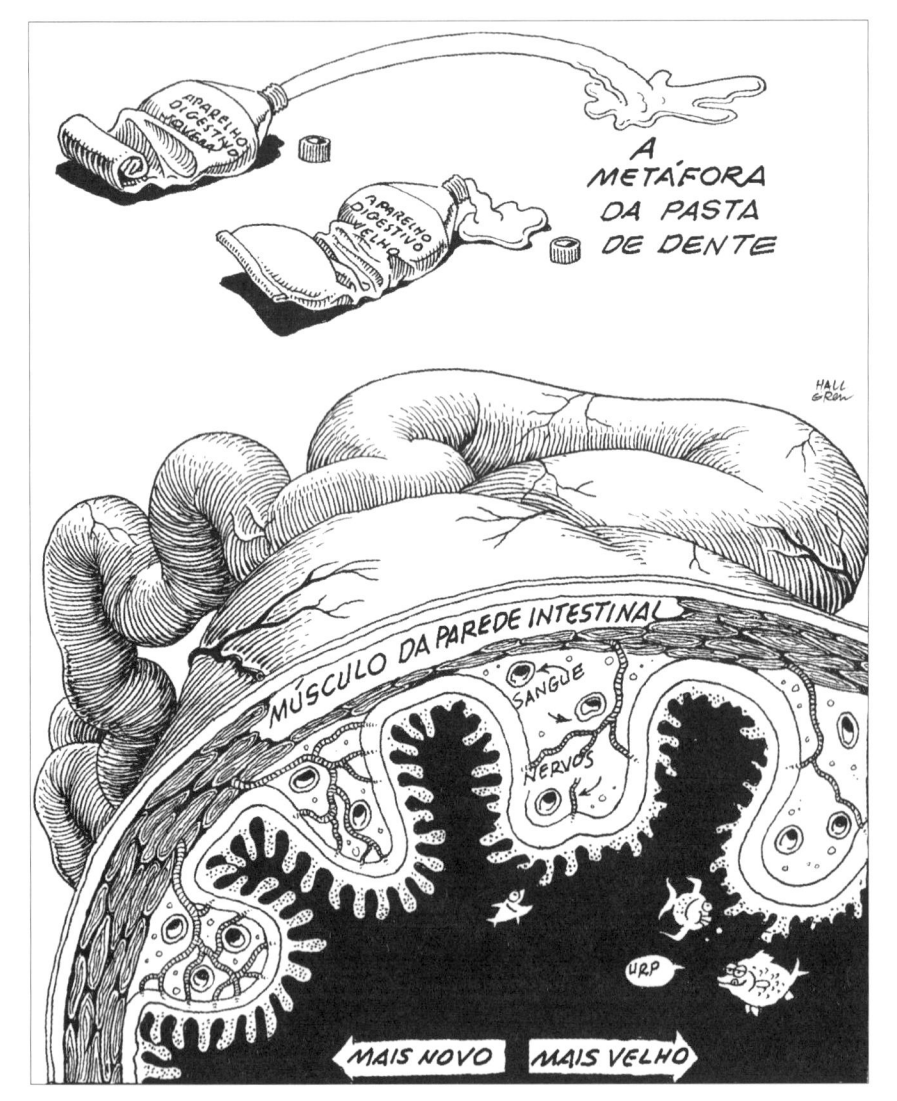

Figura 8.4

**Jogo de apertar** Com a idade, as vilosidades intestinais perdem a aparência de um esplêndido recife de corais e ficam com a de uma cadeia de montanhas achatadas. Os intestinos mais velhos também não funcionam eficientemente, o que pode afetar a nutrição.

de absorver nutrientes (embora continuem ótimas em absorver calorias). E você pode imaginar o resultado disso. Menos capacidade de absorver cálcio significa mais chances de perda óssea. Menos capacidade de absorver vitamina $B_{12}$, ácido fólico, niacina ou vitaminas C ou E pode significar um risco maior de déficit neurológico ou dano de radicais livres.

Outros problemas gastrointestinais comuns associados ao envelhecimento incluem:

*Desordens da deglutição*: Como a peristalse se torna mais lenta com o envelhecimento, você tende mais a ter refluxo, o que dificulta a deglutição. É importante não só limitar suas porções, como também comer mais devagar e, como sua mãe dizia, parar de falar com a boca cheia. A propósito, os problemas de deglutição freqüentemente são o primeiro sinal de demência, porque podem indicar uma perda de nervos no aparelho digestivo.

> **Curiosidade**
>
> O chá oolong, um chá chinês entre o chá verde e o preto em termos de oxidação, não tem o gosto amargo e de erva do típico chá verde. Contém polifenóis, que demonstraram ajudar a controlar a gordura corporal, melhorando o metabolismo da gordura nutricional. Um estudo revelou que quem bebia duas xícaras por dia de oolong apresentava um ritmo de queima de calorias duas vezes e meia mais rápido do que quem bebia chá verde tradicional. Um método infalível para perder peso? As pesquisas ainda estão em suas fases iniciais, mas os resultados realmente são promissores.

*Diverticulite*: Pequenas bolsas na parede intestinal que se formam quando você tem muito pouca fibra e água e seus intestinos são forçados a se contrair muito (assim como você) quando você vai ao banheiro. As fezes podem ficar presas nessas bolsas, criando desconforto gastrointestinal. A solução? Você sabe: mais fibras e mais água equivalem a menos esforço.

*Helicobacter pylori*: Essa infecção bacteriana é uma das principais causas de lesão gastrointestinal, e sua incidência aumenta com a perda de ácido estomacal quando você envelhece. Alguns dizem que 80% dos idosos são afetados por ela. A presença de *H. pylori* pode criar uma reação inflamatória, mais refluxo ou úlceras.

*Incontinência urinária*: Embora tecnicamente esse problema não seja do sistema gastrointestinal, nós o incluímos aqui porque está muito próximo dele – e freqüentemente é associado ao envelhecimento. O que acontece é que, quando uma mulher envelhece e perde força muscular, perde a capacidade de controlar a bexiga. Isso ocorre porque os músculos ao redor da bexiga, tipicamente suspensos do chão pélvico, deveriam contrair o tubo da uretra que vai da bexiga para o mundo exterior. Mas se esses músculos se tornam flácidos, reduzindo o controle muscular, rir ou tossir podem pressionar a bexiga e forçar a urina a sair (VEJA A FIGURA 8.5). Muitas vezes, o problema ocorre devido ao estiramento causado pela gravidez. Fazer exercícios de Kegel – trabalhar os músculos que você contrai quando está vestindo calças jeans apertadas – pode ajudar a fortalecer esses músculos. A propósito, o mecanismo em ação na incontinência fecal é o mesmo, só que a contração é do reto e dos músculos circunvizinhos. Os exercícios de Kegel não ajudam aqui, mas tampões retais foram desenvolvidos por algumas vítimas empreendedoras. O envelhecimento dos intestinos pode sabotar a cruzada antienvelhecimento e ao mesmo tempo causar subnutrição e obesidade. Que combinação! Mas, ao formar uma aliança saudável com alimentos ricos em nutrientes, o aparelho digestivo também oferece algumas das maiores oportunidades de neutralizar os Grandes Fatores de Envelhecimento.

Figura 8.5

**Incontinência** Os músculos ao redor dos ductos que saem do corpo agem como esfíncteres que regulam a estratégia de saída dos restos. Quando esses músculos esticados se tornam mais como um trampolim, permitem que a bexiga desça, fazendo a uretra perder seu ângulo agudo. Agora tente tossir sem urinar.

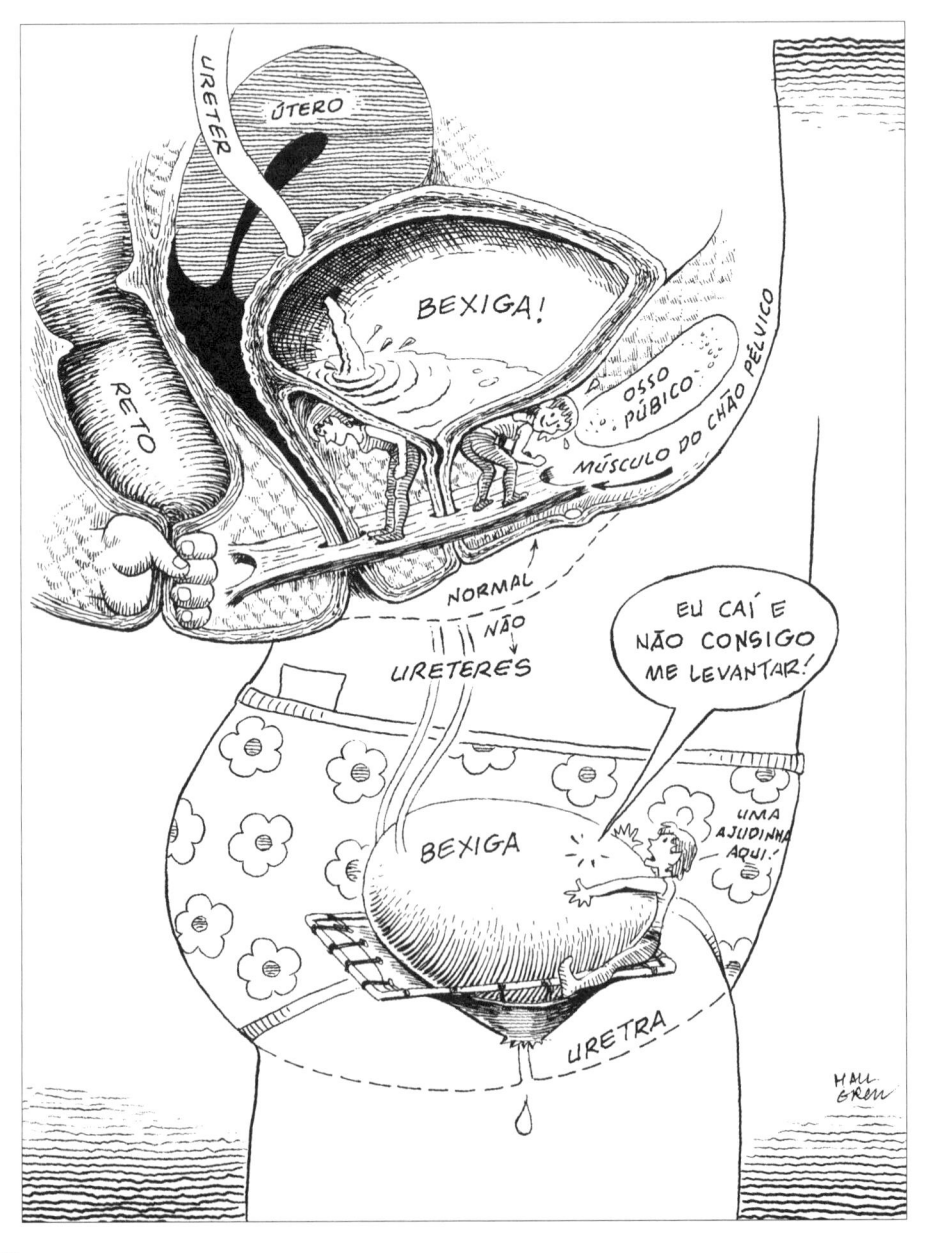

# Dicas de VOCÊ!

É claro que ser gentil com seu estômago é mais do que não abusar de molho de pimenta. Decidir o que pôr (e não pôr) na boca influi muito no quão bem e rápido o sistema digestivo envelhece. Ao dar os passos a seguir, você manterá o bom funcionamento de suas vísceras, assim como o seu.

**Dica de VOCÊ: Aumente o volume.** O duo do alimento com a maioria dos músculos: fibra e água. Juntas, elas mantêm o alimento volumoso e macio para que possa passar facilmente pelo seu sistema sem colocar muita pressão nos intestinos. Lembre que, sem água, a fibra freqüentemente se transforma em cimento. Sem conter calorias, mas, ainda assim, produzindo uma sensação de saciedade, a fibra combinada com água faz bem para o sistema digestivo e a saúde geral porque ajuda a evitar a ingestão de outros alimentos que tendem mais a causar problemas associados à obesidade, como doença cardíaca e diabetes. A fibra é encontrada em frutas, vegetais, grãos integrais, na aveia, nos feijões e em alguns cereais. Seu objetivo: 35 gramas por dia para as mulheres e 25 gramas por dia para os homens.

**Dica de VOCÊ: Lave suas entranhas.** Você ouve muitas vezes o conselho de beber oito copos de água de 250 mililitros por dia. Não há mágica nesse número, e a quantidade certa varia de acordo com o nível e o tamanho da atividade. Por isso, se você quiser, beba apenas água suficiente para sua urina ficar clara. Ou poderia ser mais fácil beber dois litros de água por dia. De todos os motivos pelo qual o $H_2O$ (preferivelmente filtrado) é tão bom, um dos mais importantes é o que faz pelo seu aparelho digestivo. Para começar, ajuda a lubrificar os alimentos, facilitando a digestão. Além disso, ajuda a diminuir a fome e a secura da boca e combate o mau hálito. Seu mecanismo para detectar a sede não funciona tão bem quando você é mais velho, o que torna muito mais importante se lembrar de beber água regularmente durante o dia – até mesmo antes de seu corpo sinalizar que é hora de fazer isso.

**Dica de VOCÊ: Pratique o jogo da eliminação.** O melhor modo de descobrir quais alimentos podem estar causando problemas digestivos é por eliminação. Por três dias seguidos, elimine certos grupos de alimentos – laticínios, produtos de trigo e açúcares sendo os três principais. Anote como se sente nesses dias e observe quaisquer mudanças nas sensações digestivas, assim como coisas como seu nível de energia. O teste vai proporcionar a você insights não só de alergias, mas também de intolerância alimentar – sintomas que podem fazer você se sentir como se estivesse um pouco resfriado. Outra vantagem: aprender a eliminar certos grupos (principalmente açúcares e carboidratos refinados) também pode ajudá-lo a emagrecer.

**Dica de VOCÊ: Escolha suas gorduras.** Talvez você goste de saber que há gorduras boas e ruins. As boas (ácidos graxos ômega 3) vêm na forma de peixes gordos, verduras e suplementos de óleo de peixe, óleo de linhaça, ou DHA, e nozes, enquanto as ruins (como as saturadas e trans) vêm na forma de bolos e hambúrgueres. Mas há um motivo pelo qual uma gordura aumenta sua cintura enquanto outra ajuda a limpar suas artérias. As gorduras trans são rígidas, por isso causam espasmos arteriais e perigosa inflamação, enquanto os ácidos graxos ômega 3 relaxam as artérias e diminuem a inflamação (VEJA A FIGURA 8.6).

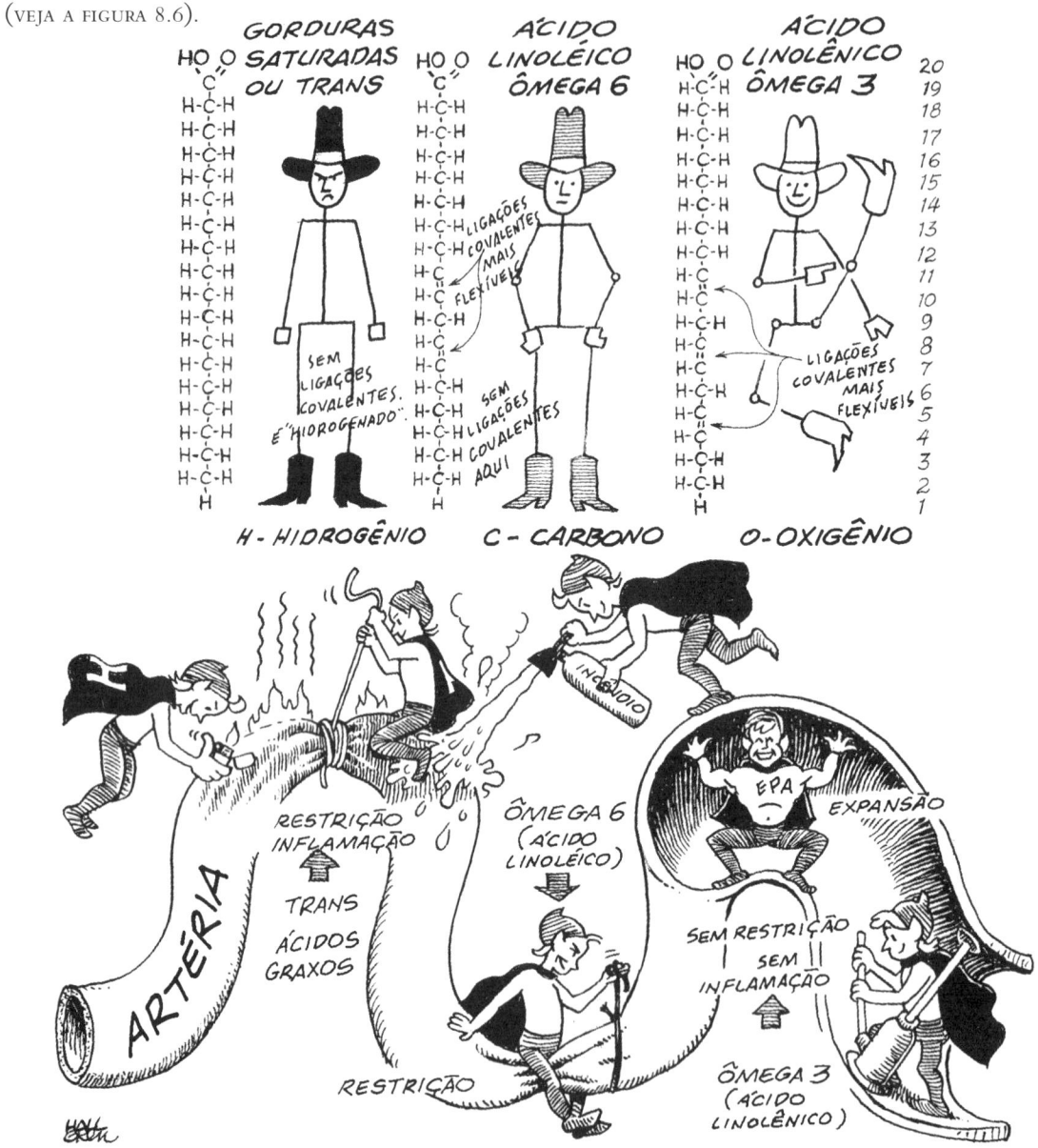

FIGURA 8.6

**Ataque da gordura** Os ácidos graxos ômega 3 são mais benéficos do que as rígidas gorduras trans, porque têm ligações covalentes. As gorduras rígidas causam espasmos arteriais e inflamação; os ácidos graxos ômega 3 apagam esses incêndios e relaxam as artérias. O DHA e o EPA (ácido eicosapentaenóico) são ômega 3.

# GRANDE FATOR DE ENVELHECIMENTO

## Desequilíbrio de neurotransmissores

### Como o sistema químico de mensagens em seu cérebro pode envelhecer você

Todos nós recebemos mensagens pelo telefone e pelo computador. Alguns as recebem em garrafas. E os sortudos recebem mensagens em espelhos de banheiro embaçados de que alguém os espera no quarto.

Em uma sociedade que envia e recebe mensagens na velocidade das 500 milhas de Indianápolis, estamos bem conscientes das vantagens e desvantagens do processo de comunicação. Às vezes, recebemos mensagens instantaneamente. Em outras ocasiões, isso demora mais. Às vezes, recebemos mensagens demais. Em outros momentos, as mensagens são como meias na lavanderia – podem ficar perdidas em outro mundo.

Agora aplique o mesmo conceito ao seu cérebro. No meio de tudo que existe sob o crânio, há a melhor empresa de comunicações. Ela envia e recebe mensagens que ajudam a ditar como você age e se sente, se deseja dormir ou uma sobremesa com cobertura tripla de chocolate.

Como? Bem, os nervos do corpo se comunicam por meio de espaços chamados sinapses – as brechas entre o fim de uma célula nervosa e o início de outra. Seu corpo tem cerca de $2 \times 10^{14}$ sinapses (cem vezes mais do que a dívida pública dos Estados Unidos calculada em dólares). A maioria das comunicações entre os nervos usa neurotransmissores, que são as substâncias químicas que ajudam a enviar sinais por meio de uma sinapse. Pense nesses neurotransmissores como um impulso elétrico unidirecional entre os nervos. Quando um nervo quer se comunicar com um nervo próximo, libera neurotransmissores.

Esses neurotransmissores têm chaves para suas caixas de correio neurológicas, chamadas de receptores neuronais. E somente as mensagens com as chaves certas se encaixam nos receptores (veja a figura H.1). Quando a chave está na fechadura, muitas coisas podem acontecer; ela pode deixar a glicose entrar ou sair, fazer um músculo se contrair ou você desejar dormir. Algumas mensagens estimulam os neurônios, enquanto outros neurotransmissores desaceleram ou reduzem a atividade neural. Isso depende das mensagens enviadas e de como (e mesmo se) estão sendo recebidas.

Embora o sistema de envio de mensagens seja importante, o de recepção também o é. Os receptores determinam onde as chaves se encaixam e se você está ou não obtendo demais de um neurotransmissor. Seus receptores neuronais – e é aí que tudo se junta – podem ser modificados pelas drogas que você toma ou pelos alimentos que ingere, tornando-se mais ou menos eficientes com o decorrer do tempo. Além disso, a exposição prolongada a um certo neurotransmissor, mesmo se isso é ruim para você, pode tornar os receptores insensíveis.

Todo o sistema neurológico é protegido por algo chamado barreira sangue-cérebro, um denso conjunto de células que age como uma espécie de sistema de filtragem, protegendo o cérebro. Um dos motivos pelos quais muitos suplementos são inúteis é que não conseguem chegar ao cérebro para produzir efeito. À medida que você envelhece, seu cérebro encolhe (não se preocupe, isso é normal), e você perde um pouco de sua capacidade intelectual. Também perde alguns dos neurotransmissores que produz. Os níveis médios de serotonina e

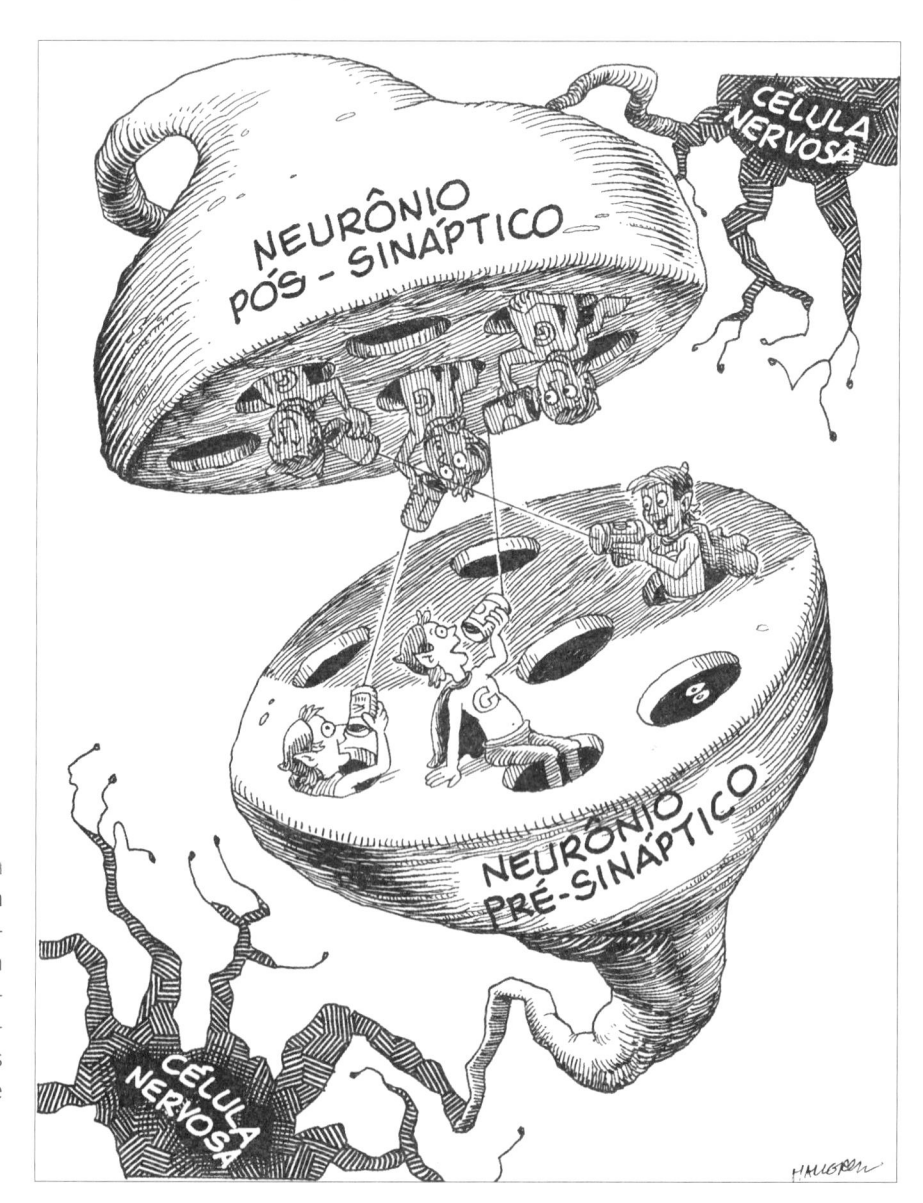

Figura H.1

**Mensagem instantânea**
Os neurônios se comunicam por meio de conexões: neurotransmissores que viajam pelas junções entre as células (chamadas sinapses). Desafiar seu cérebro de modos novos cria mais conexões e as fortalece.

dopamina caem cerca de 5% a cada 10 anos, o que tem sido associado a problemas emocionais como depressão, assim como a outras habilidades cognitivas, como a qualidade do sono, que é o tema de nosso próximo capítulo. O envelhecimento do cérebro também tem sido associado a problemas com o Grande Fator de Envelhecimento das toxinas influindo no sistema de mensagens dos neurotransmissores, por exemplo, por meio de coisas como doses industriais de glutamato monossódico (MSG, de *monosodium glutamate*). (veja a figura H.2.)

Contudo, a boa notícia é que os alimentos, os exercícios e o sono funcionam como dials em seu rádio neurotransmissor, regulando o quão bem você se sente dia após dia e hora após hora, e por isso têm um impacto profundo no lado emocional do envelhecimento. Eventos controlados por neurotransmissores, como insônia, também influem na longevidade e na qualidade de vida.

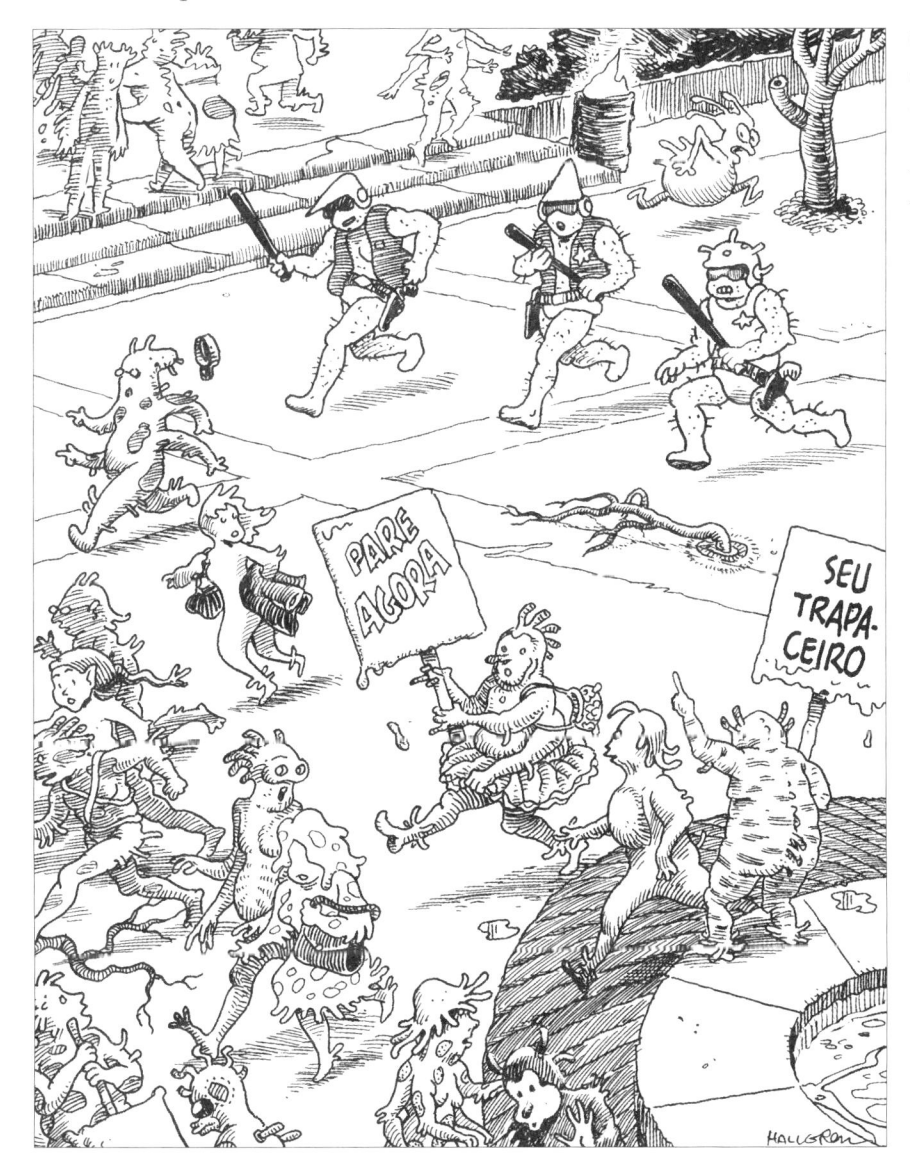

Figura H.2

**Caos químico** Conexões transmissoras instáveis criam um tumulto em que todo mundo e todos os pensamentos vão em todas as direções.

# Durma para chegar ao topo

**CAPÍTULO 9**

## Teste de VOCÊ: Tendência a adormecer

Posicione em uma escala de 0 a 3 (com 0 sendo nenhuma chance e 3, uma grande chance) sua chance de adormecer nas situações a seguir. Some seus pontos.

- [ ] Sentado lendo
- [ ] Vendo TV
- [ ] Sentado inativamente em um lugar público, como um cinema ou uma reunião
- [ ] Como passageiro em um carro andando por cerca de uma hora sem parar
- [ ] Deitado à tarde para descansar
- [ ] Sentado e conversando com alguém (independentemente de você gostar ou não dessa pessoa)
- [ ] Sentado em silêncio depois do almoço
- [ ] Em um carro preso no trânsito por alguns minutos

## Resultados

Menos de 10: Sono tranqüilo. Você tem padrões de sono normais.

10 a 12: No limite dos problemas de sono. Continue a ler.

Mais de 12: Você está com palitos de dente nos olhos?

Com todo o respeito à sua cadeira reclinável ou ao seu armário antigo favorito, há algum móvel melhor do que sua cama? Seus filhos pulam nela. Seu cachorro se esconde debaixo dela. Você provavelmente começou sua família nela. E é bem provável que esteja lendo estas palavras nela.

De certo modo, sua cama é um dos poucos santuários da vida. É um lugar para o qual você pode se retirar com seus pensamentos, onde pode ficar nu com o amor de sua vida, ser entretido e inspirado por um sonho que inclui um dentista, um tornado e um unicórnio de três pernas que fala croata.

Então, por que há tão pouco respeito por esse santuário da solidão?

Não é que não adoremos dormir. Na verdade, apesar de algumas diferenças importantes, o sono é de muitos modos como outra atividade popular realizada no quarto: todos nós queremos mais dele. Mal podemos esperar para que comece e detestamos vê-lo terminar. E não gostamos nem um pouco de ser interrompidos no meio dele.

Mas a verdade é que a maioria de nós não dorme o suficiente, e isso tem um papel importante em nosso envelhecimento. As pessoas que dormem menos de seis horas por noite apresentam um risco 50% maior de infecções virais e correm um risco maior de doença cardíaca e AVC. Além disso, a privação de sono está associada a declínio mental e comida em excesso (o que leva a mais problemas relacionados com o envelhecimento). Pior ainda: não nos importamos muito com o fato de não dormirmos o suficiente, embora essa seja uma das coisas que mais fazem com que nos sintamos velhos. A maioria de nós acha que a privação de sono – seja por uma noite, uma semana ou por toda a vida – não é muito importante. Seguimos nossos caminhos, tratando de nossas vidas e responsabilidades diárias nos sentindo cansados, derrotados, sem energia, cheios de cafeína e querendo dar marteladas no despertador às 6:07h, todas as manhãs.

Poucos de nós se preocupam com a privação de sono.

Não dormir não só pode deixar você mais agitado do que uma máquina de lavar desequilibrada. Pode matar você.

## Sensação de sono: o terceiro olho

As mães podem ter olhos nas costas, as celebridades presas podem exibir um olho roxo, e os adúlteros, um olhar perdido. Mas todos nós temos outro tipo de olho que desempenha um papel

> **Curiosidade**
>
> Você acha ruim ser fumante passivo? Pense no sono de má qualidade. Pessoas perdem em média uma hora (não contínua, mas somando um minuto aqui e outro ali) de sono por noite devido aos roncos de seus cônjuges. Se você sofre com isso, fones de ouvido e fitas com barulho de fundo ou música de meditação podem ajudar, como também dormir em quartos separados.

em como envelhecemos. É o "terceiro olho". Fica bem dentro do cérebro – na verdade, no centro exato do cérebro (VEJA A FIGURA 9.1).

A glândula pineal, a única glândula endócrina em contato com o mundo exterior, sente quando somos expostos à luz, de um modo muito parecido com o de um sensor de luz de segurança. Tem células parecidas com as do fundo da retina, mas está aninhada dentro do cérebro, bem longe de qualquer acesso direto à luz. Em alguns animais – como, por exemplo, os camaleões –, ela sente a luz diretamente através do crânio. Nos seres humanos, ela a sente através de receptores especiais no fundo dos olhos que não proporcionam visão, mas ditam os ritmos circadianos. Até mesmo os cegos têm esse ritmo, o que indica que nossos inputs pineais, junto com outros inputs neurológicos, podem substituir essas células especiais nos olhos.

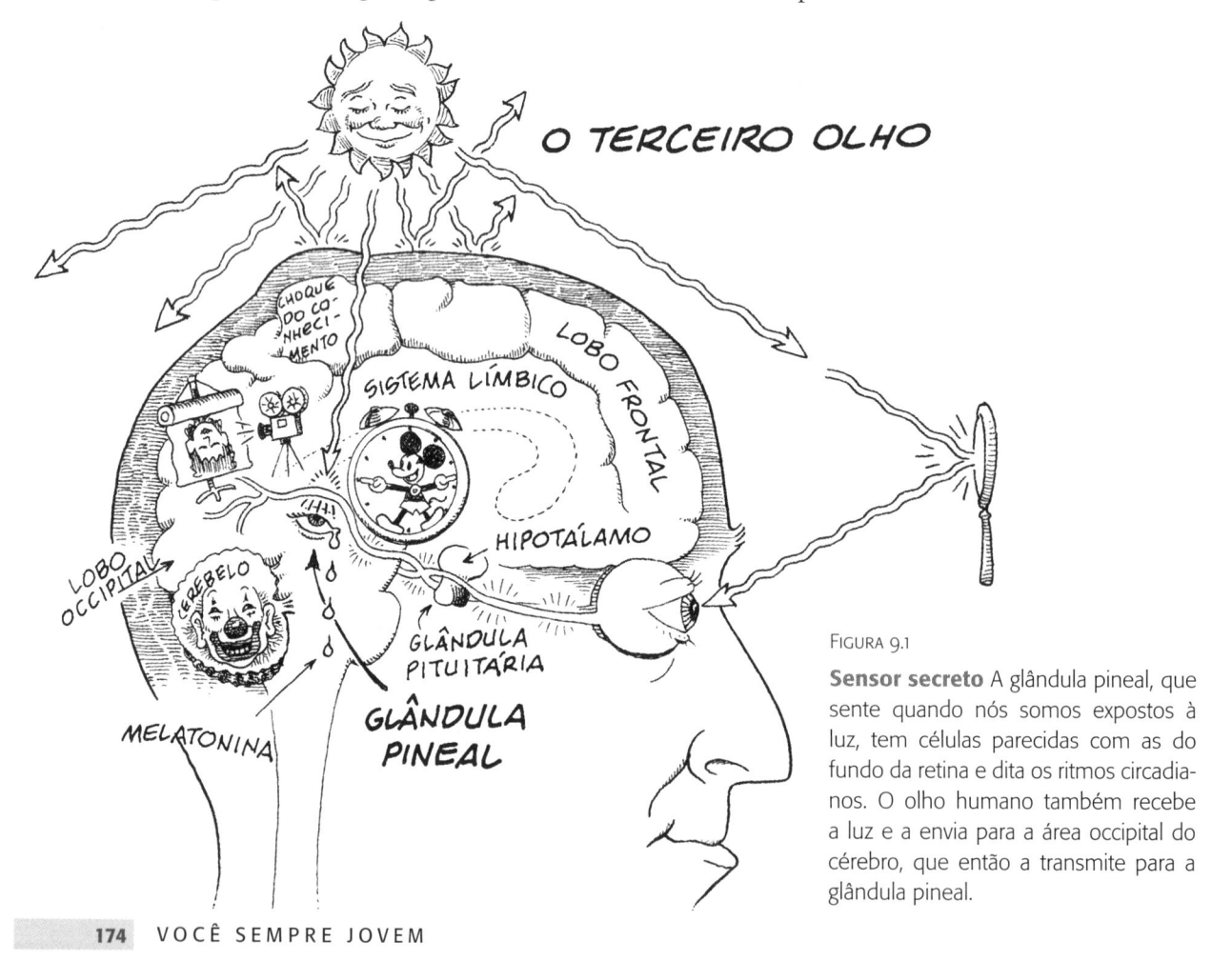

FIGURA 9.1

**Sensor secreto** A glândula pineal, que sente quando nós somos expostos à luz, tem células parecidas com as do fundo da retina e dita os ritmos circadianos. O olho humano também recebe a luz e a envia para a área occipital do cérebro, que então a transmite para a glândula pineal.

Sabemos que a glândula pineal tem um papel no envelhecimento porque pesquisas mostraram que pôr glândulas pineais jovens em animais velhos ajuda a revertê-lo. Os pêlos de animais velhos cresceram mais fortes e bonitos quando novas células pineais foram introduzidas. Em contrapartida, pôr glândulas pineais velhas em animais jovens acelera o processo de envelhecimento. Ratos com glândulas pineais novas viveram 25% a mais, mas nós ainda não conseguimos determinar se a mesma estatística seria verdadeira para os seres humanos. Portanto, não planeje sacrificar seus amigos mais jovens em um futuro próximo.

> **Curiosidade**
>
> A maioria das pessoas é cronicamente privada demais do sono para acordar sem um despertador. Por definição, a necessidade de um despertador indica algum tipo de perigo.

Para ter uma vida mais longa e saudável, você precisa conhecer a glândula pineal, não devido a *risco* iminente, mas porque produz uma substância chamada melatonina, que conduz a sinfonia dos hormônios. A melatonina modula a menstruação, ajuda a controlar o desejo sexual, a abaixar a freqüência cardíaca e pressão arterial, melhora a função imunológica e ajuda a diminuir o estresse, bloqueando a resposta do corpo a ele. Além disso, ajuda a regular o sono.

Se você é um especialista em cultura inútil, pode se lembrar da melatonina como o neurotransmissor que ajuda os ursos a hibernar. Seus níveis chegam ao máximo à noite e nos meses do inverno. (A serotonina, que é convertida em melatonina, ajuda a regular a atividade diurna.) A glândula pineal sente quando as luzes se apagam e começa a produzir melatonina.

Quando você perde melatonina (que, a propósito, também é encontrada no aparelho digestivo), perde seu padrão de sono normal, o que causa muitos problemas de saúde.

O motivo pelo qual nos preocupamos com isso aqui é que a melatonina perde um pouco de seu poder quando envelhecemos – nossos receptores para esse neurotransmissor (você sabia que nós a ligaríamos com um Grande Fator de Envelhecimento, não é?) não criam o mesmo poder da dose de melatonina que recebem. À medida que você envelhece, também perde um pouco do *vigor* que obtém da melatonina, o que pode explicar por que tantas pessoas sofrem de problemas de sono e saúde relacionados com o envelhecimento. Na verdade, a produção de melatonina atinge seu ponto máximo por volta da idade de 5 anos e, a partir daí, começa a diminuir. Infelizmente, perdemos até 80% desses níveis originais quando chegamos aos 60 anos. E esse pode ser um dos motivos pelos quais não dormimos tão bem quando ficamos mais velhos e sua tia-avó acorda às 4:30h todas as manhãs. Quando você tem 20 anos e pode dormir facilmente até o meio-dia, seus níveis de melatonina

> **Curiosidade**
>
> Devemos dormir oito horas seguidas? Boa pergunta – e a resposta parece óbvia. Mas vamos com calma. Você sabe que algumas atividades são realizadas no meio do dia, no horário de almoço, mas na Idade Média elas eram realizadas no meio da noite. Naquele tempo, as pessoas iam para a cama ao escurecer, acordavam no meio da noite por algumas horas, comiam, iam ao banheiro, tinham sexo e depois voltavam a dormir por algumas horas. Na verdade, a maioria dos mamíferos não dorme oito horas seguidas.

são em média de 80 picogramas por mililitro; aos 60 anos, esses níveis caem para 10. Aos 20 anos, você pode ter um nível de 10 no final da tarde e dormir na hora da aula dessa tarde. Nós sabemos que 10 é menos eficaz na idade de 60 anos do que na de 20.

A melatonina evoluiu para que nós percebêssemos a luz e o escuro, assim como mudanças de estações, porque os ritmos circadianos ajudam a regular os ritmos reprodutivos. Originalmente, a natureza tentou programar os nascimentos para uma época do ano em que as chances de sobrevivência da mãe e do bebê eram maiores – isto é, quando os dias eram longos e as noites, curtas (e a oferta de alimentos era maior). Por isso, os ciclos da melatonina faziam com que mais bebês fossem concebidos para nascer na primavera.

Provavelmente, você também conhece a *melatonina* porque é freqüentemente usada, por um bom motivo, na forma de suplemento para facilitar o sono. Como suplemento, ajuda a ajustar o relógio biológico, tornando o sono melhor. Também dispomos de modos naturais de tornar mais previsíveis nossos padrões de sono. Um deles, que explicaremos em detalhes na página 322, é a meditação. A meditação parece provocar a liberação de melatonina para acalmar o corpo e proteger as células-tronco amigáveis com os tecidos. Faz com que você só role na cama se estiver fazendo sexo. Então, agora você sabe por que seu plano de ação para dormir inclui meditação antes de ir para a cama.

## Problema noturno: a necessidade de dormir

O sono não existe apenas para que o tempo de uma palestra sobre antropologia passe ou para evitar que você trabalhe 24 horas por dia. Nossos corpos nos fazem dormir porque nossos cérebros precisam de sono como os trens precisam de trilhos – não funcionam sem eles. Dormir exercita a parte de seu cérebro que você normalmente não usa. O que queremos dizer com isso? Pense nos homens das cavernas. Eles passavam os dias concentrados nas tarefas que os manteriam vivos: caçar, cozinhar e cuidar da tribo. Durante o dia, outras partes de seus cérebros – digamos, as criativas que lhes apresentariam soluções e idéias para armas ou abrigos mais fortes – não eram usadas porque eles estavam ocupados demais tentando sobreviver.

Isto é, exceto durante o sono, que permite que essas partes criativas cresçam e se fortaleçam para estar totalmente desenvolvidas quando surgir a oportunidade de serem usadas.

Em nossa história evolutiva, quando começamos a adquirir mais habilidades cognitivas, precisamos ainda mais do processo restaurador do sono, porque a visão é muito custosa cognitivamente, o que significa que, quando você está vendo coisas e processando o mundo visualmente, seu cérebro pode fazer pouco mais do que isso. Você precisa de um tempo sem visão (dormindo ou, em menor grau, realizando atividades como a meditação) para processar e armazenar informações em sua memória. De certo modo, o sono permite ao seu cérebro estabelecer o código que sua mente usará no futuro, para você poder desligar e religar seu sistema todas as noites. Isso dá ao seu cérebro a chance de trabalhar e consolidar suas lembranças, para que você possa usá-las no futuro.

> **Curiosidade**
>
> Como se precisássemos de mais evidências de que o cérebro feminino supera o masculino... As glândulas pineais das mulheres são maiores do que as dos homens, apesar de o cérebro masculino ser anatomicamente maior. Isso pode ajudar a explicar por que as mulheres envelhecem mais devagar do que os homens e por isso vivem mais.

Como uma cidade, seu corpo precisa de um tempo de inatividade para reparar e renovar seus sistemas; afinal de contas, as estradas de rodagem são repavimentadas à noite, quando não há trânsito ou limpeza de ruas. Se a cidade nunca tivesse um tempo de inatividade, você não seria capaz de realizar a manutenção que lhe permite funcionar sem percalços, ou seria ineficiente quando tentasse realizá-la nos momentos de movimento intenso (você já ficou preso em uma estrada de rodagem cujas quatro pistas desembocavam em uma?).

Como dissemos, o sono é uma coisa séria. Ainda não está convencido disso? Pense no que acontece em uma situação extrema. Quando as pessoas não dormem por três ou mais dias seguidos, tornam-se psicóticas; é por isso que tantas formas de tortura envolvem a privação de sono. Sem dormir, você fica vulnerável, fraco e exausto. Os problemas do sono e da privação dele são uma tortura auto-imposta. E os riscos são altos: enfraquecimento do sistema imunológico, maior risco de doença cardíaca e um cérebro que funciona com a rapidez de um computador Commodore 64.

Você pode pensar que sua insônia ocasional ou mudança no padrão de sono de oito horas por noite para, se tiver sorte, seis, não é muito preocupante, já que ainda está conseguindo viver bem, embora um pouco cansado. A verdade é que os problemas do sono afetam 70% dos americanos, uma porcentagem que era de 60% em 1990. Uma desordem do sono é definida como dificuldade em dormir ou não se sentir descansado pelo menos algumas noites por semana. E isso basta para interferir na saúde – e longevidade. Contudo, a boa notícia

**Ferramenta de VOCÊ: Programa do sono profundo**

Falamos sobre higiene pessoal geralmente para conservar os dentes ou se sair bem em entrevistas de emprego, mas a maioria das pessoas não fala sobre higiene para o sono – isto é, a criação do ambiente perfeito para dormir. De um modo muito parecido com pôr velas na mesa para um jantar a dois ou uma música de Luther Vandross para uma noite romântica, você precisa criar o clima para o sono. Eis o ambiente perfeito para dormir:

- Um quarto fresco e escuro. A temperatura e a escuridão são sinais para a glândula pineal produzir melatonina e pôr você a nocaute.
- Sem laptops e TV. O ideal é que a cama só seja usada para duas coisas. Se você tem qualquer outro tipo de estímulo, como trabalho ou TV, não envia para seu corpo a mensagem certa de que é hora de dormir. Precisa de mais incentivo para pôr a TV na sala de estar? As pessoas que não têm TV no quarto fazem 50% mais sexo do que as que têm.
- Acrescente barulho de fundo. Use um ventilador para produzi-lo, ou um daqueles aparelhos que lhe permitem ouvir sons de florestas e oceanos. Isso abafa o som do casal brigando na porta ao lado e de carros lá fora, deixando seu subconsciente imaculado enquanto você conta carneirinhos.
- Vista-se adequadamente. As melhores roupas são as confortáveis e as que não causam alergias (tanto o tecido como o modo como é lavado). Seu corpo é melhor em se manter quente do que frio, por isso você facilitará as coisas para si mesmo usando o mínimo possível de roupas, que devem ser folgadas.
- Crie uma hora-padrão para acordar, inclusive nos fins de semana. Isso ajuda a restabelecer seu ritmo circadiano e o treina para seguir seu horário se seu ritmo é alterado, como em viagens.
- Tenha o melhor dos colchões. Acreditamos que há quatro coisas na vida em que você não pode economizar. As primeiras três são: travesseiros, colchões e cobertas. Qual é a quarta coisa? Uma boa faca de cozinha (não para ser usada na cama). Embora não haja um colchão ideal para todos, você tem de escolher o que lhe parecer certo (e experimentá-lo com seu marido, se tiver um). Mas não pode avaliar isso em trinta segundos na loja. Peça ao vendedor 15 minutos para você sentir o colchão antes de comprá-lo. Avalie-o pelo conforto, apoio e calor (não convém que o calor se dissipe muito rapidamente, mas uma capa protetora pode ajudar). Uma boa opção são os colchões de espuma com memória, que voltam à sua forma original depois que você sai da cama, em vez de formar reentrâncias. Eles podem ser caros. Mas você também pode comprar um colchão comum e virá-lo de vez em quando para evitar que as reentrâncias atrapalhem seu sono. E compre uma capa de 1 mícron que impede que alérgenos passem do travesseiro ou colchão para seu nariz e corpo.

é que 50% das pessoas com desordens do sono são ajudadas por simples mudanças comportamentais que você pode fazer sozinho – em sua cama, seu corpo e sua vida.

Curiosamente, o sono é o estado *default* do corpo; você deveria estar em um estado de sono profundo o tempo todo (veja a figura 9.2). Adormece por meio da ativação do neurotransmissor ácido gama-aminobutírico (GABA, de *gamma-aminobutyric acid*). Agora, o motivo pelo qual você não adormece é que seu hipotálamo segrega uma substância química chamada acetilcolina para despertá-lo. Quando você dorme durante muito tempo, experimenta um aumento de substâncias químicas, e a acetilcolina vence. (É assim que a cafeína parece funcionar, influindo nos níveis de acetilcolina.) Em contrapartida, uma substância química chamada adenosina aumenta com a atividade e se opõe à acetilcolina, por isso ficamos cansados.

Com o passar do dia, você sente mais sono à medida que a acetilcolina e outras substâncias químicas que o mantêm desperto diminuem. Enquanto isso, sua melatonina aumenta várias horas antes de você ir para a cama, finalmente sobrepujando o que restou de sua acetilcolina. Portanto, se você tem dificuldade para dormir, na verdade é a preparação para seu estado *default* que está incompleta, o que indica que você tem um defeito biológico bem básico que precisa ser examinado.

Há claras evidências de que uma boa noite de sono (noite após noite, não uma noite em semanas) é fundamental para a saúde e longevidade. Mas o que é exatamente uma boa noite de sono? Embora a duração do sono seja importante, é igualmente vital completar seu ciclo várias vezes. O ciclo inclui os estágios a seguir:

Latência: o tempo que você leva para dormir desde que vai para a cama.

Estágios 1 e 2: sono leve. Torpor enquanto o cérebro adormece. No estágio 2, as ondas cerebrais começam a se tornar bem mais lentas, descansando as partes do cérebro que você usa quando está acordado.

Estágios 3 e 4: sono mais profundo, do qual você tem menos à medida que envelhece devido ao despertar freqüente. Esses dois estágios são reparadores. Tanto o sono REM (de *Rapid Eye Movements*) quanto os estágios 3 e 4 do sono são induzidos pela homeostase – isto é, se um ser humano é seletivamente privado de um desses estágios, ele ressurge quando a pessoa volta a dormir. Isso sugere que são essenciais para o processo de dormir e suas muitas funções.

REM: o sono mais profundo. Os olhos se movem mais rápido, mas o restante do corpo fica paralisado. É nesse estágio que ocorrem algumas desordens relacionadas com o sono, como, por exemplo, o sonambulismo.

Cada um desses ciclos dura cerca de noventa minutos e você passa por quatro a seis deles por noite. Mas o importante é que precisa de sono REM para se sentir descansado. Pessoas com problemas de sono freqüentemente não chegam ao sono REM porque ele leva até

FIGURA 9.2

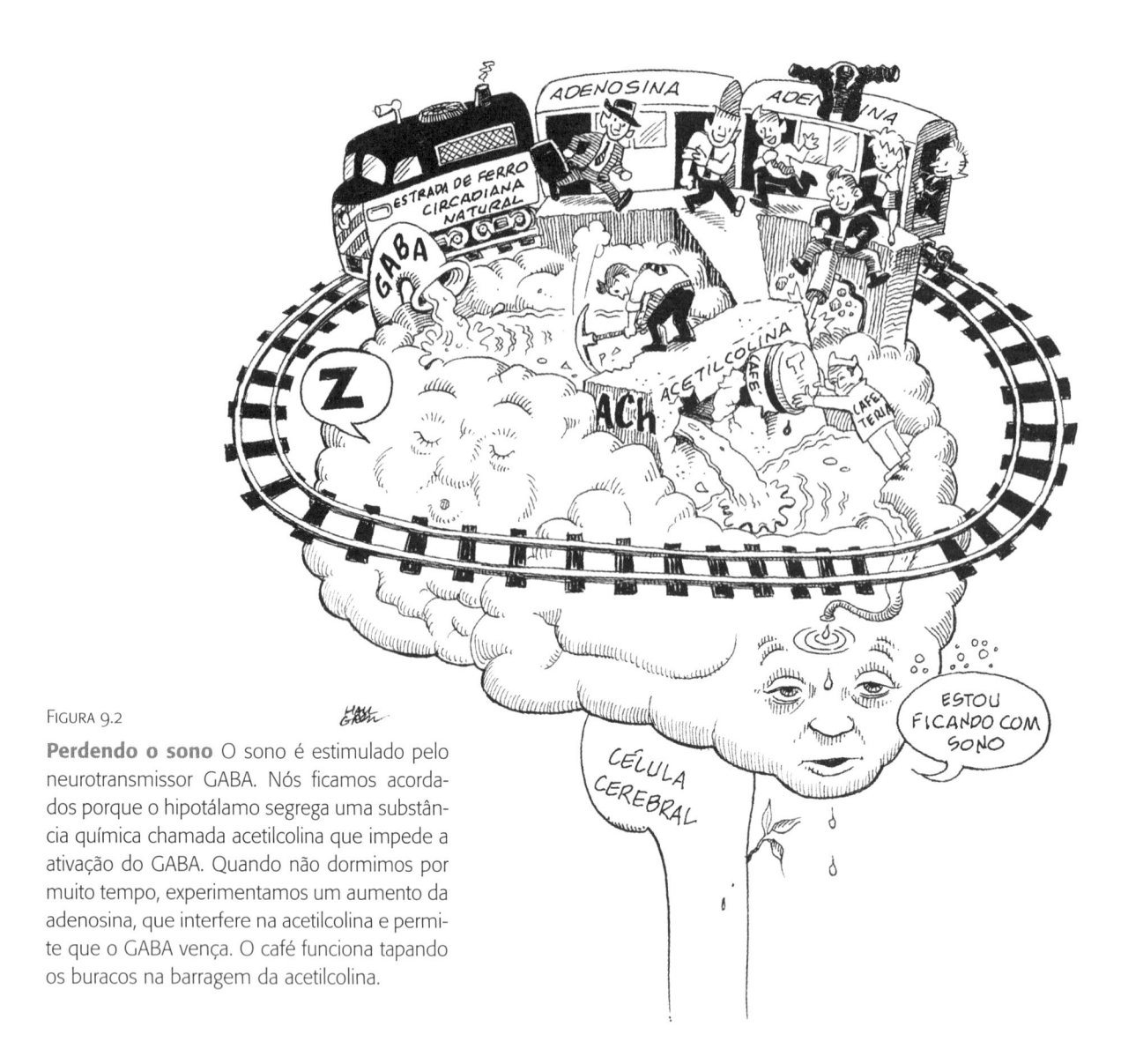

**Perdendo o sono** O sono é estimulado pelo neurotransmissor GABA. Nós ficamos acordados porque o hipotálamo segrega uma substância química chamada acetilcolina que impede a ativação do GABA. Quando não dormimos por muito tempo, experimentamos um aumento da adenosina, que interfere na acetilcolina e permite que o GABA vença. O café funciona tapando os buracos na barragem da acetilcolina.

sessenta minutos para chegar. Se você desperta com freqüência antes disso, nunca consegue ter esse sono reparador e saudável.

Quando você acorda, seu corpo e sua mente passam por mudanças complexas. Os níveis de melatonina chegaram ao máximo, o hormônio do estresse cortisol está aumentando, a temperatura do corpo abaixou e sua psique está absorta em seus sonhos. Níveis mais altos de melatonina associados ao sono profundo estimulam a atividade do sistema imunológico, protegem você de vírus e têm notáveis propriedades anticâncer. O sono profundo também aumenta naturalmente o hormônio do crescimento humano, por isso os níveis oscilam, como devem fazer, e você começa a se sentir como uma criança. O hormônio do crescimento também desempenha um papel crítico na conquista do peso corporal ótimo.

Como dissemos, os problemas do sono que surgem com a idade podem ser atribuídos a uma diminuição no sono REM causada pelo despertar freqüente. Por que isso acontece?

Historicamente, a falta de sono servia como um aviso; a insônia nos ajudava a sobreviver. Ficamos insones quando há algo em nossa mente, como um predador (você não faria nenhum bem à sua tribo se estivesse no estágio 5 do sono quando um mamute peludo entrasse na aldeia). Hoje, essa falta de sono – prejudicial à saúde e em geral desnecessária como mecanismo protetor – serve como um tipo diferente de aviso: de que você está com algum tipo de disfunção física.

**Curiosidade**

O valor da glândula pineal não estava perdido em nossos ancestrais. A arte e a literatura asiáticas freqüentemente mostram ou descrevem um terceiro olho no meio da testa; um símbolo vivificante do poder e da presença da glândula pineal.

Embora haja literalmente dúzias de desordens do sono diagnosticadas clinicamente, voltaremos nossa atenção para as mais perturbadoras.

*Insônia*: Você a conhece como a "doença de se revirar na cama". Não importa o que faça ou tente, fica se revirando como uma almôndega fervida em fogo brando. Tecnicamente, a insônia é definida como a incapacidade de dormir ou de voltar a dormir depois de acordar. As pessoas com mais de 65 anos acordam em média inacreditáveis 25 vezes por noite, e esse número aumenta com a idade. E um terço de todos nós acorda repetidamente durante a noite, enquanto um quarto acorda no início da madrugada e não consegue mais dormir. O grande problema para a maioria de nós é um aumento na latência do sono – enquanto você se preocupa com seu emprego, suas contas e por que o Júnior voltou para casa com um corte moicano e cabelos roxos. A provável culpada da insônia é a melatonina. Normalmente, os níveis de melatonina aumentam cerca de duas horas antes da hora de dormir e chegam ao máximo quando a temperatura corporal atinge seu nível mais baixo, para ajudar a causar sono. Mas, sem a melatonina adequada, o corpo é incapaz de passar da latência para o estágio 1.

*Apnéia do sono*: Você a conhece como a doença de "meu bem, fecha a boca". Embora a apnéia do sono seja geralmente associada ao ronco, na verdade é indicada pelo silêncio (freqüentemente precedido ou seguido de roncos altos), e você deixa de respirar por até dez segundos de cada vez. E é isso que o acorda. Você pode ter até duzentos capítulos por noite (duzentos!), embora o mais comum seja uns cinco capítulos por hora. Eles agem como uma série de batidas de carro de traseira – uma batida não seria necessariamente danosa, mas várias seguidas acabariam danificando sua infra-estrutura. Na verdade, a apnéia do sono leva à hipertensão, a problemas cardíacos, falta de energia e uma diminuição no importante hormônio do crescimento. Qual é sua principal causa? A gordura. (As pessoas com uma largura de pescoço de mais de 43 centímetros correm maior risco.) Quando a mandíbula se move naturalmente para trás enquanto você dorme, encontra o tecido gorduroso no fundo de sua boca, na área da garganta. É isso que bloqueia a via aérea e impede que o ar chegue aos seus pulmões.

**Você precisa de drogas para dormir?**

Sua primeira linha da terapia do sono deveria ser experimentar as estratégias que resumimos na página 184. Porém, para algumas pessoas, remédios ou suplementos de ervas podem ser a solução – se você souber qual é o certo. Embora nos Estados Unidos tenham sido escritas, em 2005, 35 milhões de receitas de remédios para dormir, muitos médicos não prescrevem medicações que chegam à raiz do problema. Este guia ajudará você e seu médico a tomarem a decisão certa para seu caso.

| Esse é você? | Experimente | Por que |
| --- | --- | --- |
| Você só está começando a ter alguns pequenos problemas de sono | Benadryl | Essa opção não viciante, vendida sem receita médica, contém um ingrediente que deixa você grogue (também presente em remédios para dormir vendidos sem receita). Se você não tiver dores ou outros sintomas, tome apenas o Benadryl. Mas, se tiver, pode acrescentar um analgésico vendido sem receita. O lado negativo: você pode ficar grogue de manhã e sofrer de problemas de memória. Nesse caso, pare de tomar o medicamento. |
| Você se sente atordoado com mudanças de fuso horário ou troca de turnos de trabalho | Melatonina | Disponível em lojas de produtos naturais, esse suplemento ajuda a ajustar o relógio biológico e é uma terapia de primeira linha para problemas de sono relacionados a viagens. A dose varia de 0,5 a 5 miligramas, por isso é preciso experimentá-la para ver qual funciona melhor para você. |
| Você tem problemas de sono há muito tempo | Ambien, Ambien CR, Lunesta ou Rozerem | Medicamento de venda controlada e longa atuação que causa menos "ressaca" do que outras drogas, mas alguns médicos acham que vicia. A versão de liberação prolongada (CR) vai dar a você um reforço após algumas horas para evitar que desperte no meio da noite. O Lunesta funciona como o Ambien, mas não é considerado viciante. Em nossa opinião, o Rozerem funciona como a melatonina e não vicia. |
| Você acorda no meio da noite | Sonata | Droga hipnótica de venda controlada e longa atuação é boa para quem acorda no meio da noite, porque seu efeito é rápido e não dura a noite toda. Ajuda você a voltar a dormir, mas não vai mantê-lo dormindo. |
| Você não consegue dormir porque está preocupado ou deprimido | Desyrel (trazodona) | Esse antidepressivo é menos caro do que algumas das drogas para dormir mais populares. Na verdade, é uma das mais prescritas, porque é eficaz e não vicia. Funciona mesmo que você esteja deprimido, porque as doses são muito mais baixas do que para tratar a depressão. Um efeito colateral é o priapismo (que é manter ereções por muito mais tempo do que você deseja). A amitriptilina, um antidepressivo mais antigo, também pode ser eficaz, mas tem causado constipação em nossos pacientes. |
| Você chuta tanto dormindo que está pensando em entrar para um time de futebol | Requip | Essa droga é útil na "síndrome das pernas inquietas". Mas uma primeira opção é apenas beber um pouco de água-tônica diet no jantar. Ela contém quinino – um ingrediente que ajuda a diminuir os espasmos musculares. |

*Outros problemas de sono*: Quando envelhecemos, experimentamos vários problemas que mexem com nosso sono ou são em si relacionados a ele, como depressão (em que você dorme demais) e ansiedade (que pode mantê-lo acordado). Os problemas de ritmo circadiano são freqüentes nas pessoas que trabalham à noite e em até 30% das acima dos 50 anos apresentam a síndrome das pernas inquietas – o movimento periódico dos membros durante dificuldades do sono. Mas, como você verá, muitos desses problemas podem ser tratados com mudanças em sua "higiene" do sono e outras táticas.

Correndo o risco de parecer um arquivo de MP3 defeituoso, repetiremos: de todas as estratégias que descrevemos neste livro, ter o sono certo é uma das coisas mais vitais que você pode fazer. O sono deveria servir como um importante barômetro da saúde: a falta de sono não só causa problemas de saúde, como os problemas de saúde podem causar falta de sono. Além disso, precisamos dormir para sonhar. Você não pode viver do melhor modo possível sem sonhar. Portanto, se não está dormindo, isso é um indício de que algo fora de seus lençóis não está funcionando como deveria funcionar.

### Chi Kung ajuda a dormir

Na próxima vez em que você se vir se contorcendo como um bebê na igreja ao tentar dormir, experimente este movimento para relaxar e facilitar o sono extraído das práticas do Chi Kung (apresentado no capítulo a seguir).

- Esfregue as mãos para aquecê-las (e reunir o chi). Coloque cada palma sobre o respectivo olho.
- Pressione com cada dedo indicador o osso do centro que se projeta em cima de cada olho.
- Pressione o canto externo de seu olho no osso.
- Pressione o centro interior do olho no interior do osso.
- Pressione o interior de cada olho.
- Use seus polegares para empurrar o local em que o maxilar e a maçã do rosto se encontram na junção temporomandibular.
- Aperte os ouvidos ao redor da parte externa, de cima para baixo.
- Termine a seqüência com o movimento chamado "tocar o tambor celestial", batendo levemente nove vezes com as duas mãos na parte de trás da cabeça, com os polegares apoiados no pescoço formando um eixo.

## Dicas de VOCÊ!

O sono parece algo que deveria ser fácil e automático: pôr o pijama, escovar os dentes, ir para a cama, fechar os olhos e dormir. Mas às vezes não conseguimos nos afastar da TV até Jon Stewart, David Letterman ou Stephen Colbert nos fazerem parar de rir. Como sabem todos aqueles que têm problemas de sono, dormir é tão fácil quanto ficar entre os 12 finalistas em *American Idol*. Achamos que o motivo disso é que muitas pessoas não conhecem os truques e as soluções que podem ajudar a pôr a mente – e o corpo – em repouso.

**Dica de VOCÊ: Planeje-se.** Somos ótimos em planejar, por isso decida quando você quer acordar e conte cerca de sete horas para trás. Agora reserve cerca de 15 minutos antes dessa hora para começar seu processo de desaceleração. Isso significa ter cinco minutos para terminar todas as tarefas, seguidos de cinco minutos para higiene pessoal (usar fio dental, lavar o rosto e assim por diante) e cinco minutos para relaxar até o estado de sono, por meio de coisas como meditação e dizer "eu te amo" enquanto você está deitado na cama.

**Dica de VOCÊ: Aproveite a noite.** A maioria de nós faz coisas à noite que não nos ajudam a dormir. Em vez disso, mude um pouco seus rituais para preparar seu corpo para o repouso.

- Diminua as luzes várias horas antes de ir para a cama para evitar o estímulo causado pela luz artificial – da TV, de computadores e da iluminação da casa.
- Cumpra um ritual noturno que lhe permita abraçar as ansiedades liberadas quando você desacelera. Meditação, oração e respiração profunda são bons métodos.
- Renda-se ao sono. Afinal de contas, você *vai* ao cinema e não deveria *ir* dormir. Não há nada que tenha de fazer para dormir – exceto ficar acordado. Pratique "morrer" no sono, em vez de se forçar a dormir, e cultive a consciência de sua zona de penumbra pessoal.

**Dica de VOCÊ: Ataque a insônia.** Virar de um lado para o outro funciona para saladas, não para problemas de sono. Se você não conseguir adormecer em 15 minutos, a solução é não continuar a tentar. Não se force a permanecer na cama, porque a espera será interminável. Em vez disso, levante-se e realize alguma atividade leve. Tirar o sono da mente restabelece seu sistema. Experimente ioga, meditação ou uma caminhada curta. Para voltar a dormir, música e meditação parecem funcionar melhor.

**Dica de VOCÊ: Saiba o que evitar.** Geralmente, não gostamos de dizer a você para não fazer algo, a menos que seja fumar, consumir gorduras trans ou passar 16 horas diante da TV. Mas, para uma ótima preparação para o sono, há algumas coisas que você deve evitar para aumentar sua chance de cair – e permanecer – no sono.

- Álcool ou nicotina por uma hora e meia antes de se deitar.
- Exercícios que o façam suar por uma hora e meia antes de se deitar (não há problema em praticar atividades que o façam suar na cama).
- Cafeína, bebidas ou alimentos com cafeína ou cafeína em pílulas por pelo menos três horas antes de se deitar, ou por todo tempo que seu corpo determinar.
- Comida por três horas antes de se deitar, para evitar problemas de refluxo que possam perturbar o sono.

**Dica de VOCÊ: Descubra sua dor.** Alguns problemas de sono não surgem devido a preocupações ou melatonina. São causados por dores nas costas. A verdade é que, durante o dia, algumas pessoas não se dão conta de dores nas costas ou joelhos porque estão muito concentradas em outras coisas. Mas, quando tentam dormir, sentem a dor e se concentram nela. Um simples antiinflamatório vendido sem receita médica pode ajudar – não especificamente a adormecer, mas a aliviar a dor que impede o sono. Tome aspirina com um copo d'água pelo menos uma hora antes de deitar para diminuir a chance de refluxo do ácido do estômago para o esôfago.

**Dica de VOCÊ: Trate alergias.** As alergias podem piorar o problema de sono devido à congestão que causam. Cerca de 40% das pessoas com rinite alérgica têm dificuldade em dormir. Tiras nasais e sprays vendidos sem receita médica ajudam a descongestionar tudo e eliminar sintomas como dor de cabeça, olhos lacrimejantes, coriza ou novos episódios de ronco. Se você experimenta esses sintomas e desconhece que tem alguma alergia, procure a fonte em lugares inesperados. Algumas pessoas têm alergia a glúten (trigo, cevada, aveia) – o que pode levar a congestão e aumentar a insônia –, assim como a detergentes e produtos de limpeza usados em roupas ou lençóis. Uma observação: descongestionantes nasais em spray viciam e aumentam a pressão arterial. Anti-histamínicos salinos ou em spray (ou uma receita de esteróide em spray) são opções melhores.

**Dica de VOCÊ: Pense o oposto.** Você poderia pensar que o modo de tratar a insônia é dormir mais, mas um dos modos pelos quais os médicos a tratam é fazendo seus pacientes dormirem *menos*. Por exemplo, mandam um paciente que dorme cinco horas por noite dormir apenas quatro, e depois aumentam gradualmente esse tempo em dez ou 15 minutos por noite, uma vez por semana. A abordagem da privação do sono pode funcionar como uma maneira de forçar o corpo a voltar a um padrão regular de sono.

**Dica de VOCÊ: Use suplementos de ervas.** Vários suplementos demonstraram diminuir os problemas de sono. Eis os que recomendamos:

*Raiz valeriana:* Contém ingredientes com propriedades sedativas e é geralmente considerada um dos tratamentos fitoterápicos mais eficazes para os problemas de sono. Nossa recomendação: 300 miligramas.

*Ginseng:* Estudos mostraram que os ingredientes no ginseng ajudam a diminuir a quantidade de tempo desperto em um período de 24 horas e aumentam o sono de ondas lentas. Experimente tomar de 200 a 600 miligramas do extrato.

# GRANDE FATOR DE ENVELHECIMENTO

## Hormônios desequilibrados

## As oscilações naturais nos níveis dos hormônios não são totalmente ruins

Em nossa puberdade, podíamos culpar os hormônios por pêlos que nasciam em novos lugares. Na universidade, podíamos culpá-los por termos o apetite sexual satisfeito apenas pelo cardápio de corpos no dormitório ao lado. Agora, na idade adulta, nós os culpamos por mau humor, falta de desejo sexual, ondas de calor que nos mantêm acordados a noite toda ou pela capacidade de passar 13 horas no sofá assistindo a jogos de futebol.

Ao contrário de um osso que pode quebrar, o sangue que pode coagular, ou até mesmo um neurônio que pode ocasionalmente não disparar para fornecer a você os números da combinação de sua fechadura, os hormônios são enigmáticos e inatingíveis. Mas isso não significa que são menos importantes do que os outros sistemas do corpo, ou que você deve simplesmente aceitar o declínio hormonal como um fato do envelhecimento.

De uma perspectiva evolutiva, os hormônios podem ser considerados o sistema mais importante do corpo. A testosterona e o estrogênio (e seus derivados e parentes) – os principais hormônios sexuais de homens e mulheres, respectivamente – nos dão a ânsia e a capacidade de nos reproduzir e garantir a sobrevivência de nossa espécie.

Biologicamente, nada é mais importante do que isso.

Nós precisamos de níveis adequados (não necessariamente altos) de hormônios sexuais para completar a equação de homem + mulher = próxima geração da tribo. Mas, quando não estamos mais em nosso apogeu reprodutivo, os níveis de nossos hormônios caem. Os homens perdem testosterona, enquanto as mulheres perdem estrogênio e entram na menopausa. Os resultados reais são falta de desejo sexual, insônia, impotência, ganho de peso e inúmeros outros problemas de saúde que podem acabar com a qualidade da vida.

Mas, em vez de amaldiçoar nossos hormônios por não terem vigor para acompanhar nossa vida, deveríamos descobrir *por que* seus níveis caem. Pensar sobre isso de uma perspectiva antropológica nos ajudará a pensar no envelhecimento não como um mal inevitável, mas como um bem inevitável. Esse é o modo pelo qual a natureza *deve* trabalhar.

Tente pensar na queda de seus níveis hormonais como um modo de beneficiar a sociedade. Os homens precisavam de testosterona para ter força (e coragem) para lutar por terras, guerrear com tribos rivais, conseguir parceiras e proteger seus filhos. Mas, quando eles envelheciam, não precisavam do efeito reprodutivo da testosterona, porque a geração seguinte já estava em seu devido lugar. E – é aí que isso fica interessante – não precisavam do efeito agressivo da testosterona. Se os homens maduros da tribo ficassem o tempo todo lutando contra tribos vizinhas, poriam em risco a própria sobrevivência e não viveriam tempo suficiente para ajudar a comunidade de outro modo: transmitindo-lhe conhecimentos e sabedoria, e ajudando a desenvolver o intelecto das gerações futuras. Basicamente, o súbito aumento dos hormônios em nossa juventude e declínio quando envelhecemos não é em si ruim; na verdade, é bem vantajoso.

De forma semelhante, de uma perspectiva antropológica as mulheres param de ovular (e os níveis de hormônios necessários para isso caem) a fim de que possam deixar de fazer bebês para cuidar de toda a comunidade. Exames cerebrais mostram que as mulheres na pós-menopausa pensam mais como os homens e têm um papel mais dominante na sociedade – porque não enfrentam os desafios hormonais e físicos de ser férteis, como a tensão pré-menstrual (TPM) e a gravidez.

Sim, sabemos o que você está pensando: todas essas histórias sobre pessoas que viviam em tribos podem ser boas para ser contadas em acampamentos, ao redor da fogueira e em reuniões em faculdades de medicina, mas o que o senhor vai fazer a respeito de minhas ondas de calor, doutor?

Não estamos dizendo que você precisa apenas aceitar uma queda em seus níveis hormonais e um aumento dos efeitos colaterais que mudam sua vida. O que queremos é que reconheça o fato de que o envelhecimento ocorre por um motivo, que pode ser bom para a sociedade. Em se tratando de hormônios, os problemas – como falaremos nos capítulos a seguir – ocorrem quando há muitas oscilações ou queda. Nesse caso, você realmente experimenta efeitos colaterais que nenhuma história antropológica pode reduzir. Ainda assim, algumas das terapias mais fascinantes que lidam com a vitalidade – coisas como dehidroepiandrosterona (DHEA) e hormônio do crescimento – oferecem algumas promessas em termos de tratamento. Vamos falar sobre esses hormônios baseados na vitalidade no Capítulo 12. Em última análise, queremos que você se certifique de que seu sistema hormonal e sistemas relacionados estão funcionando bem, não importa qual seja a sua idade (veja a figura I.1).

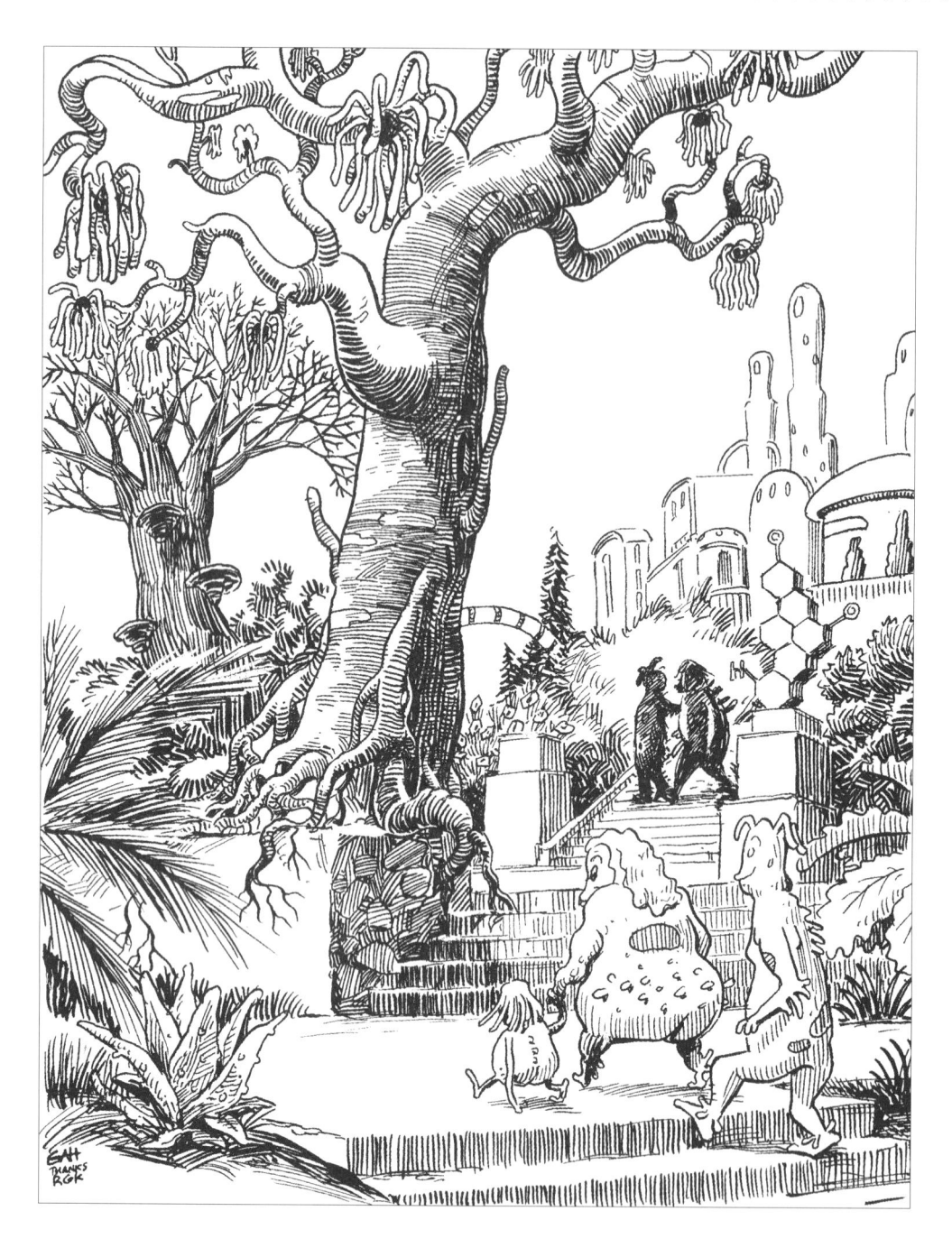

Figura I.1

**Boas vibrações** Quando uma cidade parece espetacular, com jardins cheios de vida e vegetação exuberante, você se sente bem em estar ali. O mesmo acontece com as questões hormonais: quanto melhor você se sente, mais saudável está.

# Tire o máximo proveito da menopausa

CAPÍTULO 10

**Teste de VOCÊ: cuidados com os pêlos**

Mulheres: pense no quão freqüentemente você raspava as pernas quando tinha 25 anos. Com que freqüência raspa agora?

    A. Mais ou menos a mesma.
    B. Com menos freqüência. Talvez muito menos.
    C. Pode-se dizer que tenho pernas de gorila.

Se você respondeu B, isso significa que você pode estar experimentando quedas hormonais que são sinais e sintomas da menopausa.

Ninguém discordaria de que hoje o mundo da medicina está muito avançado. Podemos substituir corações defeituosos por bons, produzir membros e ligamentos artificiais, prevenir gripe e enjôo marítimo e fazer de exames das partes mais profundas do corpo a alterações cosméticas das externas. Mas uma das muitas coisas que ainda não conseguimos fazer é entender totalmente os hormônios. Não que não tenhamos tentado. Desde que o mundo científico reconheceu que a vida de homens e mulheres estava sendo negativamente afetada pela queda dos níveis de estrogênio e testosterona, a pergunta foi clara: podemos repor efetiva e seguramente os níveis hormonais para nos manter jovens em qualquer idade?

Neste capítulo, vamos discutir como as questões hormonais e sexuais são Grandes Fatores de Envelhecimento para as mulheres. Isso se deve ao fato de que o declínio do estrogênio está associado não só a problemas como ondas de calor e insônia, mas também à sexualidade – uma chave para a qualidade de vida. Quando os níveis dos hormônios caem, surgem problemas como diminuição da libido e lubrificação. Só para constar, muitas outras coisas causam diminuição da libido, inclusive estresse, problemas financeiros, aumento no tamanho da cintura e parceiros tão românticos quanto clipes para papel.

O tratamento dos sintomas relacionados com o declínio do estrogênio tem sido, por um bom motivo, objeto de controvérsias e confusão. A história da reposição hormonal contém todo o drama de um mistério clássico da medicina cheio de evidências conflitantes: especialistas em medicina antienvelhecimento que defendem veementemente a terapia hormonal (TH) e médicos que acham que é a pior coisa depois de manteiga em pão feito com farinha refinada.

Aqui eliminaremos um pouco da confusão para que você possa decidir se a reposição hormonal lhe convém – e lhe diremos o que recomendamos para nossos familiares e pacientes.

## Vamos parar por um momento: os hormônios femininos

Toda mulher sabe que o ciclo de vida reprodutiva que começa e termina com o início e o fim da menstruação é controlado pelos hormônios. Mas, para descobrir como e por que os hormônios funcionam, vamos examinar como o estrogênio influi no envelhecimento. Antes mesmo de ouvirem "é uma menina", as mulheres são programadas para ter um número predeterminado de óvulos. Embora os livros didáticos de biologia ensinem que durante toda

> **Curiosidade**
>
> Um grupo de pessoas de descendência do Norte Europeu apresenta um fator de coagulação chamado V Leidin. O distúrbio de coagulação mais comum, que afeta 5% da população, predispõe a coágulos. Freqüentemente, é acompanhado de um histórico familiar de trombose das veias profundas e coágulos que vão para os pulmões (embolia pulmonar). Se você apresenta esse fator V Leidin, seu histórico familiar e um exame de sangue simples, porém caro, confirmarão o diagnóstico. Você pode tomar 162 miligramas de aspirina por dia independentemente de se faz reposição hormonal. Vale observar que os adesivos de estrogênio ou supositórios transvaginais parecem reduzir o risco de coágulos, talvez porque o estrogênio não vá imediatamente para o fígado, onde estimula a produção de fatores de coagulação.

a vida reprodutiva da mulher esses óvulos passam pelo corpo dela como areia por uma ampulheta, e com o tempo se esgotam, pesquisas recentes sugerem que as células-tronco adultas (células progenitoras) podem influir no número total de óvulos viáveis. Nós esperaríamos que isso fosse verdade e oferecesse algumas terapias específicas para aumentar o número de óvulos nos próximos dez anos. Porém, não é realmente com os óvulos que estamos preocupados, mas com o estrogênio que os controla, liga os interruptores da menopausa e determina se seus efeitos serão sentidos.

A partir do início da menstruação, mais ou menos a cada 28 dias, um dos milhares de óvulos presentes no ovário desde antes do nascimento diz ao cérebro que está pronto para ser estimulado. O cérebro responde dizendo ao ovário para começar a amadurecer esse óvulo dominante (VEJA A FIGURA 10.1). O folículo do óvulo em amadurecimento também segrega estrógenos, alguns dos quais são metabolizados em andrógenos (parentes da testosterona e similares àqueles que permitem aos jogadores de beisebol quebrar recordes de *home run*). A libido da mulher depende em parte de seu nível de andrógenos similares à testosterona. Quando uma mulher entra na menopausa e pára de ovular, 50% de seus andrógenos desaparecem, restando apenas os andrógenos produzidos pelas glândulas supra-renais para estimular sua libido. Mas a produção supra-renal pode diminuir com a idade ou pela ação de medicamentos. E depois da menopausa, as glândulas supra-renais produzem cada vez menos testosterona. Como os andrógenos promovem a produção de músculo magro, que aumenta o metabolismo, a menor produção ovariana e supra-renal pode contribuir para a mulher perder massa muscular magra e engordar – principalmente na barriga.

Voltando à reprodução e à vida dos ovários antes da menopausa, a cada mês o óvulo escolhido produz uma substância que impede o desenvolvimento de outros óvulos. Uma combinação de outros hormônios amadurece esse óvulo e faz um furo em seu saco no ovário (*corpus luteum*), para que possa escapar em direção ao útero. Então, o *corpus luteum* produz progesterona para estimular e preparar o útero para a gravidez. Se o óvulo não é fertilizado, o *corpus luteum* pára de produzir progesterona e a mulher menstrua.

FIGURA 10.1

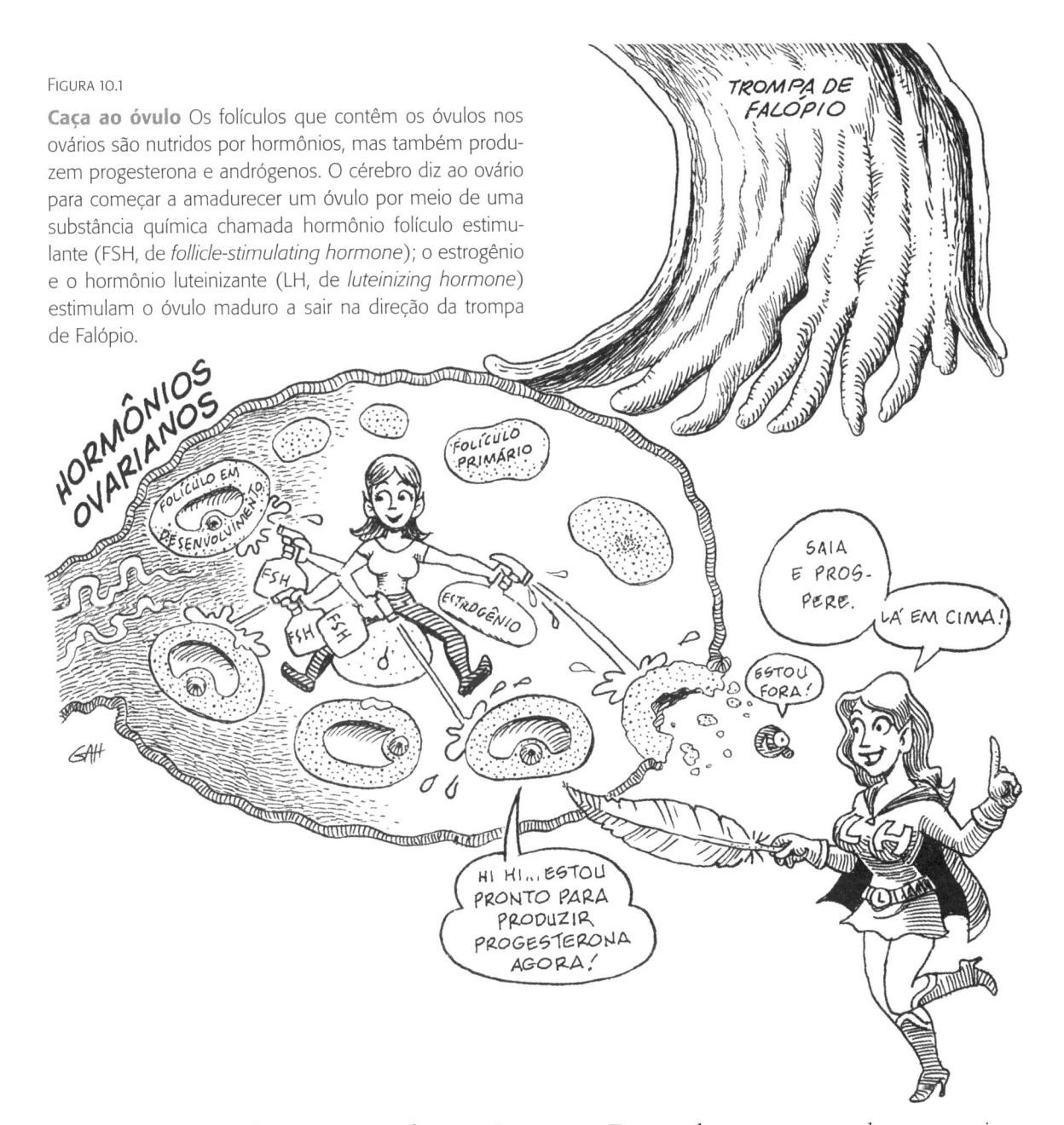

**Caça ao óvulo** Os folículos que contêm os óvulos nos ovários são nutridos por hormônios, mas também produzem progesterona e andrógenos. O cérebro diz ao ovário para começar a amadurecer um óvulo por meio de uma substância química chamada hormônio folículo estimulante (FSH, de *follicle-stimulating hormone*); o estrogênio e o hormônio luteinizante (LH, de *luteinizing hormone*) estimulam o óvulo maduro a sair na direção da trompa de Falópio.

Seja como for, a natureza faz as coisas certas. Em geral, seu corpo produz a quantidade perfeita de hormônios na época apropriada, para que você possa ter apenas um óvulo disponível por mês para fertilização e implantação. Uma quantidade muito pequena desses hormônios pode resultar em infertilidade ou aborto espontâneo. Uma quantidade muito grande – freqüente quando as mulheres tomam drogas para a fertilidade – pode ter o efeito oposto, levando a mulher a ter gêmeos, trigêmeos, quadrigêmeos e até sêxtuplos.

Basicamente, a menopausa assinala o fim da sinfonia hormonal que produz a ovulação: os ovários ficam sem óvulos viáveis, interrompendo o ciclo dos hormônios e da mens-

> **Curiosidade**
>
> O hormônio oxitocina é liberado naturalmente no cérebro após um abraço de vinte segundos de um parceiro, disparando os circuitos cerebrais da confiança. Uma observação marginal: os homens precisam ser tocados duas a três vezes mais do que as mulheres para manter os mesmos níveis de oxitocina.

truação. Às vezes, o corpo demora um pouco para encontrar um novo equilíbrio hormonal. Nesse ínterim, você pode apresentar sintomas da menopausa: ondas de calor, insônia, perda da libido e lubrificação, prurido, ressecamento de cabelos e unhas, dor nas articulações, variações de humor, lapsos de memória e até mesmo palpitações cardíacas e um risco maior de ataque apoplético.

Apesar de todos esses sintomas, a diminuição do estrogênio não é totalmente ruim. Você não ia querer ficar no modo reprodutor durante sua vida inteira, porque deve servir a outros objetivos quando envelhecer. Mas isso não significa que tenha de sofrer os efeitos colaterais que ocorrem nesse processo.

Um século atrás, pesquisadores tiveram uma idéia: se você pudesse voltar aos níveis de estrogênio da idade reprodutiva, evitaria os sintomas da menopausa. Mas se você já passou algum tempo com a cara enfiada em um jornal ou os dedos em um mouse, sabe que a terapia de estrogênio é altamente controversa. Alguns médicos dizem que é um tratamento milagroso, enquanto outros afirmam que não tocariam em estrogênio nem com luvas de borracha. A terapia de estrogênio não se situa em um extremo (certamente não irá matá-la) nem noutro (não é 100% isenta de riscos). Sua decisão deve se basear no que a deixa confortável. Concorda? Ótimo. Então, vamos começar do início e falar um pouco sobre como o estrogênio funciona e por que há uma distância tão grande entre os dois lados da questão.

## O hormônio de três caminhos: por que o estrogênio é tão poderoso

Muitos de nós gostamos de soltar a palavra *estrogênio* como um pizzaiolo gira a massa de pizza no ar, mas a verdade é que o estrogênio é muito mais complexo do que isso. Quanto à terapia de reposição hormonal (TRH), ou como agora é chamada, terapia hormonal, há três caminhos do estrogênio a considerar. Em cada caso, o hormônio funciona interceptando um receptor de estrogênio específico no corpo (para simplificar, vamos chamá-los de 1, 2 e 3).

- Receptor de estrogênio 1: localizado nos seios e no tecido uterino e associado a características femininas como o crescimento dos seios e a menstruação. O estrogênio

que se liga ao receptor 1 é associado a certos tipos de câncer, porque promove o crescimento dos seios e do tecido uterino.
- Receptor de estrogênio 2: ligado ao sistema cardiovascular e ao aparente efeito protetor do estrogênio no coração e nas artérias.
- Receptor de estrogênio 3: ligado aos ossos, permitindo ao estrogênio fortalecê-los.

Esses três receptores tornam a terapia de estrogênio delicada. Você obtém benefícios aumentando os níveis de estrógenos que se ligam aos receptores 2 e 3, mas se arrisca quando estrogênio demais se liga ao receptor 1. É por isso que vemos, e continuaremos a ver, um aumento nos chamados moduladores seletivos dos receptores de estrogênio (SERMs, de *selective estrogen-receptor modulators*) – estrógenos que protegem o coração e os ossos (e diminuem os sintomas da menopausa) sem aumentar o risco de câncer. (Curiosamente, os homens também poderiam usá-los. Eles não têm os mesmos receptores associados a crescimento dos seios e voz aguda.) Esses SERMs (você pode ter ouvido falar de alguns, como o Evista) podem se revelar uma das descobertas mais importantes da medicina devido ao seu potencial de lhe dar o que você realmente deseja quando se trata de terapia hormonal: recompensas sem riscos. Por ora, parece que o Evista não trata os sintomas da menopausa nem fornece proteção arterial, mas protege os ossos e reduz a freqüência de alguns cânceres de mama. A propósito, você também pode perder testosterona na menopausa, o que significa perda de massa muscular. Combinado com o sedentarismo, esse é o verdadeiro culpado do ganho de peso na perimenopausa.

**Você faria reposição hormonal se tivesse tido câncer de mama?**

Quase todos os tipos de câncer de mama são classificados em receptores positivos ou negativos de estrogênio – se são estimulados ou não a crescer na presença de estrogênio. Mais ou menos metade deles é composta de receptores positivos, enquanto a outra metade, não. Se o seu é receptor positivo, a maioria dos médicos aconselharia você a manter distância de todos os estrógenos, até mesmo do estrogênio bioidêntico de grau farmacêutico e da soja (a exceção sendo o último estágio dos cânceres receptores positivos de estrogênio, quando altas doses de estrogênio podem induzir a remissão). Se o seu é receptor negativo, o uso de estrogênio ainda pode ser um problema; muitos médicos relutam em prescrevê-lo após o tratamento de câncer de mama. Se você não sabe qual é o seu tipo, pergunte ao seu médico ou ao hospital onde o câncer foi retirado. Desde 1992, praticamente todos os tipos de câncer de mama recebem essa classificação.

> **Curiosidade**
>
> A queda da testosterona, ou hormônio andrógeno, é uma das causas que pode acabar com o desejo sexual. Metade das mulheres entre 42 e 52 anos perde o interesse pelo sexo, tem mais dificuldade de se excitar e orgasmos muito menos freqüentes e intensos, porque perdeu 60% das substâncias similares à testosterona que tinha com a idade de 20 anos. Além disso, elas possuem menos receptores para hormônios, por isso os efeitos são compostos. Mais informações sobre a testosterona e outros hormônios da vitalidade, como a DHEA, podem ser encontradas no Capítulo 12.

# Os riscos e as recompensas da terapia de estrogênio

Eis o motivo de a terapia hormonal ser controversa: os primeiros estudos de mulheres que repuseram estrogênio foram epidemiológicos – apenas coletas de informações sobre todas que puderam ser encontradas. Esses estudos compararam mulheres na pós-menopausa que usaram estrogênio com outras que não usaram, mas não houve nenhuma tentativa de selecionar por um processo randomizado quem usou ou não. Isso foi apenas uma comparação lado a lado. Esses estudos epidemiológicos (e não randômicos) mostraram que as mulheres que usaram estrogênio apresentaram uma redução (não pequena, mas de 75%) de ataques cardíacos e acidente vascular isquêmico, comparadas com as que não usaram. E as mulheres que usaram estrogênio também apresentaram um nível mais alto de colesterol HDL (bom), fortalecimento ósseo e diminuição substancial dos sintomas da menopausa. Ondas de calor, variações de humor e insônia praticamente desapareceram.

Esses primeiros estudos fizeram o estrogênio parecer realmente benéfico, mas com o passar do tempo as mulheres que o repunham também passaram a apresentar um crescimento do tecido uterino que levava ao aumento de câncer uterino, assim como uma proliferação do tecido mamário associada ao aumento de câncer de mama.

Para reduzir o risco de câncer uterino, uma dose cíclica de uma progestina específica (progesterona sintética, não bioidêntica) foi acrescentada ao estrogênio. A progestina fazia o excesso de tecido uterino estimulado pelo estrogênio se desprender (a menstruação regular era o efeito colateral associado a essa redução no risco de câncer). Agora sabemos que apenas as mulheres histerectomizadas deveriam pensar em usar estrogênio isolado. A propósito, as obesas correm mais risco de câncer uterino porque a gordura corporal é uma importante fonte de armazenamento periférico de estrogênio.

Finalmente, foram feitos estudos randomizados para avaliar o efeito do estrogênio no envelhecimento arterial: evitar AVCs, ataques cardíacos e perda da memória. O maior e mais difundido foi o Women's Health Initiative. Para a surpresa de muitas pessoas, o estudo mostrou um *aumento* dos ataques cardíacos e AVCs sobretudo logo após o início da terapia, em nossa opinião, porque o estrogênio e a progestina tinham um efeito coagulante nas veias das pernas e artérias críticas. Contudo, foram descobertos problemas nos estudos: em primeiro lugar, não tinha sido prescrito a ninguém 162 miligramas de aspirina para reduzir o efeito coagulante. Em segundo, a progestina estudada no Women's Health Initiative fora uma que mais tarde demonstrou se opor aos efeitos cardiovasculares positivos do estrogênio. E em terceiro lugar, os estudos envolveram mulheres que nunca haviam feito terapia hormonal, estavam há mais de 15 anos na pós-menopausa e não apresentavam sintomas que justificavam o início do tratamento. (Mulheres com sintomas significativos da menopausa foram excluídas dos estudos.)

Nos últimos anos, as fórmulas da TH evoluíram e agora podem ser obtidas com novas substâncias (que explicaremos aqui) e doses muito mais baixas do que as anteriormente disponíveis. Por isso, são mais seguras e bem toleradas, embora ainda possam gerar alguns efeitos colaterais.

**Quais são os riscos da TH?**

Fato assustador: pesquisas mostram que mais de dois terços dos médicos superestimam os riscos da terapia hormonal. Por exemplo, muitos superestimam o aumento do risco de ataques cardíacos e não se dão conta de que o estrogênio reduz em 30% a morte por todas as causas nos primeiros dez anos após a menopausa. Além disso, baseados em estudos com os dados mais recentes, acreditamos que a aspirina reduz o risco de ataque cardíaco o suficiente para apresentar um grande benefício geral. A tabela a seguir resume os riscos associados ao tipo de terapia usada. Uma observação: as duas últimas colunas não foram avaliadas em estudos controlados, mas são nossos melhores cálculos de quais seriam os riscos da terapia recomendada (com e sem aspirina).

Se você se submeteu à terapia de estrogênio e progestina durante quarenta anos, qual seria sua mudança nos riscos? Qual é a mudança na porcentagem absoluta de que terá um problema, comparada a uma mulher típica – isto é, um aumento de 2,8% significa 2,8% a mais do que o esperado em um período de tratamento de quarenta anos. Nós não sabemos até quando você gostaria de considerar a terapia de estrogênio e progestina, por isso apenas modifique por meio dos anos divididos por 40, se achar que é tempo demais. Nas mulheres sem útero (histerectomizadas), não é preciso nenhuma progestina para proteger o útero. Os dados da terapia apenas com estrogênio são similares à coluna 1 (ou à coluna 4, se for usada aspirina).

Nossa posição em relação a tudo isso: se você se inclui nos 25% de mulheres que não se sentem péssimas na menopausa, não complique sua vida com pílulas. Mas se você se inclui nos 25% de mulheres cujas ondas de calor as tornam capazes de acionar hidrantes de incêndio, não tema pôr a TH em sua tela de radar. E quanto aos 50% restantes que se sentem indispostas mas poderiam superar o problema com algumas abordagens de apoio que descreveremos a seguir? Mesmo em nossas famílias, estamos divididas, mas concordamos no fato de que a terapia hormonal com aspirina e progestina micronizada não conjugada (definições a seguir) não é psicótica – porque os possíveis benefícios superam os possíveis riscos. A maioria dos médicos continua cética e tende a não recomendar a reposição hormonal até serem feitos mais estudos a esse respeito.

Mas daqui a uns vinte anos, quando a poeira baixar, acreditamos que as mulheres em TH (na forma de estrogênio bioidêntico e progestina micronizada) e tomando aspirina para evitar coágulos terão uma qualidade de vida mais alta e prolongada, menos doenças cardíacas, envelhecimento arterial e perda de memória, e mais força óssea. O lado negativo é que veremos um pequeno aumento dos casos de câncer de mama (porque o estrogênio ajuda o tecido mamário que lhe é sensível a crescer). Tenha isso em mente quando você e seu médico decidirem se os possíveis benefícios (voltados para suas preocupações pessoais) superam os possíveis riscos (considerando seus fatores de risco pessoais e seu histórico familiar).

| | Estudo da Women's Health Initiative com estrogênio eqüino conjugado e acetato de metilprogesterona (exemplo: Prempro) | | Melhor estimativa com dose ajustada de estrogênio bioidêntico e uma progestina micronizada ou um adesivo/creme de progestina (exemplo: Angeliq) | |
|---|---|---|---|---|
| | Em qualquer tempo depois da menopausa | Se iniciado dentro de dez anos após o início da menopausa | Sem aspirina | Com 162,5 miligramas de aspirina |
| Mudança na taxa de mortalidade (por todas as causas) | Nenhuma | Redução de 30% nos primeiros dez anos após o início da menopausa | Nenhuma em geral, mas uma redução de 30% se iniciada nos primeiros dez anos após a entrada na menopausa | Morte adiada em um a dois anos, devido ao efeito da aspirina no câncer e AVC – a mesma redução de 30% nos primeiros dez anos |
| Ataques cardíacos | Aumento de 2,8% ao longo de quarenta anos | Redução de 8% (redução de 26% de mortes e incapacidade causadas por ataques cardíacos) | Redução de 2% | Redução de 12% (redução de 35% de mortes e incapacidade causadas por ataques cardíacos) |

| | | | | |
|---|---|---|---|---|
| AVCs | Aumento de 3,2% | Aumento de 3,2% | Aumento de 4% | Redução de 5% |
| Trombose das veias profundas | Aumento de 7% | Aumento de 7% | Aumento de 7% | Aumento de 1% |
| Câncer de mama | Aumento de 3,2% | Aumento de 1% | Aumento de 3,2% | Aumento de 1% |
| Câncer colorretal | Redução de 2,4% | Redução de 1% | Redução de 1% | Redução de 1% |
| Perda de memória | Nenhuma mudança | Adiada de dois a três anos | Adiada de dois a três anos | Adiada de quatro a seis anos |
| Fratura de quadril/espinha dorsal | Redução de 2% | Redução de 2,2% | Redução de 2,2% | Redução de 2,2% |
| Ondas de calor, secura vaginal, insônia | Redução de 94% | Redução de 94% | Redução de 94% | Redução de 94% |
| Mudanças gerais se você levar igualmente em conta todos os principais efeitos negativos | Aumento de 4,8% | Redução de 29,8% nos primeiros dez anos após a entrada na menopausa | Redução de 2% | Redução de 18,2% (redução de 47,4% nos dez primeiros anos após a entrada na menopausa) |

## Quando a mulher é velha demais para iniciar a terapia hormonal?

Como acreditamos que a terapia hormonal (digamos, aspirina e uma dose muito baixa de Angeliq – você pode dividir a pílula ao meio) acabará se revelando benéfica para a saúde geral das mulheres, a resposta a essa pergunta pode mudar. Mas por enquanto os especialistas dizem que sem sintomas da menopausa os riscos superam os benefícios se a terapia for iniciada dez ou mais anos após a menopausa. Embora os dados na tabela se baseiem em uma terapia de reposição hormonal projetada para quarenta anos, os dados ainda estão incompletos e hoje recomendamos às mulheres de nossas famílias que usem hormônios por até dez anos após o início da menopausa.

## Dicas de VOCÊ!

Embora você possa fazer várias coisas para aumentar naturalmente seu estrogênio, essas estratégias (exercícios ou respiração profunda) não ajudam muito quando se trata de evitar e reduzir os sintomas da menopausa. A terapia hormonal é de longe a solução mais eficaz, mas a decisão de se submeter a ela deve ser tomada individualmente. Descubra se a reposição hormonal lhe convém.

**Dica de VOCÊ: Informe-se sobre a reposição hormonal.** Se você já fez algumas pesquisas sobre esse assunto, provavelmente notou que parece haver tantos compostos hormonais quanto há lanchonetes. E a verdade, como você já deve ter imaginado, é que nem todos são muito eficazes. Alguns, você compra em farmácias e lojas de produtos naturais e outros até mesmo de vendedores ambulantes que usam capas impermeáveis. Como ocorre com tudo que você vai injetar, engolir ou esfregar em seu corpo, é preciso ter consciência do que está usando. Eis algumas definições com as quais você deve se familiarizar:

*Progesterona micronizada:* Para que a progesterona das pílulas possa ser absorvida, precisa ser protegida da digestão pelo ácido e pelas enzimas do estômago e do intestino anterior. Originalmente, um grupo de acetato era associado para proteger a progesterona. Infelizmente, esse grupo também pareceu mudar alguns dos efeitos benéficos da progesterona. Por isso, foi desenvolvida uma técnica mais nova: pôr a progesterona em minicápsulas, a chamada progesterona micronizada. Você obtém os benefícios da progesterona sem os efeitos colaterais da proteção de acetato.

*Compostos bioidênticos:* Essas substâncias químicas sintetizadas ou moléculas naturais de estrogênio e progestina são "muito parecidas" com as em seu corpo. São misturadas e combinadas por farmácias de manipulação ou indústrias farmacêuticas. Esse termo tem sido usado por algumas pessoas que só utilizam produtos de farmácias de manipulação, mas na verdade há compostos naturais produzidos com o padrão mais rigoroso de controle de qualidade da indústria farmacêutica.

*Compostos naturais:* Suplementos como os de soja e inhame contêm hormônios vegetais que "podem" se assemelhar aos seus (segundo aqueles que os vendem). Há muitos compostos naturais, como estrogênio eqüino extraído da urina de éguas prenhas, mas neste capítulo estamos usando a expressão *compostos naturais* para nos referir apenas aos vendidos sem receita médica.

**Dica de VOCÊ: Escolha.** Há vários métodos de reposição hormonal, inclusive com o uso de pílulas, géis, cremes vaginais e combinações de tudo isso. No método do ciclo (em que a menstruação continua a ocorrer), você usa estrogênio continuamente durante três semanas por mês e acrescenta progestina em 12 dias do mês. (Há preparações mais novas de ciclo de três meses ou até mesmo dois anos que diminuem a freqüência das menstruações.) Com a dose contínua, você usa hormônios todos os dias, freqüentemente em uma pílula combinada. No início, sangramentos irregulares são comuns e indicam que o hormônio não é suficiente. Isso pode parecer antinatural, mas lembre-se de que devido à gravidez e amamentação constantes nossas ancestrais só tinham cerca de cem menstruações em suas vidas inteiras. Hoje, a maioria das mulheres tem 350, portanto reduzir a ocorrência desse evento mensal pode ser mais natural do que imaginamos. Teoricamente, isso também reduziria a incidência de câncer nos órgãos reprodutores.

As mulheres que preferem não tomar pílulas podem aplicar adesivos nas coxas ou no abdômen, ou usar um gel ou creme de estrogênio. Alguns adesivos contêm estrogênio e progestina, mas muitos, assim como os géis e cremes, só contêm estrogênio e você precisará de pílulas de progesterona adicionais para proteger o útero. Bioidênticos compostos geralmente são apresentados na forma de creme. Alguns dados mostram que os géis e cremes são mais seguros e oferecem benefícios, mas as pesquisas ainda não são suficientemente sólidas para insistir nessa abordagem às mulheres de nossas famílias. Seja qual for o método de reposição, é melhor experimentar um de vida curta no corpo, de modo que, se tiver efeitos colaterais negativos, você possa interromper ou diminuir a dose. Uma vantagem de usar um produto composto é poder controlar a dosagem, começando com uma dose baixa e depois a aumentando. Em contrapartida, não é muito bom começar com injeções e implantes porque, uma vez que estejam em seu corpo, não poderão ser eliminados antes do final do ciclo.

> **Curiosidade**
>
> De muitos modos, a espécie humana é a mais sexual de todas as espécies. A maioria das outras só é sexualmente ativa quando está fértil e ovulando. Compare isso com a nossa: com o parceiro certo, as mulheres podem ter orgasmos e ser sexualmente ativas até depois dos 90 anos, assim como durante todo o ciclo mensal e até mesmo a gravidez.

**Dica de VOCÊ: Trace um plano.** Como saber que tipo de reposição hormonal fazer? Bem, a droga usada na Women's Health Initiative foi o Prempro – uma combinação de estrogênio equino conjugado (Premarin, da urina de éguas prenhas) e um acetato de metilprogesterona (formalmente, medroxiprogesterona). Essa última escolha de progestina se revelou infeliz porque demonstrou, em estudos de tubo de ensaio, neutralizar os benefícios do estrogênio para a pressão arterial. É por isso que recomendamos um estrogênio bioidêntico sintético de grau farmacêutico. Para o componente de progesterona, recomendamos uma pílula micronizada como o Prometrium. (O Prometrium tem uma base de óleo de amendoim, por isso não o use se você ou um membro de sua família tiver alergia a ele. Nesse caso, peça ao seu médico para prescrever uma progestina alternativa que não seja conjugada e baseada em amendoim.)

A maioria dos especialistas concorda com o fato de que seu objetivo deveria ser usar a dose mais baixa que puder pelo menor tempo possível. Os exames de sangue não são muito bons em prever a eficácia do estrogênio no nível celular. Como os níveis de hormônio podem oscilar quando a mulher se aproxima da menopausa, concentramo-nos mais nos sintomas do que nos exames de sangue para determinar o que e quanto prescrever.

> **Suplemento de erva-do-bode-fogoso***
>
> Embora esse nome soe como um estimulante da libido, não parece funcionar para as mulheres, ou mesmo quando tomado por via oral pelos homens. (Demonstrou funcionar em ratos machos quando injetado diretamente no pênis – ai!) Outra planta, a erva-de-são-cristóvão, reduz as ondas de calor em 35% dos casos – tanto quanto um placebo. Como não causa nenhum dano e 35% não é um percentual de todo desprezível, muitas mulheres continuam a usá-la. Você poderia pensar que os placebos são pílulas de açúcar inúteis para ondas de calor ou insônia, mas 35% das usuárias obtêm alívio com elas, o que é um exemplo do poder do pensamento positivo e controle da mente sobre o corpo. Se você sofre desses sintomas, pode valer a pena ver se consegue aliviá-los com exercícios, respiração ritmada, erva-de-são-cristóvão ou óleo de prímula-da-noite.
>
> * Também conhecida como horny goat weed. (N. da T.)

Eis os detalhes:

A primeira coisa que as mulheres com fortes sintomas da menopausa devem fazer, depois de seus médicos concordarem com seus planos de reposição hormonal, é começar a tomar 162 miligramas de aspirina por dia pelo menos dois dias antes de usar os hormônios. Para uma mulher na casa dos 50 com um útero e sintomas da menopausa que começam a atrapalhar sua vida, recomendamos estradiol – geralmente Angeliq, um estradiol beta 17 (há muitos genéricos disponíveis), em uma pequena dose de cerca de 0,3 miligrama. Use a menor quantidade possível para controlar seus sintomas.

- Aumente 0,25 miligrama cada dez dias até os sintomas serem controlados. (O equivalente para os adesivos é um adesivo de 0,025 miligrama por dia.)
- Acrescente uma progestina micronizada – 100 miligramas (ou ocasionalmente 200) de Prometrium durante 12 dias por mês. Recomendamos Angeliq, que combina estradiol com Prometrium, e pode ser usado continuamente por mulheres que não desejam menstruar. Se você quiser usar estrogênio na forma de adesivo, vai precisar de um creme ou comprimido de Prometrium só para a progestina.

Consideramos totalmente viável cumprir esse programa por seus benefícios de combate ao envelhecimento, enquanto persistirem os sintomas e talvez por até dez anos.

**Dica de VOCÊ: Livre-se das ondas de calor.** A maioria delas desaparece dentro de três a cinco anos. Embora não achemos que você deva necessariamente "lidar com isso", também sabemos que, se os sintomas forem brandos, você pode controlá-los com técnicas de terapias não hormonais. O estrogênio é cerca de 90% eficaz para a redução das ondas de calor, mas outros métodos também podem ajudar (veja a figura 10.2). Por quê? Porque, se você conseguir controlar seu termostato central e relaxar suas artérias, evitará a montanha-russa da contração e dilatação vascular que causa os calores. É por isso que atividades como meditação e técnicas de relaxamento podem ajudar a reduzir as ondas de calor. A respiração profunda, que ajuda a neutralizar o Grande Fator de Envelhecimento da falta de óxido nítrico, é mais eficaz do que qualquer outra terapia, exceto a do estrogênio. A ioga incorpora respiração abdominal e oferece posições que ajudam a diminuir a pressão arterial e a freqüência cardíaca. A vitamina E é supostamente útil, mas, se você estiver desesperada, por que não experimentá-la? E uma coisa importante freqüentemente negligenciada é a quantidade de gordura saturada na dieta. A gordura saturada causa contração arterial após a refeição. A oscilação entre dilatação e contração provoca calores. Menos gordura saturada equivale a menos sintomas.

Figura 10.2

**Quente, quente, quente** O estrogênio dilata as artérias, mas, quando produzido irregularmente, as artérias não estão preparadas para seu súbito aumento. Então se dilatam demais, provocam uma aceleração do fluxo sangüíneo para a pele que pode produzir a sensação de calor de um maçarico. O processo da montanha russa é evitado se você consegue manter as artérias permanentemente relaxadas.

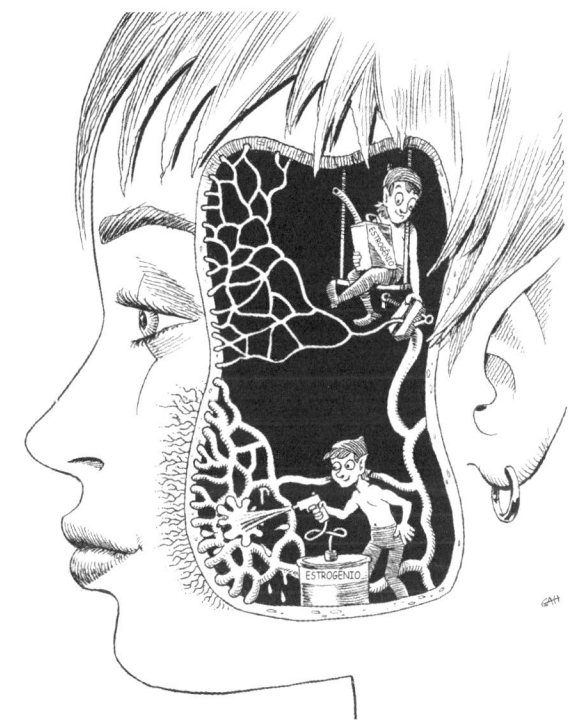

**Dica de VOCÊ: Leve em conta outros medicamentos.** A gabapentina, uma droga contra a epilepsia e a dor, demonstrou diminuir em quase 50% a intensidade e freqüência das ondas de calor. Pode ser a segunda melhor escolha depois do estrogênio para resolver o problema. Também há uma classe de antidepressivos conhecidos como inibidores seletivos da recaptação da serotonina, ou ISRSs, que demonstrou reduzir em 60% os sintomas, como o demonstraram alfa-bloqueadores como a clonidina (anti-hipertensivo). Todas essas drogas têm efeitos colaterais que muitos consideram mais problemáticos do que os estrógenos, mas algumas mulheres as preferem. Não recomendamos a clonidina devido ao risco de rebote da hipertensão se for subitamente suspensa.

**Dica de VOCÊ: Use cremes.** Se você estiver experimentando uma diminuição da libido, os programas esportivos que seu parceiro assiste pela TV podem não ser os únicos culpados. Talvez você tenha tido uma queda nos próprios níveis de andrógenos. Seu médico pode lhe prescrever pequenas doses de um creme de testosterona ou uma pílula chamada Estratest, que combina estrogênio com testosterona, para aumentar a libido. (Peça-lhe para ajustar a dose se você estiver fazendo reposição de estrogênio.)

### Por que não apenas ingerir um pouco de soja?

É verdade que os produtos de soja contêm mais de cinqüenta substâncias semelhantes ao estrogênio (fitoestrógenos) que podem influir nos três receptores de estrogênio associados à saúde do útero e dos seios, à força óssea e à estabilização arterial. Portanto, a idéia de comer mais tofu para voltar no tempo hormonal poderia parecer lógica. Mas a questão é que a soja é tão imprevisível quanto o noticiário matutino. Coisas como o solo em que é cultivada influem nos níveis de fitoestrógenos, o que significa que não há como saber se você está se beneficiando ou não (ou se arriscando, se tiver um câncer de mama sensível ao estrogênio). Muitos estudos em que foram usados suplementos de soja para tratar sintomas da menopausa se revelaram inconclusivos. Mas isso não significa que você deva pôr a soja para sempre no fundo da geladeira. A soja faz bem porque contém fibra e gordura relativamente saudável (tem um teor de ômega 6 alto demais para ser considerada realmente saudável segundo nossos padrões) e sua proteína é mais saudável do que a da carne vermelha ou do frango. Tudo isso oferece benefícios nutricionais que podem não eliminar diretamente as ondas de calor, mas, ainda assim, têm condições de promover a saúde geral. Além do mais, estudos revelaram uma menor incidência de câncer entre as mulheres japonesas em dietas tradicionais que incluem soja, comparadas com as mulheres em uma típica dieta ocidental. (Outros elementos da dieta japonesa tradicional também podem influir nisso, como a alta ingestão de peixes, vegetais e chá, e a baixa ingestão de carne vermelha e laticínios.) Os benefícios do fitoestrógeno da soja parecem maiores nas sociedades que usam quantidades moderadas desses produtos há gerações – em vez de na americana, que se força a ingerir muita soja de uma só vez.

### Deficiência de progesterona

Quando se trata de aumento da cintura, a deficiência de progesterona pode ser a culpada. A progesterona aumenta a temperatura basal, o que queima calorias. Sem ovulação, sem progesterona e sem aumento de temperatura, menos calorias são queimadas. Essas calorias podem fazer você engordar vários quilos por ano.

A testosterona é aplicada em creme ao redor da vagina, na pele, ou em gotas sob a língua, porque assim as grandes moléculas são mais bem absorvidas. (Se a ingestão fosse oral, as enzimas no estômago poderiam destruir o hormônio antes da absorção.)

**Dica de VOCÊ: Não puxe seus gatilhos.** Você se lembra da primeira vez em que sentiu ondas de calor? O que as provocou? Esse é um de seus gatilhos. Os comuns incluem estresse, vinho tinto, chocolate, café e ambientes quentes (embora sejam difíceis de definir depois da chegada das ondas de calor).

# Proteja seu aparelho genital

CAPÍTULO 11

## Teste de VOCÊ: micção noturna

Homens: quantas vezes vocês se levantam durante a noite para ir ao banheiro?

Se for mais de uma, isso pode significar várias coisas. Ou você precisa parar de tomar Gatorade à meia-noite ou pode estar com a próstata aumentada.

Embora muitas vezes não admitam, os homens têm todos os tipos de medo – de falar em público, perder um gol no final do segundo tempo de um jogo de futebol ou ouvir da décima mulher heterossexual que ele não pode lhe pagar uma bebida. Apesar de tenderem a andar por aí com um escudo de bravatas e emoções sólidas e definidas, eles suam mais de um medo em particular do que suam em uma sauna a vapor: medo de médico, luva de borracha e de se curvarem.

Mesmo que o exame de toque retal dure apenas alguns minutos, muitos homens tremem como vara verde quando pensam nos fatos médicos que ocorrem abaixo do umbigo e acima das coxas. O envelhecimento da glândula da próstata – responsável por manter, proteger e aumentar a viabilidade do esperma na ejaculação – é acompanhado de efeitos colaterais que não contribuem para bate-papos agradáveis. Pode levar a obstáculos à conversação como irregularidade urinária e uma pélvis que arde mais do que um forno aceso. (A propósito, evite constrangimentos não confundindo *próstata*, que pode ficar inflamada o suficiente para derrubar você no chão, com a palavra *prostrado*, que significa que você já está derrubado.)

Mas eis a questão principal. Embora você possa achar embaraçoso falar sobre manchas de urina em seu short ou o fato de ter perdido um pouco da força de sua ejaculação, os problemas da próstata afetam muitos homens, na verdade a maioria deles, se viverem tempo suficiente para tanto, o que torna isso o equivalente hormonal à menopausa feminina. Por esse motivo, vamos ver como a próstata pode funcionar mal e o que você pode fazer para mantê-la saudável.

Luva de borracha, por favor.

Figura 11.1

**Imagem digital** A próstata, uma glândula do tamanho de uma noz, possui ductos que transportam o sêmen e se cruzam com os que carregam urina. Tumores ou dilatação podem ser avaliados com o geralmente odiado exame de toque retal.

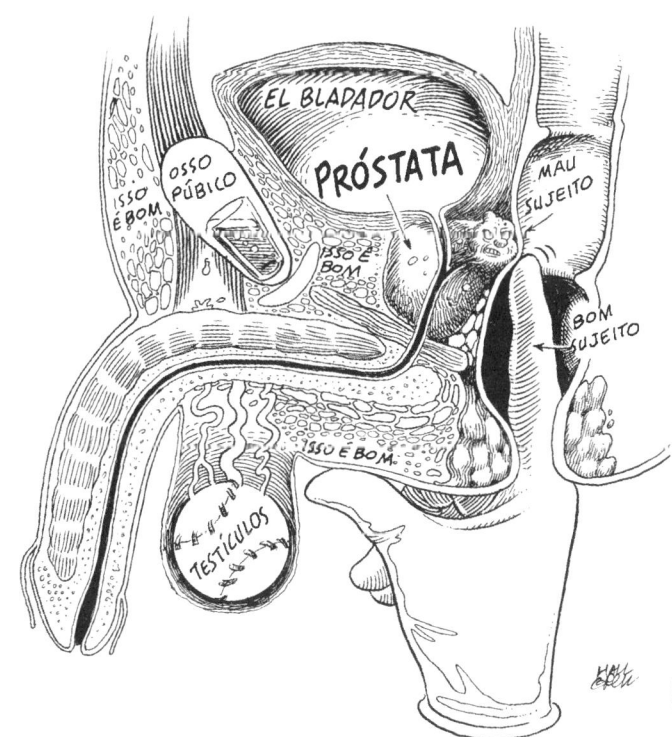

## Sua próstata: siga a corrente

Com exceção dos professores de yoga, a maioria de nós não tem uma visão muito boa da próstata. Localizada abaixo da bexiga e na frente do reto, a próstata é do tamanho aproximado de uma noz (veja a figura 11.1). As vesículas seminais (ductos que transportam o sêmen para exploração externa) são ligadas à próstata e se cruzam com a uretra para receber a urina da bexiga.

Ao contrário da maioria dos outros órgãos, a próstata aumenta com o envelhecimento. Como? O Grande Fator de Envelhecimento dos hormônios desequilibrados envia para a próstata seu representante, a testosterona, o esteróide ativo em tecidos não-sexuais, como o muscular. A testosterona é convertida em dihidrotestosterona (DHT), o hormônio esteróide ativo no tecido sexual. A DHT faz a próstata crescer (isso é chamado de hipertrofia). E também é o que faz a calvície aumentar. Uma rápida observação: o uso de adesivos escrotais de testosterona (falaremos sobre eles no Capítulo 12) causa um aumento da produção de DHT, porque a pele escrotal apresenta a mais alta concentração da enzima que converte testosterona em DHT.

Mas, assim como ocorre com o planejamento urbano, o crescimento não é necessariamente ruim – desde que você o mantenha sob controle e tenha infra-estrutura para lidar com ele. O importante é determinar por que a próstata cresce à medida que você envelhece e se esse crescimento se deve a algo que irá matá-lo e mudar sua qualidade de vida ou que vai resultar em nada. Eis os principais fatores que podem fazer sua glândula do tamanho de uma noz ficar do tamanho de um coco (ou pelo menos fazer você sentir como se estivesse):

**Prostatite.** Inflamação da próstata freqüentemente causada por bactérias. Embora alguns homens sejam assintomáticos mesmo na presença de prostatite, outros sentem dor pélvica ao cruzar as pernas. O motivo é que, quando a próstata está inflamada, incha e comprime a uretra, causando dor. Essa compressão também significa que você pode ter problemas urinários, como sentir-se como se tivesse tomado quatro cervejas em 45 minutos: precisando ir ao banheiro imediatamente. Assim como a gengivite pode ser um indicador de inflamação geral do corpo, a prostatite é um sinal de que você pode ter uma inflamação perigosa em todo o seu corpo.

> **Curiosidade**
>
> Os cães têm hipertrofia prostática benigna (HPB) nas áreas externas da próstata, de modo que não têm obstrução urinária (para a decepção dos hidrantes), mas sim obstrução retal. Isso diminui a urgência de castrar o seu cão.

**Hipertrofia prostática benigna (HPB)**. Ocorrendo na parte interna da glândula prostática (chamada de glândula periuretral), é um aumento benigno que acontece com a idade (e somente se você tiver testículos). É um problema muito comum, que 50% dos homens apresentam por volta dos 60 anos, e nove em dez por volta dos 85. Esse aumento muito lento e progressivo da próstata ocorre quando cai sua taxa de óxido nítrico e você passa por um aumento do estresse oxidativo (que pode ser causado por infecção crônica e deficiências nutricionais, assim como pelo mais comum crescimento celular). Os sintomas podem ser similares aos da prostatite: você fica sempre com vontade de ir ao banheiro, nota um esvaziamento incompleto da bexiga e sente ardência ao urinar. Como sua bexiga não foi totalmente esvaziada, você pode ficar pingando como um jogador em campo suado. E também se levantar à noite para urinar com mais freqüência do que um médico plantonista pára para tomar café. (A propósito, o café é diurético, por isso tomar uma xícara depois do jantar pode fazer você urinar ainda mais.) Ao contrário da crença popular, esses sintomas não (e é um NÃO maiúsculo) aumentam seu risco de ter outra doença.

**Câncer de próstata.** Geralmente encontrado na zona externa da próstata, tende a ser visto como uma situação de tudo ou nada. Ou você remove a próstata ou morre. Gostaríamos que você soubesse que nem todos os tipos de câncer de próstata precisam ser tratados agressivamente com cirurgia (os efeitos colaterais da remoção podem ser incontinência urinária e disfunção sexual, porque os nervos que controlam as ereções estão próximos da próstata). Certamente, o câncer de próstata precisa ser acompanhado mais de perto do que um fugitivo, mas você deve tomar decisões sobre o tratamento levando em conta fatores como expectativa e qualidade de vida, os possíveis efeitos colaterais do tratamento e a agressividade do câncer. Os médicos usam o chamado escala de Gleason para determinar o quanto as células cancerosas são agressivas.

Cerca de 90% dos homens têm câncer de próstata por volta dos 90 anos, e em geral a expectativa de vida deles não é limitada pela doença, se recebem o diagnóstico quando são

### Curiosidade

O número de parceiras sexuais aumenta o risco de câncer de próstata, porque aumenta a possível exposição a infecções. Contudo, o número de ejaculações não o aumenta. O câncer de próstata está na etapa em que o câncer cervical estava há cerca de vinte anos. Tínhamos conhecimento de que estava relacionado com o número de parceiros sexuais da mulher, e agora sabemos que é causado por um vírus (e sua incidência pode ser bastante reduzida por uma vacina). Podemos acabar descobrindo que também há um vírus associado ao câncer de próstata. De modo oposto (e cremos que para garantir a sobrevivência da espécie), o sexo monogâmico três vezes por semana está associado a uma redução de 50% no risco de câncer de próstata.

> **Curiosidade**
>
> Pesquisas mostram que brócolis e tomate – dois vegetais conhecidos por suas propriedades anticancerígenas – são mais eficazes contra o câncer de próstata se consumidos juntos como parte da dieta diária do que se consumidos sozinhos.

mais velhos, porque o tumor é de crescimento muito lento, o que o torna diferente de muitos outros tipos de câncer.

A dificuldade em diagnosticar o câncer de próstata acontece porque os sintomas podem ser parecidos com os de alguns problemas urinários. (Os problemas da próstata também podem ser assintomáticos.)

Se as mulheres têm livros para saber o que fazer durante a gravidez, os homens deveriam ter livros sobre o que esperar de um exame de próstata. Os médicos começam a avaliar a saúde da próstata com um exame retal, para ver se notam a presença de inflamação ou tumores. Também usam ultra-sonografia e biópsia para diagnosticar inflamação e/ou câncer. Os urologistas também fazem exames para avaliar situações como o fluxo urinário e outros sintomas urinários associados às doenças da próstata.

Atualmente, o principal modo de avaliar a saúde da próstata (junto com o exame de toque retal) é um exame de sangue, o teste do antígeno prostático específico (PSA, de *prostate-specific antigen*). Esse exame mede a inflamação na próstata. Ao contrário da crença popular, uma alta taxa não significa automaticamente câncer; significa apenas que a próstata está aumentada por algum motivo, seja câncer ou outro. Mais importante do que você saber o número é monitorar sua mudança uma vez por ano, ou a cada seis meses, se o número for alto, para acompanhar a evolução do problema. Um aumento normal é de menos de 30% por ano. Por isso, recomendamos um teste de PSA anual para os homens, a partir dos 35 ou 40 anos. O teste de PSA não substitui o toque retal; pelo menos 20% dos tipos de câncer não envolvem PSAs elevados, por isso você precisa fazer o toque retal e o exame de PSA para obter o diagnóstico inicial mais exato.

O PSA funciona um pouco como o colesterol – o número total não importa tanto quanto a quebra em dois componentes. Como a testosterona, seu teste de PSA deveria medir o PSA "livre" e "ligado". Quanto mais baixo o PSA livre, maior a probabilidade de haver câncer (geralmente, menos de 15% livre significa que você deve fazer uma biópsia). O motivo? As células cancerosas produzem compostos que acentuam a ligação do PSA, tornando o número uma pista importante de se o PSA se encontra no limite de variação de 4 a 10 (veja no quadro os níveis normais). Outra observação: o PSA (que, repetindo, não é câncer, mas indica uma irritação da próstata) pode ser elevado por fatores como infecção urinária, andar de bicicleta, prostatite ou ter sexo nas 24 horas que antecedem o teste.

Eis os níveis normais, mas lembre que um aumento com o passar do tempo é mais indicativo do que apenas um único teste:

| Idade | Níveis de PSA (nanogramas por mililitro de sangue, ou ng/ml) |
|---|---|
| 40-49 | 0 a 0,25 |
| 50-59 | 0 a 3,5 |
| 60-69 | 0 a 4,5 |
| 70-79 | 0 a 6,5 |

## Opções de tratamento

Há vários procedimentos médicos para tratar doenças benignas como HPB, assim como câncer, se você decidir que o desconforto de seus sintomas ou o ritmo do crescimento do câncer supera os riscos associados à perda da próstata. Em alguns casos, a cirurgia pode ser preferível à ingestão de drogas pelo resto da vida. Na verdade, 30% dos homens acabam fazendo algum tipo de cirurgia de próstata. A seguir, estão as opções de procedimentos, mas esse é um campo que muda rápido, por isso você deve se informar com seu médico sobre todas as opções disponíveis.

### Para o câncer

- Prostatectomia radical. Nesse procedimento, a glândula e os tecidos adjacentes são removidos. Isso pode "curar" o câncer que não se espalhou. Perder a próstata também significa perder um pouco do controle da bexiga, pelo menos temporariamente. Uma boa opção: prostatectomia retropúbica radical poupadora de nervos, para aumentar a probabilidade de ereções. As variações são a minimamente invasiva, laparoscópica ou robótica.
- Radiação. A radiação e as sementes radioativas (que se irradiam e matam as células cancerosas e os tecidos adjacentes às sementes) são opções não cirúrgicas. Somos a favor da prostatectomia retropúbica radical poupadora de nervos feita por uma equipe cirúrgica experiente se você tem menos de 60 anos ou espera viver pelo menos trinta; e da radiação direta se você espera viver menos de vinte anos. Você opta por uma dessas duas situações baseado em sua saúde. Não importa qual seja sua escolha, acrescente o plano de nutrição que resumiremos a seguir.

### *Para a hipertrofia prostática benigna (HPB)*

- Procedimentos transuretrais. Vários procedimentos, como prostatectomia a laser, por microondas e eletrovaporização, podem remover alguns dos tecidos internos da próstata usando várias tecnologias para aliviar a inflamação e reduzir os sintomas associados à HPB. Em geral, esses são procedimentos ambulatoriais simples e seu urologista pode ajudar você a escolher o que aliviará mais os seus sintomas. O lado negativo é que esses procedimentos podem precisar ser repetidos e, caso você ainda não tenha se dado conta do significado de *transuretral*, saiba que um instrumento terá de ser inserido em uma abertura usada para expelir a urina.

## Dicas de VOCÊ!

Uma próstata aumentada pode ser como uma etapa do Tour de France – apresentar muitos altos e baixos. Embora alguns procedimentos tenham demonstrado evitar as doenças prostáticas, é especialmente importante conhecer os vários tratamentos e as interpretações dos problemas da próstata. Você pode não evitar o aumento, mas pode evitar que o aumento o faça interromper suas atividades. Em geral, o que é bom para o coração é bom para a próstata.

**Dica de VOCÊ: Relativize.** Como já dissemos, não se apavore se o seu teor de PSA parecer alto. Você tem de colocá-la no contexto de suas contagens anteriores. Da mesma forma, entenda que kits de laboratórios diferentes apresentam resultados diferentes. Portanto, se você mudou de médico, a diminuição ou o aumento na contagem pode ser um resultado do laboratório, não de mudanças reais em sua próstata. E isso significa que você tem de estabelecer um novo parâmetro quando um novo laboratório é usado.

**Dica de VOCÊ: Prepare um guacamole.** Fato alimentar do dia: o abacateiro é conhecido como a árvore dos testículos – não apenas devido à forma do abacate, mas também porque o fruto cresce em pares, um mais baixo do que o outro (nós não estamos brincando). Outro motivo para esse nome poderia ser que a gordura saudável do abacate também demonstrou reduzir a HPB. O *saw palmetto* (*Serenoa repens*) contém a mesma gordura do abacate e também deveria reduzir o crescimento da próstata. Principal benefício: próstata menor, menos HPB e menos micções noturnas.

**Dica de VOCÊ: Siga uma dieta saudável.** Os problemas da próstata podem envolver os mesmos fatores de risco de muitos outros problemas de saúde, como obesidade e uma dieta rica em gorduras saturadas. Mas vários alimentos demonstraram melhorar a saúde da próstata, como chá verde (devido aos polifenóis) e romã. Em um estudo de homens que se recusavam a fazer cirurgia de próstata, um grupo se limitou à espera vigilante (que é um médico observar um paciente mas só intervir se isso for solicitado), enquanto o outro cumpriu um programa intensivo de alimentação baseada em vegetais e redução do estresse. A dieta era pobre em gordura e rica em selênio, licopeno (encontrado no tomate) e vitamina E. O resultado foi que o último grupo reduziu em 40% seus níveis de PSA e nenhum participante foi submetido a cirurgia em um período de dois anos. Muitos no grupo de controle precisaram de cirurgia e seus níveis de PSA permaneceram elevados. Após seguirem a dieta saudável por 52 semanas, os homens também tiveram seu sangue misturado com células de tumor de próstata (em uma experiência de laboratório), e o sangue deteve o crescimento das células tumorais. Isso não aconteceu com a população normal. Uau!

**Dica de VOCÊ: Tome suplementos.** Os homens deveriam pensar em tomar suplementos de zinco, porque homens com níveis mais elevados de zinco parecem correr menos risco de câncer de próstata. Experimente uma dose de cerca de 30 miligramas por dia (se você toma um multivitamínico, esta dose já pode estar contida nele).

**Dica de VOCÊ: Evite a cafeína.** Para os homens com HPB, pode ser difícil ir ao banheiro. Isso ocorre porque a pressão na bexiga e a contração do esfíncter dificultam a micção. Mas, quando o esfíncter relaxa, a urina sai como um rio. Para ajudar o esfíncter a relaxar, reduza o consumo de café e de cafeína. Isso pode não fazer sua próstata ficar menor, mas lhe dará a sensação de que está.

**Dica de VOCÊ: Conheça os medicamentos.** Os problemas de próstata podem ser mais difíceis de tratar do que o mal do amor – é difícil eliminar a dor. Embora não ofereçam a cura completa, muitos medicamentos demonstraram ter algum grau de sucesso. Suas principais opções:

- Bloqueadores alfa-1 seletivos: Esses medicamentos, como a terazosina (Hytrin) e a tansulosina (Flomax), controlam a contração do músculo liso ao redor da próstata, relaxando os músculos para facilitar o fluxo urinário. Cerca de 50% dos homens que tomam esses medicamentos vêem uma redução nos sintomas relacionados com a próstata, enquanto cerca de 5% experimentam o efeito colateral da hipotensão (pressão arterial baixa).
- Inibidores da 5-alfa redutase: Medicamentos como a finasterida (Proscar) e a dutasterida (Avodart) encolhem as células prostáticas para reduzir o volume da próstata (em até 25% por ano) e reduzir em 50% o PSA, embora levem seis meses para fazer efeito e só funcionem em cerca de um terço das vezes. Um efeito colateral raro é a diminuição da libido.

# GRANDE FATOR DE ENVELHECIMENTO

## Falta de óxido nítrico

### Como os níveis desse gás podem mudar sua saúde

A maioria de nós tem uma visão muito limitada do que tem dentro do corpo: órgãos, ossos, sangue, água, substâncias químicas e talvez um monte de gordura, tudo misturado para formar um ser milagroso com a capacidade de se balançar em trapézios, resolver equações matemáticas complexas ou fazer as duas coisas ao mesmo tempo. Basicamente, achamos que nossos corpos são biologicamente constantes. Além do que colocamos neles (e, obviamente, do que sai depois), muitos de nós presumimos que somos feitos de uma quantidade determinada de substâncias químicas, nervos e muco que coexistem finitamente em nossos corpos. Ou temos muito ou pouco da substância química A ou do neurotransmissor B, e sejam quais forem esses níveis, ditam como agimos e nos sentimos.

Mas não é esse o caso, principalmente quando se trata de outra de nossas explicações biológicas do envelhecimento. Em algumas semanas, ou até mesmo dias, podemos modificar essas moléculas preciosas para regular nossos corpos.

Você tem no corpo um gás de vida curta que influi bastante em seu funcionamento. Esse gás – chamado de óxido nítrico – tem uma meia-vida de poucos segundos.

Como o vento que afasta a poluição, o óxido nítrico é fugaz e estimulante (veja a figura J.1). Você tem óxido nítrico e depois fica sem. (Antes de você começar a ter doces lembranças, óxido nítrico não é o mesmo que óxido *nitroso*, o gás hilariante usado como anestésico e em algumas festas.)

E daí? Todos nós ocasionalmente conseguimos gás.

Mas nós não estamos falando do gás usado em festas, mas de um gás suficientemente importante para render um Prêmio Nobel de Medicina, influir na incidência de ataques cardíacos e fornecer energia para as partes baixas de um homem. Na verdade, descobriu-se que o óxido nítrico (ON) é o neurotransmissor nas células nervosas que controla as ereções (essa descoberta levou ao desenvolvimento do Viagra e de medicamentos afins).

E isso torna o declínio no funcionamento do ON uma causa-chave da disfunção erétil e de outros problemas relacionados com a idade e as artérias. Quando se trata de óxido nítrico e envelhecimento, o ponto principal é este: o óxido nítrico tem papel fundamental para a manutenção do corpo saudável, e a recíproca também é verdadeira. Em muitas doenças, a produção de óxido nítrico é reduzida, e isso leva a (ou contribui para) dano celular ou disfunção orgânica.

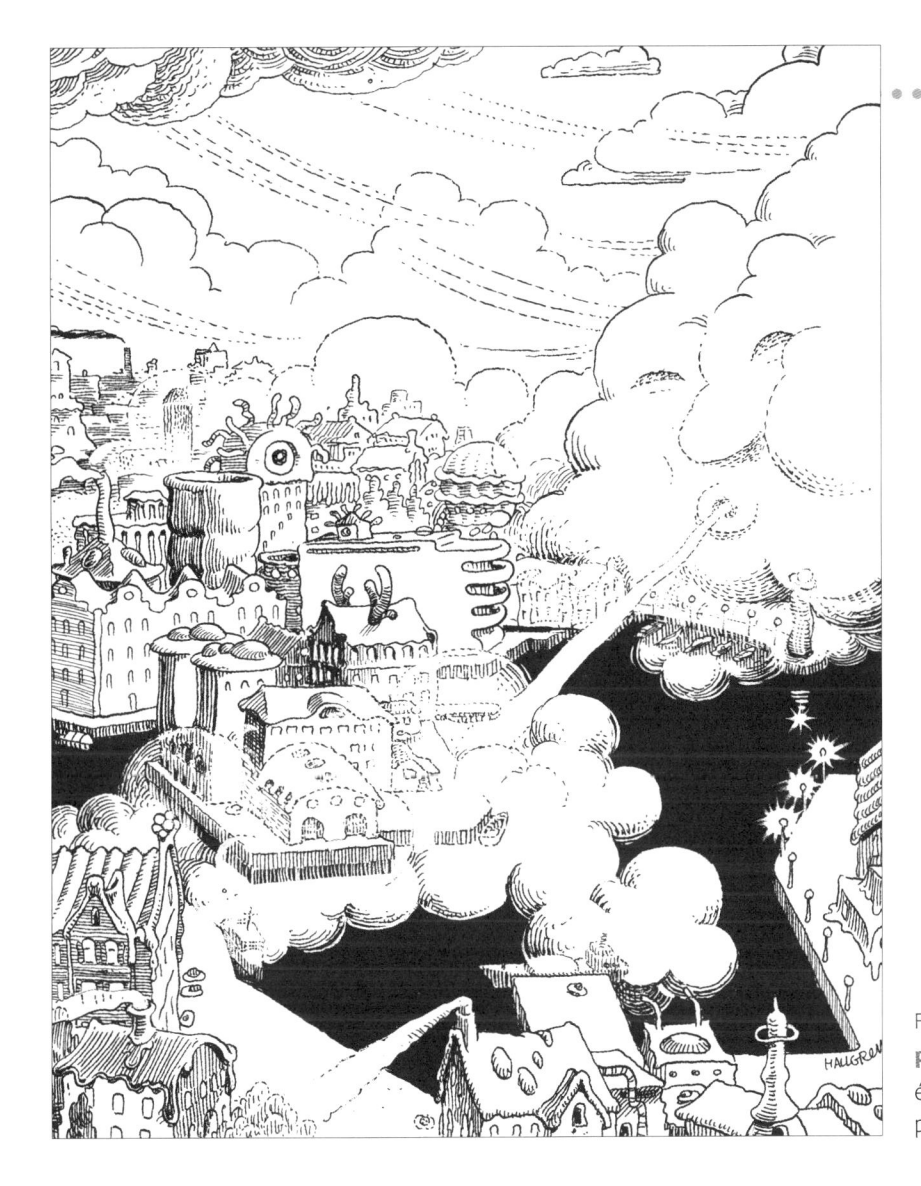

FIGURA J.1

**Purifique o ar** O óxido nítrico é como o vento que afasta a poluição de nossa cidade.

Apesar de sua vida curta, o óxido nítrico afeta muitos órgãos. No cérebro, age como um neurotransmissor para transmitir rapidamente mensagens. De um modo muito parecido com aquele como as substâncias cerebrais serotonina e dopamina produzem emoções do tipo "não-se-preocupe-seja-feliz", o ON tem um efeito calmante. Por quê? Porque produz uma reação em cadeia nas células que permite aos vasos sangüíneos relaxarem e se dilatarem. As pessoas com aterosclerose (obstrução e endurecimento arterial) comumente não produzem ON suficiente para manter suas artérias abertas. A falta de ON ajuda a explicar os efeitos negativos que sentimos em períodos de alto estresse, assim como de pouco sono. A nitroglicerina, comumente usada no tratamento da angina, aumenta o ON, dilatando os vasos sangüíneos e, desse modo, reduzindo a dor no coração.

Agora você deve estar se perguntando: como obter um pouco de ON? Se você quiser abrir a válvula do próprio tanque biológico desse gás, faça isso por meio de seu nariz (sem usar os dedos). O ON é encontrado nos níveis mais altos da faringe nasal, e é por isso que a respiração nasal e a meditação são tão importantes (veja a figura J.2). O fluxo de ar que ocorre quando você inspira pelo nariz permite que fontes muito ricas de óxido nítrico alimentem seu corpo. Então, o ON ajuda a dilatar suas artérias, para que seu sangue continue a fluir como se estivesse numa estrada vazia do interior, em vez de numa auto-estrada de uma metrópole.

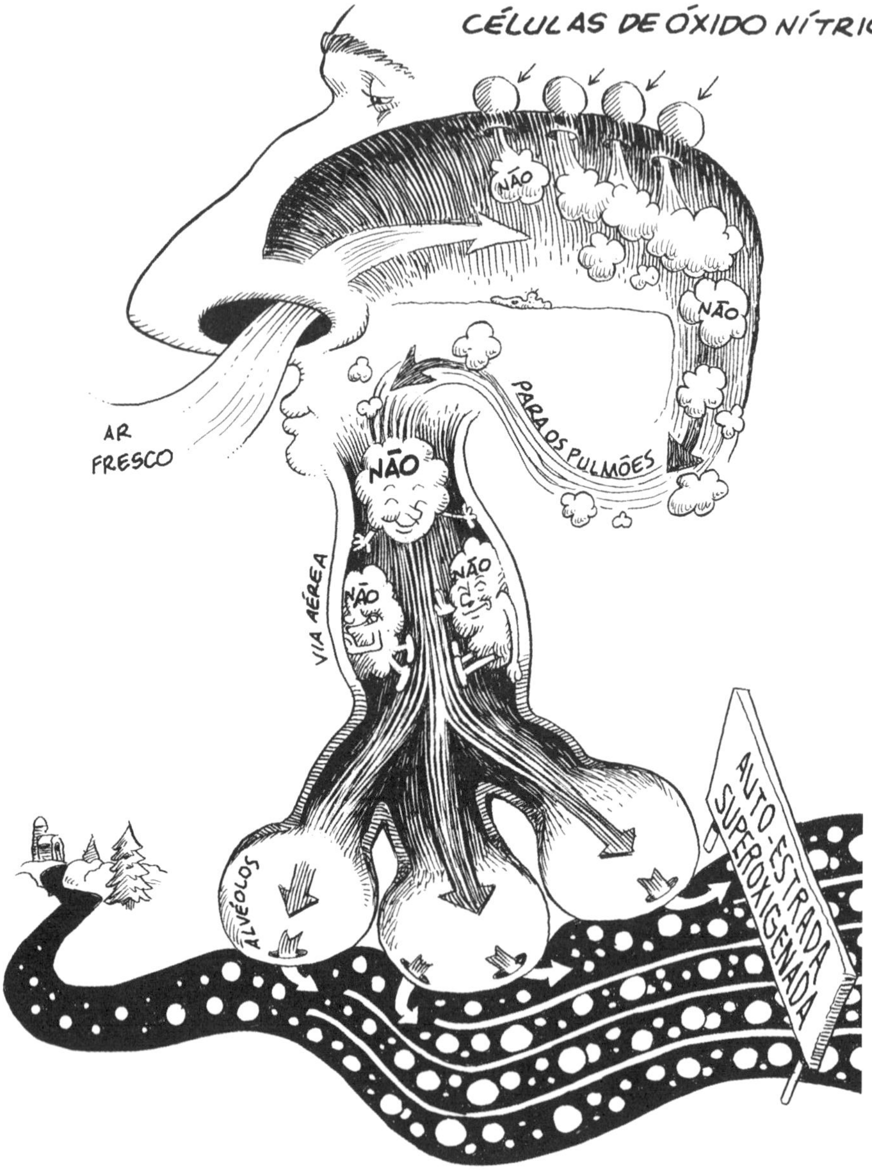

Figura J.2

**O gás ótimo** A respiração nasal permite ao corpo obter óxido nítrico, ajudando a dilatar as vias pulmonares e artérias para que o sangue flua livremente.

Nota interessante: os maratonistas respiram por seus narizes para estimular o óxido nítrico e manter o sangue se movendo através de seus corpos. Contudo, os velocistas não precisam do efeito de dilatação arterial para uma corrida de 10 segundos. Precisam é de acesso mais rápido ao oxigênio, e o obtêm com inalações profundas pela boca.

Especificamente, eis o que sabemos sobre o ON e como se manifesta no corpo:

- Estimular o óxido nítrico é um dos modos de ficar acordado. Se você está se sentindo lerdo, isso tende a significar que não está com bons níveis de ON nas áreas de seu cérebro e tronco cerebral que o mantêm acordado. (A narcolepsia é o exemplo máximo de falta de óxido nítrico, porque você perde toda a capacidade de ficar acordado e acaba adormecendo.)
- Não ter óxido nítrico suficiente contribui para o envelhecimento da pele (porque a boa circulação é essencial para a pele ficar com uma aparência jovem).
- O ON intensifica a ação do minoxidil, que demonstrou desacelerar a perda de cabelo.
- A apnéia do sono, um distúrbio em que você pára de respirar enquanto dorme, inibe a absorção de óxido nítrico pelo corpo. Faz sentido, certo? Quando você está acima do peso, tende a respirar pela boca, e não pelo nariz. Teoricamente, por esse motivo os pulmões não aspiram essas ricas fontes de óxido nítrico, o que faz com que as vias aéreas fiquem menos dilatadas e os níveis de oxigênio possam cair. E é isso que faz você entrar no círculo vicioso de se sentir esgotado e estressado, o que diminui ainda mais sua capacidade de obter ON.

Na verdade, o ON logo poderá se tornar um dos claros marcadores que ajudam a diagnosticar (e tratar) distúrbios antes que apresentem mais sintomas. Pesquisas mostram que você pode perceber a deficiência de óxido nítrico meses – ou talvez até mesmo anos – antes de o diabetes e a aterosclerose serem clinicamente diagnosticados.

# Tenha uma vida sexy

**CAPÍTULO 12**

## Teste de VOCÊ: Demonstrações de desejo

Mulheres (homens, vejam a página a seguir), façam-se estas quatro perguntas:

A. Você notou uma mudança (para pior) em seu interesse pelo sexo?
B. Você tem dificuldade em se excitar ou ficar suficientemente lubrificada?
C. O sexo lhe parece tão agradável quanto andar sobre pregos?
D. Você atinge o orgasmo com tanta freqüência quanto o censo demográfico é feito?

Se você respondeu sim a qualquer uma dessas perguntas, é óbvio que seu desejo e sua excitação estão diminuindo mais rápido do que as vendas de videocassetes. Sexo bom não tem a ver apenas com orgasmo, mas também com desejo e interesse, e freqüentemente pode ajudar a melhorar a qualidade de vida, o que também o torna uma questão relacionada com o envelhecimento. Continue a ler e siga nossas dicas para melhorar a qualidade do sexo.

**Homens:** Momentos antes de ir para a cama, coloque uma tira de quatro a seis adesivos ao redor da base de seu pênis. Sobreponha-os e umedeça o último adesivo para fechar o anel. Durma com cuecas confortáveis. Faça isso por três noites. De manhã, examine os adesivos. Eles se soltaram ao longo das perfurações?

**Se a resposta for sim em pelo menos duas das noites:** isso significa que você está tendo ereções noturnas – um sinal de bom fluxo sangüíneo para o pênis. Se os adesivos não se soltaram, isso pode ser sinal de uma dificuldade vascular.

Você conhece o estereótipo. Quando é jovem e não está tendo sexo, não consegue pensar em outra coisa além de fazer isso. Quando finalmente consegue fazer, tem tanta idéia de como melhorá-lo do que de como abrir um cofre. E quando finalmente chega ao ponto em que se tornou especialista em sexo (se você se considera como tal), prefere ficar tricotando cobertores a se divertir debaixo deles. A natureza é cruel, muito cruel.

Contudo, a esta altura você provavelmente já sabe o que achamos das generalizações biológicas – que muitas delas devem ser jogadas no lixo junto com as seringas sujas. Sabe de uma coisa? Na velhice, você deveria poder experimentar o melhor que o sexo tem a oferecer; um aprofundamento de sua relação emocional com o prazer de seu relacionamento físico. A melhor parte no sexo ótimo é que seus benefícios vão muito além dos 84 segundos de êxtase que você pode sentir. Ter sexo monogâmico e regular provou prolongar a vida. Quanto mais você tem isso (para os homens) e mais alta é a sua qualidade (para as mulheres), mais saudável você é.

Embora não liguemos muito para estereótipos, é claro que temos de reconhecer que há uma realidade biológica no sexo. Às vezes, nosso desejo diminui e nosso equipamento não funciona. Nos homens, o problema é realmente uma combinação de dois Grandes Fatores de Envelhecimento: hormônios desequilibrados e falta de óxido nítrico. Isso é porque o óxido nítrico e o principal hormônio masculino, a testosterona, têm um papel importante na manutenção das ereções. O óxido nítrico não tem um papel tão importante na libido e excitação das mulheres, mas algumas das respostas mais intrigantes para aumentar o desejo sexual estão nos hormônios capazes de restabelecer a vitalidade geral e sexual. Neste capítulo, vamos examinar não só como os homens podem lidar com a versão masculina da menopausa (a andropausa, isto é, disfunção erétil e perda de testosterona), mas também se homens e mulheres deveriam considerar a possibilidade de usar os chamados hormônios milagrosos que muitos afirmam ser a solução para melhorar o sexo e ter uma vida mais dinâmica.

## A anatomia de uma ereção

As ereções fornecem material cômico para filmes. Sim, elas têm mais apelidos do que atletas famosos. E sim, essa não é uma palavra que a maioria de nós usa à mesa de jantar ("Passe o sal, querido. Como foi o seu dia? Você está satisfeito com a força de suas ereções?"). Mas, quando se trata de envelhecimento, poucas coisas rivalizam com a insatisfação sexual – e a disfunção

> **Curiosidade**
>
> Cerca de um quarto dos homens com colesterol LDL alto e metade dos com depressão têm disfunção erétil.

sexual que pode causá-la – como a área que faz a qualidade de vida cair mais rápido do que um balão esvaziado.

Graças ao Viagra e a seus afins, que aumentam a duração do efeito do ON, a disfunção erétil (DE) saiu do armário e deixou de ser um assunto do qual nunca se deveria falar. Clinicamente definida como a incapacidade constante de ter ereção suficiente para a atividade sexual, a DE atinge cerca de 50% dos homens de 40 a 70 anos e 70% dos acima de 70. Basta dizer que a maioria dos homens mais velhos terá pelo menos uma experiência de DE. Também deveríamos notar que envelhecer não é totalmente ruim quando se trata de ereção, porque para a maioria dos homens significa demorar um pouco mais para ejacular.

> **Estimulantes do humor**
>
> As mulheres com problemas de excitação, desejo e lubrificação podem procurar um médico para se submeter a tratamento hormonal, mas não devem hesitar em também experimentar seus próprios métodos. Eis algumas opções:
>
> **Inovar**. O desejo aumenta com novas situações, novos estímulos e tudo o que é novidade. Talvez isso signifique tomar banho antes do sexo ou usar a cadeira reclinável para algo mais do que ver TV. Ou vocês dois trocarem mensagens sensuais escritas com batom como uma preliminar. Não importa o que você faça, desde que quebre a rotina e aumente o desejo.
>
> **Usar lubrificante**. Todos sabem que o sexo não é nada agradável se o vaivém mais parece uma volta em um carro sem amortecedor. Para torná-lo mais suave, use lubrificantes à base de óleo ou silicone. O único problema é que eles estragam o látex. Por isso, se você estiver usando camisinha, prefira um lubrificante à base de água.
>
> **Ser honesta**. Primeiro, consigo mesma. Indague-se sobre sua ansiedade e seus sentimentos a respeito do relacionamento. Depois fale com seu parceiro. Embora essa não seja uma conversa fácil, os homens deveriam saber o que podem fazer para estimular o prazer e humor femininos – sejam mais preliminares, mais romance ou mais conversas diárias.

Como você já pode ter imaginado, foram feitas muitas pesquisas sobre as causas da DE e – como no caso do câncer, da doença cardíaca e de muitos outros problemas de saúde – a culpa não é de um único fator. Muitas coisas podem fazer a ereção não ocorrer – inclusive problemas hormonais, que discutiremos mais tarde neste capítulo, trauma local (como o causado por bancos de bicicleta mal adaptados, que bloqueiam o suprimento de sangue para o pênis), álcool, algumas drogas prescritas e obesidade. Mas a maior causa dos problemas eréteis é o nível inconstante do Grande Fator de Envelhecimento do óxido nítrico, devido a alguma doença vascular. O modo como o sangue flui no corpo (em grande parte determinado pelo endurecimento das artérias) determina a capacidade física de manter a ereção (VEJA A FIGURA 12.1). Na verdade, as desordens eréteis são precursoras de problemas cardíacos, portanto, se você estiver tendo problemas desse tipo, é importante que busque tratamento, não só para melhorar o que acontece quando você está deitado na cama, como também para se certificar de que a próxima vez em que estiver deitado não será em uma mesa de cirurgia.

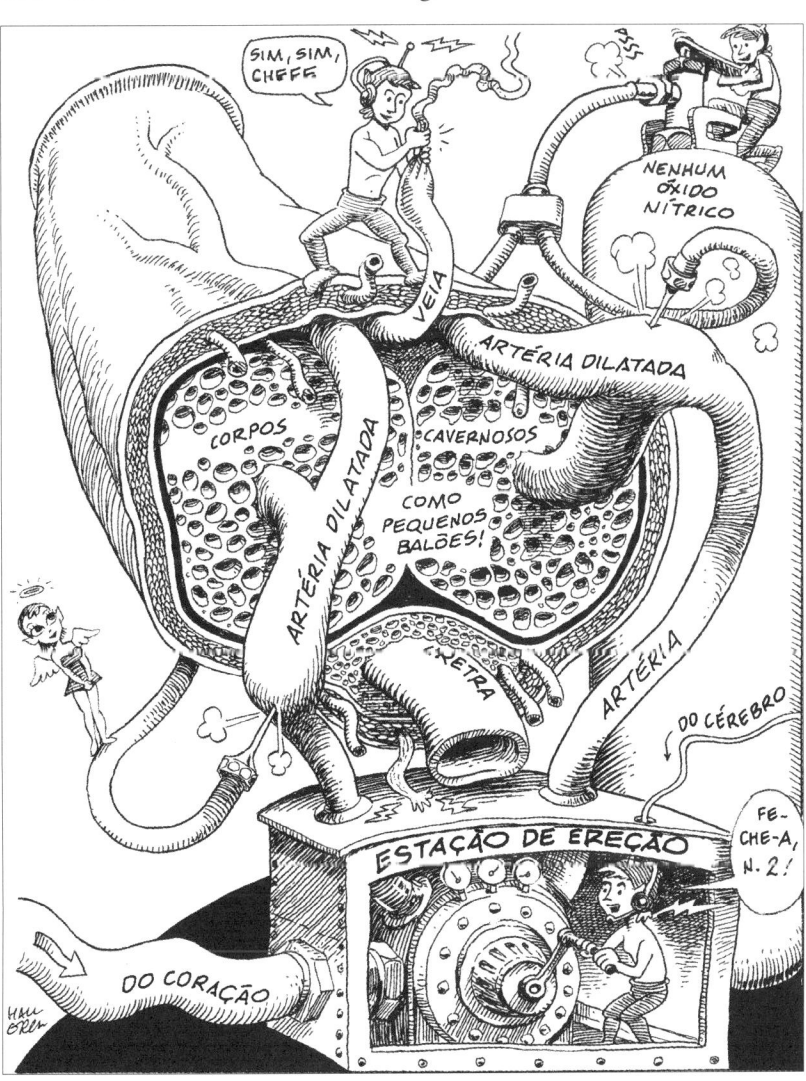

FIGURA 12.1

**Conjunto eretor** Para o pênis enrijecer, o óxido nítrico ajuda a relaxar os vasos sangüíneos que vão para esse órgão. As artérias dilatadas permitem ao sangue encher os corpos cavernosos, o que comprime as veias para manter a ereção.

> **O que você vai fazer comigo?**
>
> Drogas como o Viagra fizeram mais do que tornar celebridades alvo de piadas de Jay Leno. Superaram muitos dos antigos tratamentos para a DE. Só por diversão, veja quais eram os tratamentos populares para a impotência. Alguns ainda são usados.
>
> **Bomba a vácuo:** Esses aparelhos sugavam o pênis (e não são recomendados para aspirar migalhas), permitindo ao sangue fluir para o pênis por pressão negativa. Então, o usuário colocava um anel de borracha ao redor da base do pênis para reter o sangue e manter a ereção.
>
> **Injeções:** Prostaglandinas (substâncias químicas semelhantes a hormônios) eram injetadas diretamente no pênis com uma pequena agulha. Embora isso pareça tão agradável quanto caminhar descalço no asfalto quente, essas injeções eram especialmente populares para os homens diabéticos. Por quê? Porque eles não tinham medo de agulhas.
>
> **Esguichos:** Os médicos também costumavam esguichar hormônios pela uretra, a pequena abertura no pênis. Uau!
>
> **Cirurgia:** Os cirurgiões faziam a cirurgia de *bypass* nas artérias que levam o sangue para o pênis, porque acreditavam que as veias estavam defeituosas e precisavam de uma base arterial melhor para deixar o sangue entrar. Essas novas mas pequenas artérias não funcionavam bem. Agora temos opções melhores.

Para ver como os sistemas cardiovascular e sexual funcionam juntos, observe na figura da página 223 os processos biológicos da estimulação.

Vamos derrubar o primeiro mito sobre as ereções: a testosterona não é o principal acionador da ereção, embora tenha um papel nela, como explicaremos daqui a pouco. A verdade é que as ereções ocorrem devido a muitas coisas que acontecem ao mesmo tempo no corpo. O modo principal de o pênis enrijecer não é por meio de sites de conteúdo sexual, mas de receptores nas células ao longo das artérias que estimulam uma reação em cadeia que basicamente relaxa os vasos sangüíneos que vão para o pênis. Essa reação é mediada pelo óxido nítrico, aquele gás de vida curta no corpo. O elo com o envelhecimento? Geralmente, o ON é produzido pelas células endoteliais que revestem todas as artérias. Assim que um mínimo endurecimento das paredes arteriais inicia a formação de placas, os níveis de ON caem, de modo que o vaso não consegue se dilatar normalmente quando você precisa de um pouco de sangue extra, como quando corre para pegar o ônibus ou procura algo debaixo da cama.

Durante a estimulação (não importa se física ou mental, com luzes acesas ou apagadas, ou creme de chantilly), os músculos ao redor das artérias penianas relaxam. Esse relaxamento acontece para que o sangue possa ser absorvido por uma estrutura esponjosa no topo do pênis chamada corpo cavernoso. Depois que o sangue corre no corpo cavernoso como um atacante de futebol, as veias do pênis se contraem para mantê-lo ali. E *voilà*! Você tem uma ereção.

> **Curiosidade**
>
> A maioria dos mamíferos (não humanos) tem um osso no pênis (chamado báculo), o que significa que eles não só estão mais expostos a traumas, como também que não precisam contar com seus sistemas vasculares para ter ereções. Parte do que torna os humanos únicos é que sua ereção exige estimulação física e emocional.

Se essas artérias estiverem inflamadas e/ou obstruídas, você não terá um fluxo sangüíneo adequado. E isso significa que não terá óxido nítrico suficiente para abrir suas artérias, de modo que não terá uma ereção porque não conseguirá levar sangue para seu pênis. Além disso, sem o pênis intumescido, as veias que drenam o sangue não se esticam, de modo que o pouco de sangue que possa entrar sai rapidamente do órgão. É por isso que os problemas eréteis geralmente não são problemas de virilidade, mentais ou de "você não faz mais isso por mim, meu bem". São problemas de ductos que exigem não só que você esteja excitado, como também que as torneiras biológicas certas estejam abertas.

## Me dê um *T*: A verdade sobre a testosterona

Ouça a palavra *testosterona* e saberemos imediatamente o que você está pensando. Sabemos a que o hormônio remete. Faz você pensar em músculos, desejo sexual e coragem. Esse é o hormônio da vitalidade que dá aos homens força para vencer uma briga de socos (e, para início de conversa, ser corajosos ou estúpidos para entrar em uma). E é o hormônio que até certo ponto controla quanto sexo os homens querem – e se terão disfunção erétil ou não.

A maioria dos homens produz de 4 a 7 miligramas de testosterona por dia, com o nível mais alto sendo pela manhã e o mais baixo ao anoitecer (o que ajuda a explicar por que a primeira coisa que alguns homens querem ao acordar não é café-da-manhã ou banho). A ciência ainda tem de explicar por que os níveis de testosterona sobem e descem nessas horas, mas isso pode estar relacionado à ação da glândula pituitária. Essas horas fornecem alguns insights de por que o horário de almoço pode ser um modo eficaz de conciliar os impulsos sexuais de um casal.

> **Um alimento para se divertir**
>
> Embora você possa pensar em calda de chocolate para estimular sua vida sexual, recomendamos chocolate por um motivo diferente. O chocolate, na forma de cacau puro, contém flavonóides que aumentam o óxido nítrico que dilata as artérias e é especialmente eficaz nas pessoas com mais de 50 anos. Como os níveis de ON caem com o endurecimento arterial, é uma boa idéia consumir flavonóides na forma de chocolate preto, assim como chá preto, suco de uva e vinho.

Assim como as mulheres, os homens de meia-idade experimentam a versão masculina da menopausa (ou andropausa, se você preferir), um declínio nos hormônios sexuais que afeta a qualidade de vida. A testosterona diminui com o envelhecimento. Sintomas disso incluem redução da força, da libido ou da capacidade de ter ereções. Um dos sinais mais visíveis do declínio da testosterona é uma diminuição da freqüência com que um homem precisa se barbear; barba que demora mais para crescer equivale a uma queda nos hormônios masculinos.

Apesar de a testosterona baixa afetar de 2 a 4 milhões de homens, apenas 5% a tratam, mesmo levando-se em conta o fato de que ultimamente temos visto um aumento significativo nas prescrições de testosterona (embora algumas possam ser para mulheres, já que esse hormônio sexual também é importante para elas). Tal aumento indica que os homens estão mais decididos a repor testosterona, porque temem ou estão experimentando efeitos como enfraquecimento ósseo (osteoporose), infertilidade, redução dos pêlos faciais e corporais ou declínio no humor, na energia, no funcionamento sexual e no desejo. Felizmente, podemos dizer quem pode ser candidato à reposição de testosterona.

Embora quase todos os casos de disfunção erétil sejam causados por problemas vasculares, cerca de 20% estão associados a níveis baixos de testosterona. Como parte de um check-up para determinar a origem das dificuldades eréteis, seu médico pode medir seus níveis de hormônios. Embora esse seja um exame de sangue simples, é diferente da maioria dos outros, porque a testosterona não é medida diretamente. Para fazer uma avaliação exata dos seus níveis de testosterona, você precisa de duas medições. Uma do nível combinado de testosterona ligada e livre (o tipo ativo que importa em termos dos sintomas que está apresentando) em seu sangue, e outra apenas da testosterona ligada a proteínas. Subtraindo o segundo número do primeiro, você tem seu nível de testosterona livre. Como a testosterona livre pode ligar proteína em um tubo de ensaio e a testosterona ligada pode ser deslocada, o número resultante será, na melhor das hipóteses, uma aproximação. É como tentar obter uma medição exata de molho de espaguete pesando a massa com o molho, raspando o molho e depois pesando a massa de novo. Não é uma medição direta do molho e é quase impossível separar todo o molho livre do molho que gruda.

Eis os padrões dos níveis de testosterona livre para homens da sua idade. Devemos observar que parte do desafio é que, se você quer se sentir com 30 anos quando na verdade tem 50, teoricamente deseja igualar seu nível de testosterona ao de um homem de 30 anos, mas a maioria dos médicos preferiria levá-lo até onde sua idade determina. Contudo, se estiver se sentindo um lixo, alguns médicos vão tratá-lo mesmo que seus níveis estejam baixos mas dentro da variação normal para sua idade. Estas são as variações típicas para homens:

| Idade | Nível de testosterona livre (ng/ml) (percentagem livre é de 1,6 a 2,9%) |
|---|---|
| 20–40 | 400 – 1.080 |
| 40–50 | 350 – 890 |
| 50–60 | 250 – 750 |
| 70 ou acima | 250 – 650 |

Vamos deixar uma coisa bem clara: não recomendamos reposição de testosterona para homens com níveis normais desse hormônio como um tratamento milagroso contra o envelhecimento. A reposição só deve ser feita em homens com diagnóstico de deficiência hormonal suficiente para causar alguns dos problemas que já mencionamos. Infelizmente, nem sempre os exames de sangue são totalmente exatos – lembre-se de que o molho no espaguete é difícil de medir. Do mesmo modo, os níveis totais de testosterona no sangue não são medidas perfeitas do que está disponível onde você precisa. Se seu médico lhe recomenda reposição de testosterona, eis o que você precisa saber sobre seus benefícios e possíveis efeitos colaterais:

**Prós:** Além da melhora nas áreas mais associadas à testosterona (libido, massa muscular e força óssea), a terapia de testosterona demonstrou reduzir os níveis de colesterol LDL (ruim) e aumentar a sensibilidade à insulina, diminuindo a chance de ter diabetes.

**Contras:** A principal crítica à terapia de testosterona tem sido sua relação com o câncer de próstata. Embora haja evidências de que o volume total da próstata aumenta nos homens

---

**Curiosidade**

A área do cérebro que sente o pé está bem próxima da área que sente o pênis e o clitóris. Por esse motivo, massagear o pé é uma das formas mais eficazes de preliminares. Para fazer uma boa massagem use uma loção de alfazema, considerada afrodisíaca por homens e mulheres. Massageie o pé inteiro e depois vá subindo pelo corpo. Nós acumulamos muita tensão nos tornozelos, por isso gire o pé devagar para ajudar a relaxar a articulação. Como as panturrilhas e os pés estão mais longe do coração e lutam com a gravidade, é um desafio para eles mover o excesso de linfa. Massageie os tornozelos e vá subindo até as panturrilhas e os joelhos, para facilitar o processo. Afinal de contas, você queria mesmo se mover nessa direção e agora tem uma boa desculpa para isso.

> **Os antigos afrodisíacos**
>
> Embora possa parecer uma personagem de um filme de ficção científica, a *Tribulus terrestris* pode oferecer alguns benefícios para homens e mulheres com diminuição da libido. O fruto, usado desde os tempos da Grécia antiga, aumenta o hormônio luteinizante, que por sua vez aumenta a produção de testosterona – possivelmente levando a um efeito afrodisíaco (estudos usando um extrato descobriram sua eficácia). Antes recomendada para tratar infertilidade feminina, impotência e baixa libido em homens e mulheres, também era usada para promover o rejuvenescimento após uma longa doença. A erva se tornou amplamente conhecida no Ocidente quando atletas búlgaros ganhadores de medalhas olímpicas afirmaram que o uso da *tribulus* havia contribuído para seu sucesso. Estudos de alta qualidade sobre seu uso e dosagem ainda são limitados, mas nós recomendamos 300 miligramas por dia, porque os efeitos colaterais são raros.
>
> Outra erva – a *Mucuna pruriens* – é amplamente usada na medicina ayurvédica indiana e contém L-dopa, que é convertida em dopamina quando cruza a barreira sangue-cérebro, e poderia ser usada em doses mais altas para tratar a doença de Parkinson. Contudo, também revelou estimular a glândula pituitária a liberar hormônio do crescimento e testosterona, e historicamente tem sido usada como afrodisíaco. Os pacientes que tomam dopamina precisam ser cautelosos e discutir com seus médicos a possibilidade de ingerirem uma dose de 400 miligramas dessa erva.

que repõem testosterona, não há nenhuma comprovação clínica de que isso influi na função prostática, como, por exemplo, bloqueando o fluxo urinário e fazendo com que você se levante a noite toda para ir ao banheiro. E não existe nenhum dado sólido que sugira uma relação entre a terapia de testosterona – e a testosterona em geral – e o câncer de próstata. Os homens de 20 anos com níveis altos de testosterona não correm mais risco de desenvolver câncer de próstata mais tarde na vida do que os homens com níveis normais ou baixos. Teoricamente, a outra preocupação é a doença cardíaca, porque os homens a desenvolvem mais cedo que as mulheres, mas não foi identificada nenhuma relação nos homens que tomam suplementos com cuidadoso acompanhamento médico. A reposição de testosterona por longo prazo também tem sido ligada a aumento da calvície, da retenção de líquidos e das mamas, e agravamento da apnéia do sono.

A testosterona é um pouco como frango: o modo de preparo pode ser o que você quiser.

> **Curiosidade**
>
> Cerca de 1% da testosterona é convertida em estrogênio, o que pode ajudar a explicar por que uma pequena percentagem de homens tem câncer de mama.

Você e seu médico só têm de decidir o que é melhor para sua saúde (e suas finanças). A idéia é que vocês descubram juntos qual quantidade de testosterona o colocará no meio da variação normal, em vez de no limite superior ou inferior. Se você decidir que a terapia de testosterona lhe convém, suas opções de uso são as seguintes:

- **Injeções**: É o método "vapt-vupt". Com injeções semanais, mensais ou até mesmo trimestrais, você obtém doses de testosterona imediatamente. O problema é que elas podem causar consideráveis oscilações nos níveis hormonais que influem no humor e na energia.
- **Sublingual**: A testosterona é fornecida em um comprimido colocado sob a língua, tipicamente a cada 12 horas, o que torna os níveis do hormônio mais regulares do que a injeção. O lado negativo é que a testosterona sublingual tem sido associada a anormalidades hepáticas.
- **Adesivo cutâneo:** É uma opção cara, mas seu uso para aumentar a forma ativa de testosterona é considerado seguro (embora alguns homens apresentem reações na pele). Além disso, é muito mais compatível com os ciclos e ritmos naturais do corpo. Dependendo dos adesivos usados, podem ser aplicados no abdômen, nas costas, nas pernas ou (não ria, por favor) diretamente no escroto – o que parece erótico, mas, na verdade, funciona porque a enzima-chave DHT, que converte a testosterona em sua forma mais ativa, se encontra nos testículos, que estão próximos.

> **Curiosidade**
>
> Os homens *podem* tornar seus pênis maiores. Se você está acima do peso, perder 16 kg acrescenta 2,5 cm ao pênis. Infelizmente, esse ritmo de "crescimento" diminui à medida que você vai emagrecendo. Tecnicamente, na verdade você não está fazendo seu pênis crescer, mas perdendo a gordura pélvica que o esconde. Quando você ganha peso, a gordura encobre seu pênis e você pode começar a achar que "o que os olhos não vêem o coração não sente".

## Os hormônios da vitalidade: eles compensam o investimento?

Embora consideremos a testosterona a principal fonte de libido de homens e mulheres, também precisamos examinar outros hormônios que influem na energia e nos desejos em geral. Por exemplo, a dehidroepiandrosterona (DHEA) é precursora da testosterona, enquanto ao hormônio do crescimento são atribuídas algumas das mesmas características da testosterona – como aumentar a massa muscular (VEJA A FIGURA 12.2). Vamos examinar três outros hormônios da vitalidade:

**DHEA**: hormônio esteróide similar à testosterona e ao estrogênio que pode ser convertido nesses hormônios, a DHEA tem sido considerada por muitos a "poção mágica" das medicações. É vendida como um cura-tudo que melhora todos os sistemas físicos (isso começou no início da década de 1990, quando surgiram notícias de que pessoas que tomavam DHEA realmente se sentiam bem). Um grande problema é que a DHEA é considerada um suplemento alimentar, por isso não é submetida a um rígido controle da FDA. Outro é que tem os mesmos possíveis efeitos colaterais a longo prazo – como câncer e enfraquecimento imunológico – de outros esteróides. Só porque algo o faz se sentir bem não significa que isso seja bom para você (pense na cocaína, na heroína ou em meio litro de sorvete).

Figura 12.2

**O perigo da gordura** A DHEA é apenas um pequeno ajuste longe da substância controlada androstenediona ("andro"), que então se transforma em testosterona e estrogênio. A gordura da barriga converte testosterona em estrogênio, motivo pelo qual a obesidade predispõe a alguns tipos de câncer (como o de mama nos homens).

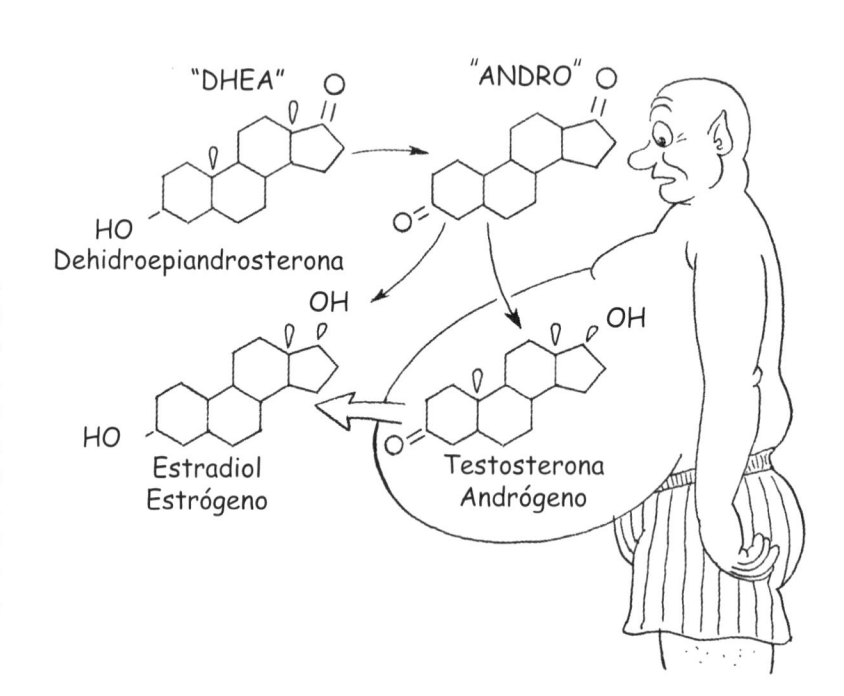

Contudo, acreditamos que a DHEA pode aumentar a energia, o vigor e a libido. Portanto, se você anda cansado ou com a libido reduzida e tudo o mais foi examinado, talvez – apenas talvez – doses baixas de DHEA possam ajudar. Você precisa falar com seu médico sobre seus próprios níveis e ser cauteloso se tiver problemas na tireóide ou PSA elevado, porque a DHEA é um precursor de andrógenos, e níveis muito altos de andrógenos podem estar ligados a câncer de próstata; até mesmo níveis normais podem ser um problema se você já tem a doença. Não defendemos a DHEA, como muitos fazem, como uma droga milagrosa antienvelhecimento. Aconselhamos seu uso na dose mínima possível como um modo de combater a fadiga geral e a depressão associadas ao envelhecimento, quando os suspeitos habituais foram considerados e não há nenhum outro óbvio culpado. Nossa recomendação é que você experimente de 25 a 50 miligramas e avalie se a dose está sendo eficaz.

**Hormônio do crescimento** (GH, de *growth hormone*): Você pode ter visto nos noticiários muitos atletas sendo acusados de tomá-lo para melhorar seu desempenho, mas o hormônio do crescimento também tem recebido muita atenção da imprensa por seus supostos benefícios de combate ao envelhecimento. Eis como funciona. Produzido naturalmente pela glândula pituitária, o órgão do tamanho de uma ervilha na base do cérebro, age no fígado e em outros tecidos estimulando a produção do fator de crescimento do tipo insulina-1 (IGF-1, de *insulin-like growth factor-1*). O IGF-1 é o responsável pelos efeitos de promoção de crescimento do hormônio do crescimento, especialmente importante para o bom desenvolvimento das crianças.

> **Curiosidade**
>
> Para entender melhor o funcionamento de drogas como o Viagra, pense como a nitroglicerina funciona nas pessoas com angina. A nitroglicerina é convertida em óxido nítrico, que abre as artérias do coração para permitir o fluxo sangüíneo, diminuindo a dor. Apenas a nitroglicerina dilata seletivamente as artérias perto do coração, em vez de as mais ao sul. A nitroglicerina e o Viagra são perigosos juntos devido a excesso de dilatação e hipotensão. Isso pode causar desmaios ou problemas cardíacos.

O debate de hoje se concentra na quantidade necessária de hormônio do crescimento à medida que envelhecemos, já que sua produção é mais alta na infância e adolescência, começa a diminuir por volta dos 30 anos e continua em declínio até a velhice e se ficamos obesos. Muitos vendedores querem que você acredite que aumentar os níveis de GH no sangue pode reduzir a gordura corporal; criar massa muscular; melhorar a vida sexual, a qualidade do sono, a visão e a memória; restaurar o crescimento e a cor dos cabelos; fortalecer o sistema imunológico; normalizar o açúcar sangüíneo; aumentar a energia; e atrasar o relógio biológico. Mas o lado negativo é que causa inchaço e dor nas articulações, síndrome do túnel do carpo, ginecomastia (o crescimento das mamas masculinas é um alto preço a pagar para os homens) e tendência ao surgimento do diabetes (um alto preço para os dois sexos). Tampouco melhora resultados clinicamente relevantes, como densidade óssea, colesterol e lipídios, e o consumo máximo de oxigênio. Consideramos que o hormônio do crescimento poderia ajudar no que diz respeito ao colesterol e à massa muscular magra, mas as diferenças são tão pequenas que adotar algumas das muitas outras opções que sugerimos para aumentar a vitalidade terá resultados equivalentes – e sem o custo de 1.000 dólares por mês do hormônio do crescimento.

**Hormônio da tireóide:** Surpreso em encontrar este hormônio aqui? Bem, tantas pessoas têm problemas tireoidianos que nós também o consideramos um hormônio da vitalidade. Se sua tireóide desacelera, você pode desenvolver sintomas como fadiga e ganho de peso, mas elas podem ser revertidas com medicação para que você volte a ter vitalidade e força. Recomendamos que homens e mulheres examinem seus níveis de hormônio estimulante da tireóide (TSH, de *thyroid-stimulating hormone*) a cada dois anos, a partir dos 35 anos. (O TSH é o aviso do cérebro para a glândula tireóide produzir hormônio.) Você também pode fazer um pré-exame: todas as manhãs, assim que acordar e antes de sair da cama, coloque um termômetro debaixo da língua por três minutos. Se a temperatura for de menos de 36°, é provável que tenha hipotireoidismo. Faça isso de dois em dois dias durante duas semanas.

## Dicas de VOCÊ!

Quando você tinha 15 anos, provavelmente achava que tudo que um homem precisava para ter uma ereção era de uma leve brisa. Esses eram os bons velhos tempos. Você só tinha que pensar em *As panteras* para ficar excitado. Os tempos mudam e isso não é mais tão fácil. O verdadeiro motivo pelo qual você pode ter uma reação mais lenta não é que não está interessado em sexo, mas que seu fluxo arterial (e hormonal) não está muito bom. As dicas a seguir vão ajudá-lo a melhorar.

**Dica de VOCÊ: Empenhe-se nisso.** Não estamos falando sobre se esforçar mais em termos de preliminares ou estimulação, ou de se certificar de que cada sessão de sexo terá a paixão de uma lua-de-mel (embora não haja nada de errado com isso). A melhor coisa que você pode fazer por seu pênis é ser bom para seu coração. Isto é, seguir nossas diretrizes no capítulo anterior e no resto deste livro sobre consumir alimentos bons para o coração e as artérias e fazer pelo menos uma hora por semana de exercícios cardiovasculares. Apesar do fato de que os problemas arteriais não são a origem de todos os problemas eréteis, são a principal causa deles, e o único modo de manter o óxido nítrico de vida curta pronto para a luta é manter as tropas bem treinadas. Quanto melhor o seu sangue é bombeado, mais outras partes de seu corpo são estimuladas.

**Dica de VOCÊ: Coma uva.** Os polifenóis no suco da uva estimulam as células endoteliais (que revestem os vasos sangüíneos) a liberar ON, o que não só ajuda a evitar a doença cardiovascular, como também a manter os vasos sangüíneos saudáveis e a pressão arterial normal. Somente sucos com altos níveis de polifenóis têm efeito benéfico, e isso depende do tipo de uva usado e de como a uva é processada.

**Dica de VOCÊ: Peça um estimulante de ação mais rápida.** O surgimento de drogas como o Viagra basicamente tornou obsoletos a maioria dos outros tratamentos dos problemas eréteis (VEJA O QUADRO DA PÁGINA 224). O motivo pelo qual o Viagra é tão eficaz é que estimula a reação em cadeia que permite ao sangue fluir para o pênis, prolongando o efeito do óxido nítrico. O ON estimula uma cadeia de eventos que dilata tanto essas artérias que bloqueia o retorno do sangue do pênis pelas veias. Em vez de responder a um daqueles vários e-mails não solicitados vendendo Viagra que você receberá hoje, converse com seu médico sobre um medicamento que ajude a estimular esse fluxo sangüíneo. Um aviso importante: o Viagra não cura a disfunção erétil. Se você não tratar a causa básica – seja cebola frita, inatividade ou cigarros demais –, nunca conseguirá resolver o problema. Agora, se você tiver o infeliz efeito colateral (sim, dissemos infeliz) de uma ereção dura como cimento por mais de quatro horas, precisará ir ao médico porque isso significa que seu pênis provavelmente não está obtendo sangue novo suficiente e poderia estar morrendo de fome.

**Dica de VOCÊ: Verifique os rótulos.** Há muitas coisas que adoramos nos produtos farmacêuticos. Sem eles, morreríamos muito mais cedo, nos sentiríamos muito pior e passaríamos mais tempo em hospitais do que em nossos lares. Mas as drogas não são perfeitas. E muitas classes delas – especialmente betabloqueadores e antidepressivos inibidores seletivos da recaptação da serotonina (ISRSs) – relacionam a disfunção erétil como um de seus principais efeitos colaterais. (Que tal? Tome uma droga para melhorar seu humor e se arrisque a perder ao mesmo tempo seu interesse e suas capacidades sexuais.) Se você apresentar DE ao tomar uma droga, avise o seu médico para que receite uma de outra classe que possa não ter um efeito tão forte. Por exemplo, passar de um ISRS para Wellbutrin (bupropiona) parece ajudar a diminuir problemas de excitação e interesse comuns em pessoas que usam esse tipo de droga, assim como substituir um betabloqueador para hipertensão por um bloqueador receptor de angiotensina, como losartana ou valsartana.

**Dica de VOCÊ: Consuma rodiola rosada (*Rhodiola rosea*).** Pesquisas mostram que, quando consumida como chá ou um destilado de álcool neutro como a vodca, pode ajudar a combater a disfunção erétil e melhorar a função prostática.

*Para fazer o chá*: corte 5 gramas de raízes de rodiola. Ponha as raízes em uma xícara de água fervente e deixe em infusão por pelo menos quatro horas. Depois filtre. Beba um quarto de xícara três a cinco vezes por dia. Você também pode diluir o chá de rodiola em suco, tônico ou outros chás de ervas.

*Para misturar com vodca*: moa 30 gramas de raízes de rodiola em um moedor de café, acrescente 150 mililitros de vodca sem aditivos aromáticos, agite e deixe macerar por três a cinco dias à temperatura ambiente. Separe e filtre o extrato. Tome uma colher e meia de chá por dia durante cerca de três semanas (de preferência à noite, principalmente se você opera máquinas pesadas).

**Dica de VOCÊ: Prepare-se.** Antigamente tudo que envolvesse o pênis causava embaraço – comprar preservativos, falar sobre problemas eréteis, abrir zíperes. Mas o pênis deveria ser como qualquer outra parte do corpo. Se você tiver algum problema que não pode ser resolvido com aspirina, Band-Aid ou bolsas de gelo, procure um médico. Prepare-se para um exame completo, que é o único modo de chegar à origem dos problemas eréteis. Eis o que você deve fazer:

- **Descreva o problema.** Quanto mais detalhes, melhor. Diga se você tem alguma ereção, por quanto tempo e desde quando está tendo problemas. Quanto mais o médico souber, mais poderá ajudar.
- **Fale sobre sua postura mental.** O médico desejará tomar conhecimento de algumas questões psicológicas, por isso fale sobre situações estressantes ou mudanças em sua vida pessoal. Em um nível subconsciente, esses fatores podem contribuir para o problema.
- **Descreva todo o seu histórico médico.** Como você já viu, um problema peniano não é apenas um problema do pênis. O médico precisa saber tudo para ver quais fatores de risco podem estar envolvidos. Conte o histórico e deixe o médico tirar as conclusões.
- **Faça um exame clínico.** O médico fará um exame clínico para ver se encontra anormalidades que possam estar causando a DE, como testículos pequenos ou pênis curvado. Também verificará a pulsação dos vasos sangüíneos, que pode indicar doença vascular.
- **Faça um exame laboratorial.** O médico analisará taxas importantes como as de LDL e HDL, triglicerídeos, glicose, TSH, DHEA e testosterona, para ter uma idéia melhor da causa básica.

# GRANDE FATOR DE ENVELHECIMENTO

## Radiação UV

## Como o sol pode nutrir ou destruir seu corpo

Os vampiros, os presos em solitárias e os trabalhadores noturnos podem não ficar muito expostos ao sol. Mas você *realmente* tem de estar vivendo no escuro para não saber o valor do maior astro do sistema solar. O sol nos ajuda a ver. Ajuda as plantas a crescer. Dá nome a jornais, posições de yoga e times. Também pode ajudar a evitar câncer e osteoporose.

Contudo, sabemos que esse astro brilhante também pode ser um vilão.

Olhe fixamente para o sol e sua luz o cegará. Ou exponha-se demais a ele e ficará vermelho como um camarão. O símbolo máximo da vida também pode ser um grande causador de morte (ou pelo menos de rugas).

Porém, seria um erro simplesmente dizer que sim, o sol é bom para seu jardim de cactos, mas não para sua pele (veja a figura K.1). O papel do sol e de seus raios ultravioleta é um pouco mais complexo do que isso – e também nos oferece ótimos insights de como envelhecemos.

Figura K.1

**Sol ruim** Assim como uma cidade freqüentemente tem que se proteger do mau tempo, o corpo deve se proteger do sol.

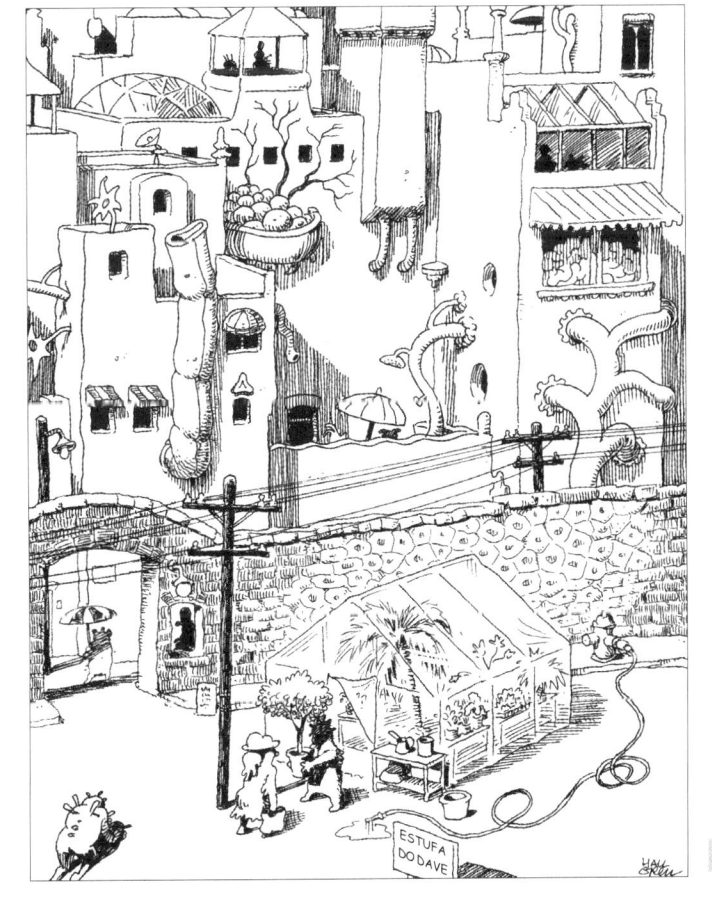

O sol age como uma daquelas máquinas que lançam bolas de tênis. Mas as bolas vêm na forma de raios ultravioleta lançados para a Terra (VEJA A FIGURA K.2). Um tipo de raios UV – os raios UVC – é bloqueado pela atmosfera (como bolas de tênis que atingem a rede antes de chegar a você), de modo que tem muito pouco efeito nas pessoas. Os raios que chegam constantemente até você são os UVA e UVB. Você tem duas escolhas: ser atingido por eles ou bloqueá-los.

À primeira vista, pode parecer que você deveria bloquear todos os raios. E por um bom motivo. Apesar de os raios UVB não ultrapassarem o nível cutâneo, ainda bronzeiam, podem causar queimaduras e câncer de pele (veja mais sobre isso no capítulo sobre câncer). Enquanto isso, os raios UVA penetram profundamente na pele causando queimaduras, rugas e câncer. Para completar, a luz solar também destrói as reservas de ácido fólico, também conhecido como folato ou vitamina $B_9$. O corpo precisa de ácido fólico para replicar corretamente o DNA (é por isso que ajuda a evitar defeitos congênitos). E os raios podem causar dano ocular – o tema do próximo capítulo.

Como os raios UV causam dano? Um modo é causando o rompimento do tecido conectivo. A radiação UV danifica a proteína estrutural da pele – o colágeno – e nos torna incapazes de reparar o dano. Outro modo pelo qual o sol envelhece a pele é por meio da produção de radicais livres – aqueles compostos agressivos que danificam as células e destroem o colágeno. Os radicais livres podem causar câncer mudando nosso DNA e evitando que nosso corpo o repare. Como? Os raios UV destroem os degraus da escada do DNA, fazendo com que as laterais se liguem uma à outra. Isso cria uma protuberância, de modo que o DNA não se forma – ou funciona – corretamente. Outro modo de os raios UV causarem dano é afinando as paredes dos vasos sangüíneos superficiais, o que leva a ferimentos, sangramento e aparecimento de vasos sangüíneos através da pele.

Mas o outro lado da moeda é que nós também precisamos dos raios UV. A luz solar natural cria vitamina D ativa, necessária para a saúde óssea, porque ajuda a regular o cálcio. Também ajuda a garantir o funcionamento correto do coração, do sistema nervoso, do processo de coagulação e do sistema imunológico. Isso é importante porque milhares de mortes anuais por câncer estão ligadas à exposição insuficiente aos raios UVB e à subseqüente deficiência de vitamina D ativa. Como o UVB ativa a vitamina D? A partir do colesterol. É por isso que os níveis de colesterol sangüíneo sobem no inverno. Devido à falta de luz solar, você não tem vitamina D ativa suficiente e seu corpo aumenta o colesterol na esperança de converter o máximo possível em vitamina D ativa. Esse é outro exemplo de dilema evolutivo entre procriação e longevidade. Para nos proteger das deficiências de vitamina D, evoluímos de modo a ter níveis mais altos de colesterol. Sobrevivemos para nos acasalar e poder permanecer fortes e bem, e agora somos derrubados por LDL alto e conseqüentes doença cardíaca e AVC.

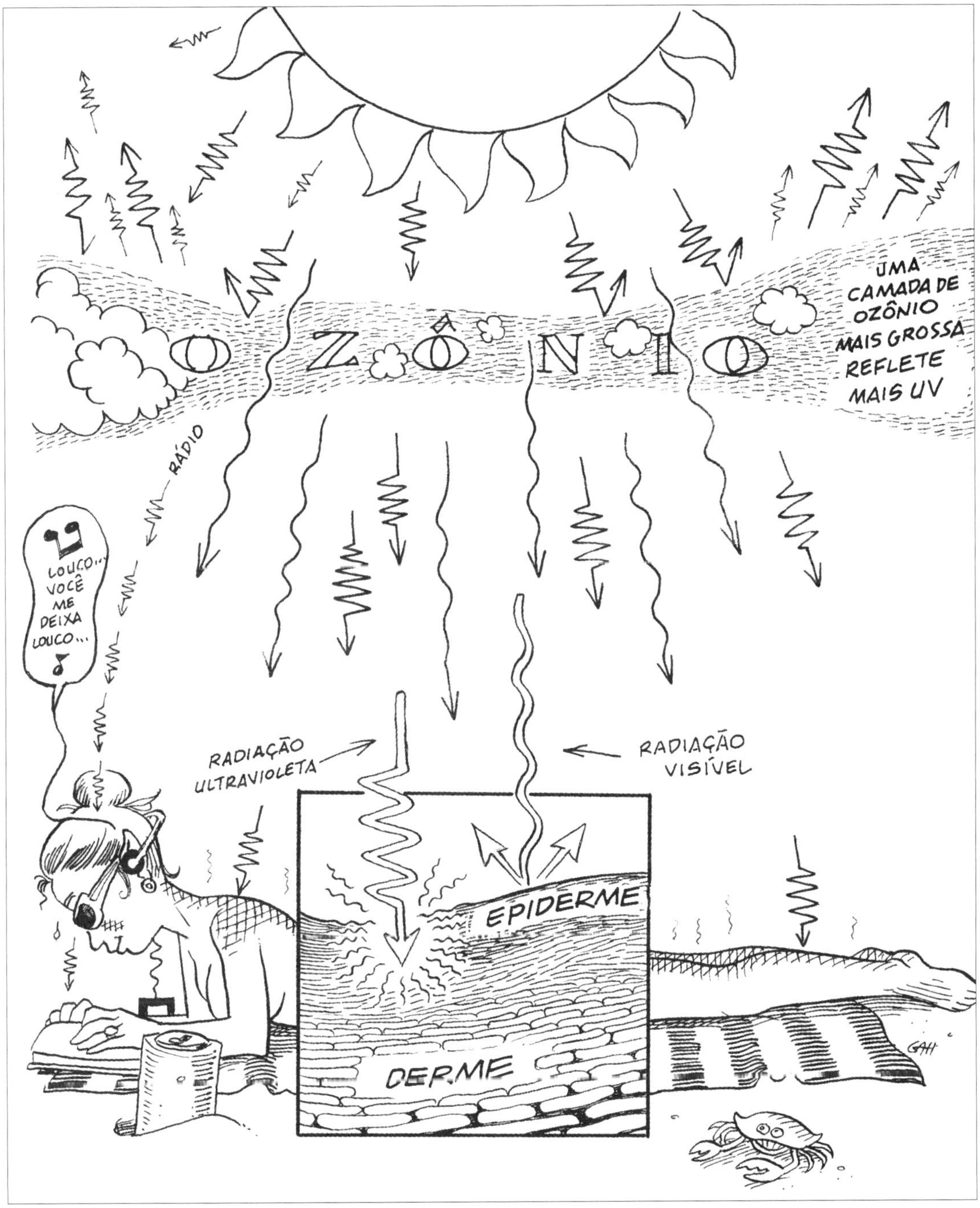

Figura K.2

**Radiação solar** A radiação solar que passa pela camada de ozônio estimula os olhos (raios visíveis) e a pele (raios UV). Os comprimentos de onda do UV se refletem na derme ou penetram bem fundo nos tecidos, levando a mudanças químicas como a criação de vitamina D ou o esgotamento de ácido fólico.

Eis outro modo interessante de ver esses dilemas biológicos: se você tem níveis baixos de penetração de UVB, precisa de colesterol alto, que pode ser mais prontamente convertido em vitamina D. Nesse cenário de baixa exposição ao sol, uma substância chamada apolipoproteína E4 (Apo E4) surge para ajudar a produzir mais colesterol e a subseqüente vitamina D. O aumento de colesterol promovido pela Apo E4 leva, mais tarde na vida, à aterosclerose e à doença de Alzheimer. E, em outra mutação, aqueles de nós cujos ancestrais viviam em áreas em que os raios UVB não eram tão abundantes evoluíram de modo a ter menos melanina na pele, para permitir que os raios UVB a penetrassem. Mas se a cor da pele é clara demais ou muita luz solar penetra nas células, os níveis de ácido fólico caem. Sem a proteção desses nutrientes, outros sintomas neurológicos aumentam nas pessoas, e seus descendentes tendem a apresentar defeitos do tubo neural (espinha bífida).

Esse argumento de bom-e-mau é realmente outro exemplo de equilíbrio. Você não quer demais, mas não pode ter de menos. Como é o caso de várias situações que citamos, encontrar o equilíbrio perfeito é um dos verdadeiros segredos da desaceleração do processo de envelhecimento.

# Veja o mundo

CAPÍTULO

13

## Teste de VOCÊ: Conclusões ópticas

- Vire a página e, sem olhar para a ilustração, ponha o livro a 1,5 metro de distância de você. (Use óculos ou lentes de contato, se tiver.)
- Cubra seu olho esquerdo.
- Diga as letras na linha dos caracteres menores que você conseguir ler. Anote sua pontuação. A última coluna tem dois números que indicam sua acuidade visual. Por exemplo, 6/12 significa que você consegue ver a 6 metros o que uma pessoa normal veria a 12.
- Faça a mesma coisa cobrindo seu olho direito, e depois com os dois olhos abertos.

Figura 13.1
**Teste de visão** Ponha este livro a 1,5 metro de distância e leia as letras. Uma pontuação de 6/12 significa que você consegue ver a 6 metros o que uma pessoa normal veria a 12.

| | |
|---|---|
| K | 6/60 |
| E E | 6/30 |
| P Y O U | 6/25 |
| R E Y E | 6/20 |
| S O P E | 6/18 |
| N F O R | 6/15 |
| B O G U S | 6/12 |
| E Y E C H | 6/9 |
| A R T S | 6/6 |
| B O G U S L I N E | 6/3 |

> **Curiosidade**
>
> As pessoas com catarata tendem a ter ilusões, não alucinações. A diferença? Uma ilusão é simplesmente uma interpretação errada dos dados que o cérebro recebe – talvez causada por um erro na refração da luz. Por outro lado, uma alucinação não se baseia em nenhum tipo de realidade.

Se você considerar os olhos uma janela para a alma, todos vamos concordar em pelo menos uma coisa. Esses pequenos globos flexíveis são quase tão adoráveis quanto um cachorrinho de três semanas de idade. Mas não vamos ficar sentados aqui discorrendo sobre tudo o que você perderia se ficasse cego, porque temos certeza de que aprecia paisagens, fotos e rostos da família, admirar um belo pôr-do-sol, obras de arte, a hilaridade do YouTube, aquela figura engraçada na página 223 (pode olhar, nós esperamos).

Embora a perda parcial ou total da visão não seja um problema de vida ou morte (ainda que certamente possa predispor a acidentes), não ser capaz de dirigir, ter um emprego regular ou passar batom pode realmente estragar o seu dia. Ainda assim, aparentemente nós aceitamos a perda da visão relacionada com a idade tanto quanto aceitamos a perda da renda relacionada com o envelhecimento – isso faz parte da vida. Apesar de ser verdade que algumas pessoas são predispostas a perder um pouco de sua visão, você não tem que se sujeitar a viver em um mundo embaçado, escuro ou sem cor na velhice. Dando passos para proteger seus olhos – principalmente do Grande Fator de Envelhecimento da radiação UV – e lhes fornecer os nutrientes certos, você vai se armar com um ótimo arsenal óptico. O que realmente queremos que você faça é que não perca de vista a perda da visão.

## Uma visão encantadora: seus olhos

Quando éramos crianças, todos descrevíamos os olhos do mesmo modo: têm uma parte branca, uma colorida e um buraco no meio. Mas agora que somos mais velhos, informados e – graças a muitos programas de TV que têm hospitais como cenário – capazes de decifrar o jargão médico, há muito mais a dizer sobre os olhos do que como são bonitos. Seria um erro pensar que todos os olhos são iguais, exceto pela cor da íris (VEJA A FIGURA 13.2). Os olhos, derivados de tecido cerebral, são diferentes geneticamente (alguns povos, como os bantos africanos, têm cristalinos que soltam partículas como caspa), o que significa que as pessoas são mais predispostas, ou menos predispostas, a problemas de visão. Contudo, há algumas semelhanças anatômicas a considerar. Além disso, todos nós vemos do mesmo modo. Da seguinte forma:

A informação (luz) do mundo exterior é transmitida pela córnea, o revestimento externo transparente do olho. A córnea e o cristalino atrás dela convergem a luz para a retina. A retina age como o filme em uma câmera. Dois tipos de células da retina no fundo do olho se conectam com neurônios cerebrais que permitem a você interpretar o que acha que viu. Esses dois tipos de células cerebrais na retina são os bastonetes (que reagem ao preto e branco) e os cones (que reagem às cores). A informação da retina passa pelo nervo óptico para poder ser processada pelo cérebro.

Parece bastante simples, não é? Bem, teoricamente, esse surpreendente processo é simples, mas – como sabem todos que já olharam para o sol, piscaram devido à poeira ou foram ofuscados por faróis de carros – não é assim tão fácil. Por quê? Porque mudanças sutis em nossa anatomia ocular podem mudar o modo como vemos e ser os motivos pelos quais não vemos.

### Envelhecimento ocular

A perda da visão pode ser difícil de definir. Entre os extremos da cegueira total e visão binocular, há uma série de modos diferentes pelos quais a visão pode ser comprometida. Quando envelhecemos, tendemos a apresentar diminuição na velocidade de processamento da visão, sensibilidade à luz e redução do campo visual. Mas a visão tem a ver não só com a vista, mas também com o funcionamento neurológico. Podemos ser capazes de ver objetos, mas ter dificuldade em reunir tudo.

Um ótimo exemplo é dirigir. Você pode ver tudo isoladamente (pedestres atravessando a rua, sinais mudando de cor e uma cafeteria Starbucks na esquina!), mas ter dificuldade em se concentrar no que é importante. Some a isso o fato de as pessoas mais velhas terem mais dificuldade em ver na penumbra e se recuperar de luzes ofuscantes (como as dos faróis dos carros em sentido contrário) e terá uma tempestade de problemas visuais. Você tem dificuldade em decifrar o que vê, mas mesmo que consiga decifrar não consegue processar rápido o suficiente para perceber que é no pedestre, e não no *venti mocha latte* da Starbucks, que tem de prestar atenção. Quando envelhecemos, temos mais dificuldade em avaliar um objeto que se move em nossa direção e as curvas à esquerda respondem pela maior incidência de acidentes de automóvel, e freqüentemente dizemos aos nossos pacientes mais velhos que três curvas à direita levam a uma à esquerda.

Figura 13.2

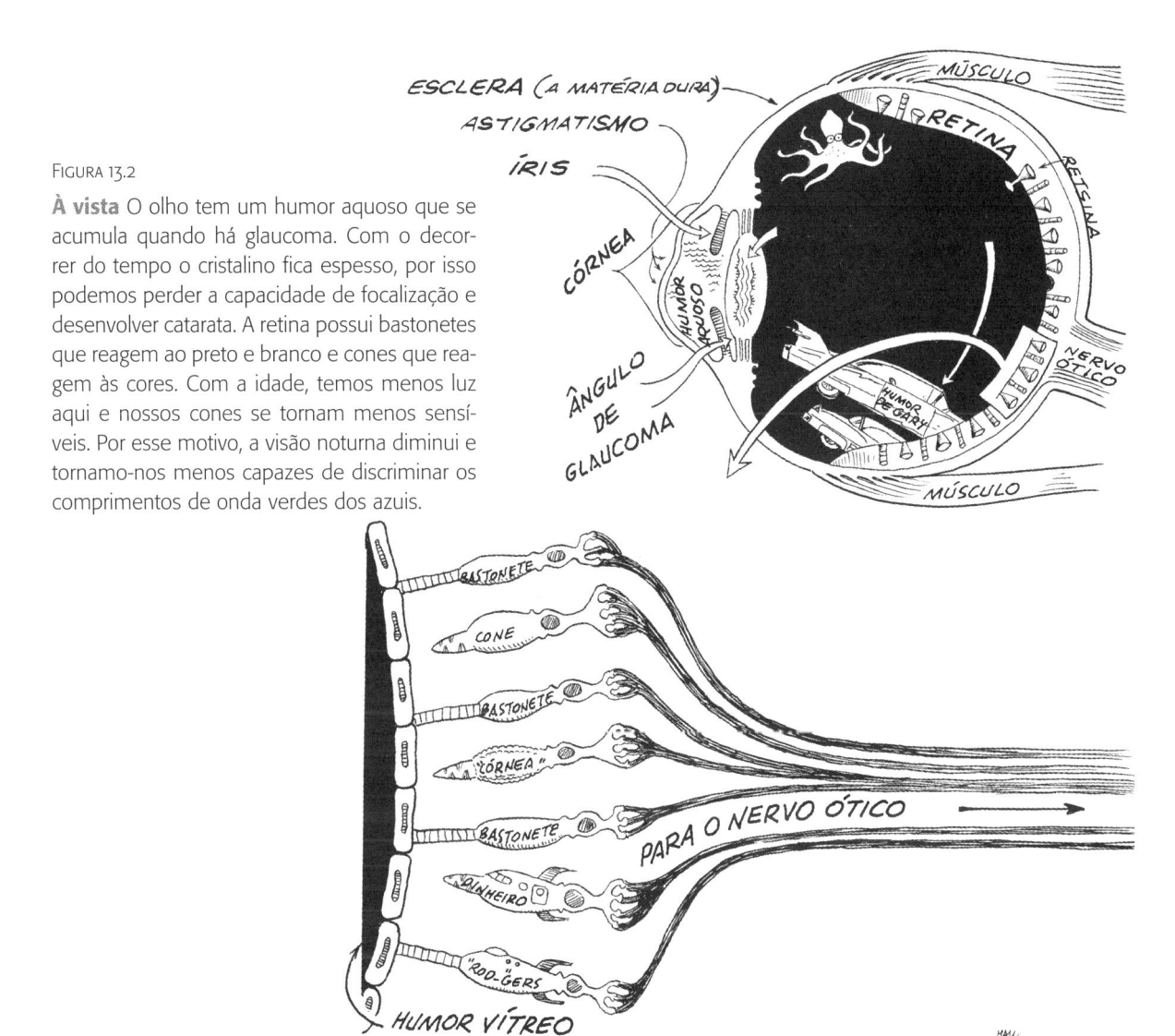

**À vista** O olho tem um humor aquoso que se acumula quando há glaucoma. Com o decorrer do tempo o cristalino fica espesso, por isso podemos perder a capacidade de focalização e desenvolver catarata. A retina possui bastonetes que reagem ao preto e branco e cones que reagem às cores. Com a idade, temos menos luz aqui e nossos cones se tornam menos sensíveis. Por esse motivo, a visão noturna diminui e tornamo-nos menos capazes de discriminar os comprimentos de onda verdes dos azuis.

**A córnea:** Pense nesse revestimento externo como o mostrador transparente de um relógio. As lágrimas ajudam a manter a córnea úmida e contêm substâncias químicas que combatem bactérias e outros parasitas. Quando você envelhece, produz menos lágrimas, assim como as substâncias químicas antibacterianas contidas nelas, o que coloca você em risco de secura ocular e infecções. Você também perde a capacidade de desenvolver rapidamente novas células corneanas.

**O cristalino:** Situado atrás da córnea, converge a luz para o centro. Semelhante a uma bolsa cheia de líquido, um balão de água ou implante de silicone, o cristalino começa a separar os raios de luz que chegam e podem atrapalhar a visão. É responsável por cerca de um terço da focalização da luz que chega ao olho. (A córnea se curva, ou refrata, o resto.) A radiação UV pode causar estresse oxidativo, o que prejudica a visão, embaçando o cristalino e queimando através da película e das células da retina. Um ótimo exemplo: Portland, Oregon, recebe pouco mais da metade da luz solar de Atlanta, e os olhos das pessoas de Atlanta apresentam mais danos.

> **Curiosidade**
>
> Muitos pesquisadores acreditam que o motivo de tantas pessoas serem míopes (não verem de longe) é que não precisamos mais da visão a distância. Há várias gerações, quase não se ouvia falar em miopia no Alasca, porque seus habitantes estavam sempre olhando para o horizonte em busca de informações sobre o tempo. Duas gerações depois, e com o surgimento da TV e dos computadores, 30% das crianças inuítes eram míopes. Os nepaleses acreditam que quem tem problemas para ver de longe deveria olhar para a lua para exercitar e treinar os olhos para a visão a distância.

A massa do cristalino é triplicada dos 20 aos 70 anos, o que você poderia achar que é bom. Mas não é. O cristalino mais espesso nos torna mais míopes e é incapaz de mudar de forma ou focalizar de perto, levando à presbiopia (incapacidade de ver de longe, daí a necessidade de braços mais longos). E também torna mais difícil distinguir cores. Os azuis se tornam mais escuros, os amarelos mais apagados e você não consegue ver o roxo. Também ocorre formação de catarata – uma opacidade do cristalino. Freqüentemente causada pelo fumo e por medicações como qualquer forma de esteróide, a catarata basicamente embaça as janelas ópticas, causando uma opacificação geral. Também é causada pelo Grande Fator de Envelhecimento da luz solar. A boa notícia é que o cristalino pode ser removido e substituído cirurgicamente em vinte minutos. Sua consulta para determinar se esse procedimento lhe convém deverá ser mais longa do que a cirurgia.

**A íris:** Contém os músculos que controlam a quantidade de luz que chega à retina por meio da contração e dilatação da pupila. Quando você envelhece, o músculo dilatador se atrofia e a pupila diminui, fornecendo cerca de um terço da luz que fornecia com a idade de 20 anos. Uma observação interessante sobre a íris: alguns acreditam que a saúde cerebral pode ser determinada pelo reflexo e pela resposta da pupila à luz.

**O humor aquoso:** Parece uma descrição de uma revista em quadrinhos, mas esse líquido é importante porque é o que mantém o globo ocular inflado e em sua forma esférica. A produção de líquido – iniciada a cada 90 minutos – diminui com a idade. O glaucoma ocorre

> **Curiosidade**
>
> Depois dos 65 anos, você pode esperar perder cerca de 5% por ano do humor vítreo em seu globo ocular. Quando isso acontece, pequenas partículas que normalmente ficariam no lugar começam a flutuar. É isso que causa aqueles geralmente inócuos pontos pretos flutuantes (moscas volantes) que você pode enxergar. Qualquer mudança ou súbito aumento deles pode ser um sinal de um grave problema na retina. Procure seu médico imediatamente.

quando o humor aquoso não pode ser drenado, dessa forma aumentando a pressão ocular e cortando um pouco do fornecimento de sangue para o nervo óptico. Essa obstrução do dreno do humor aquoso pode ser causada por um aumento da pressão arterial nas veias próximas (causada por várias enfermidades e doenças crônicas). O glaucoma causa perda da visão periférica e, se não tratado, pode levar à cegueira. Imagine o nervo óptico como um galho de árvore, com ramificações nervosas menores para as áreas externas; o glaucoma afeta primeiro esses nervos externos, motivo pelo qual você primeiro perde a visão periférica.

**A retina e a mácula:** Esta é a parte do olho que contém as células bastonetes (que reagem ao preto e branco e estão associadas à capacidade de ver à noite) e cones (que reagem às cores e estão associadas à capacidade de ver de dia) – neurônios que carregam mensagens para o cérebro. Uma película de pigmento amarelado semelhante a um filme plástico envolve a retina para absorver os perigosos raios UV, antes que possam danificar os bastonetes e cones. A parte central da retina, onde se concentra mais a visão, é chamada de fóvea. O dano nessa área é a principal causa de cegueira entre os americanos com mais de 55 anos. O fumo e a hipertensão obstroem os vasos sangüíneos que alimentam a retina (o tecido nervoso que transmite sinais para o cérebro) e carregam vitaminas e antioxidantes para o fundo do olho a fim de reparar os danos causados pelo Grande Fator de Envelhecimento da radiação UV. Embora a genética realmente tenha um papel nesse processo (as pessoas com íris clara, hipertensão e colesterol HDL baixo apresentam um risco mais alto), um estilo de vida que mantenha as artérias jovens reduzirá suas chances de desenvolver degeneração macular. Como no caso da catarata e do glaucoma, você pode ajudar a controlar a rapidez com que a doença se desenvolve e evitar que isso provoque a perda da visão.

Como você pode ver, o Grande Fator de Envelhecimento da radiação UV tem um grande impacto nos olhos, oxidando os pigmentos da retina e reduzindo os antioxidantes na película amarelada que a protege. Isso significa que essas células delicadas estão sempre em risco de serem danificadas por outro Grande Fator de Envelhecimento, os radicais livres. Por isso, a nutrição é tão importante para a renovação dessas reservas de antioxidantes ao longo do tempo, principalmente quando você considera que o dano da luz solar no olho é cumulativo – particularmente em doenças como a degeneração macular, em que as células morrem por dano oxidativo.

As condições anteriores não são os únicos motivos para ir ao oftalmologista regularmente. Olhando em seus olhos, o oftalmologista obtém

> **Curiosidade**
>
> As pessoas mais velhas podem precisar do triplo da luz para ver do que as com 20 anos. A retina compensa a diminuição da pupila que ocorre com a idade.

### Curiosidade

Se você vê flashes não-relacionados com relâmpagos ou alguém tirando fotos suas, isso significa que algumas das células de sua retina estão explodindo. Os flashes costumam ser inócuos, mas podem ser um sinal de descolamento de retina. Portanto, você deve procurar imediatamente seu oftalmologista.

um quadro pequeno, porém representativo, de seu cérebro (por meio do nervo óptico), assim como uma visão a curta distância de seus vasos sangüíneos. Ele poderá ver problemas nos vasos se sua pressão estiver muito alta, assim como sinais de diabetes, em que vasos sangüíneos anormais podem se formar sob a retina. Sua ida ao oftalmologista vai ajudá-lo a ter alguns insights importantes.

## Teste de VOCÊ: Olhe para o ponto preto

Para fazer o teste de degeneração macular, olhe para o ponto preto no meio da grade. Cubra um olho e se concentre no ponto. Você vê linhas onduladas, ou há partes da grade faltando? Isso é um sinal de degeneração macular.

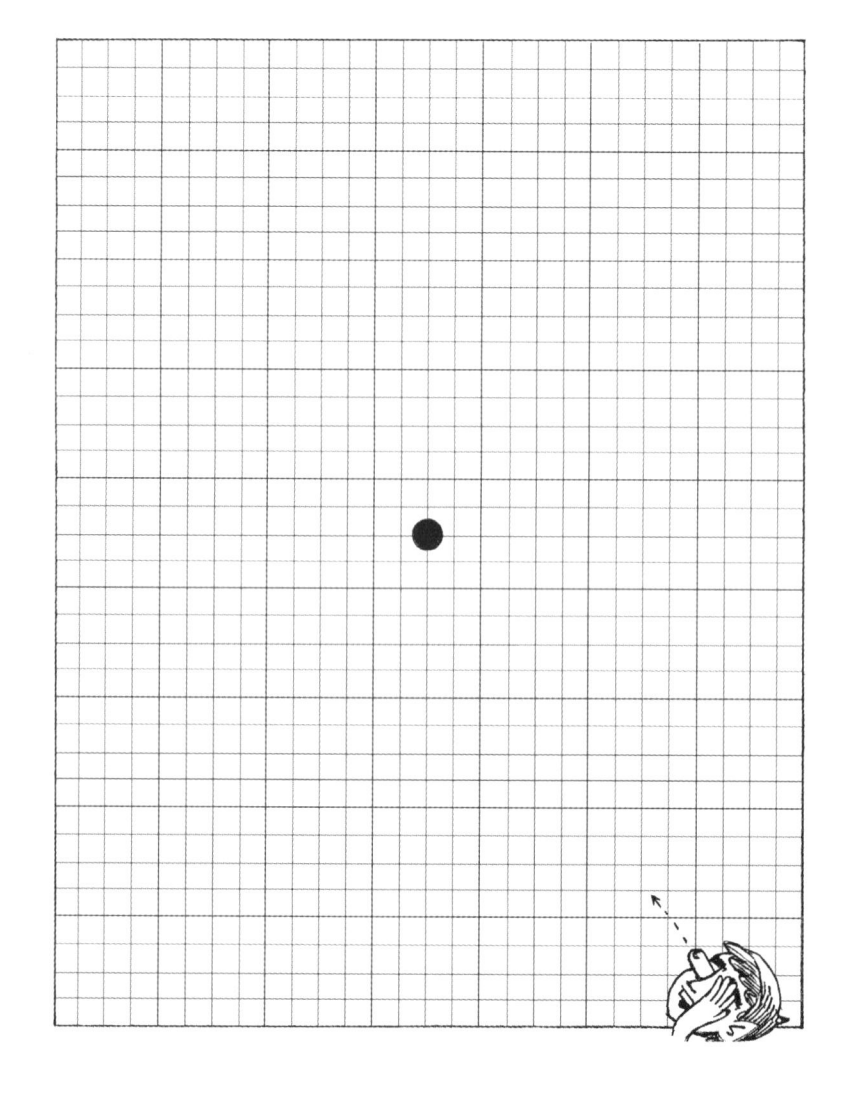

# Dicas de VOCÊ!

Todos nós sabemos qual é a coisa mais importante a fazer para proteger os olhos: cobri-los quando vemos um besouro, uma bola, uma lança, um punho ou qualquer projétil vindo em nossa direção. Mas não podemos nos fiar nas pálpebras, nos pára-brisas e nos óculos de proteção para tudo. Eis alguns modos de proteger aqueles olhos azuis.

**Dica de VOCÊ: Bloqueie os raios.** Os óculos escuros fazem mais do que esconder você dos paparazzi e fazê-lo parecer mais frio do que um iceberg. Protegem seus olhos daqueles desagradáveis raios UVA e UVB. Para uma maior proteção, use as estratégias a seguir:

- Compre óculos (não precisam ser caros) que filtrem os dois tipos de raios. Procure os com uma etiqueta que indique especificamente uma proteção de 99 a 100% contra os raios UV. Um oftalmologista poderá examiná-los se você tiver dúvida.
- Os óculos devem ser escuros o bastante para reduzir a claridade, mas não tanto a ponto de distorcer cores, o que poderia prejudicar seu reconhecimento dos sinais de trânsito. A tonalidade é uma questão de preferência pessoal.
- As pessoas que usam lentes de contato com proteção UV também devem usar óculos escuros.
- Como os raios UV ainda podem penetrar pelos lados e por cima dos óculos, é bom usar um chapéu com abas de 8 centímetros para ajudar a bloquear a luz.
- Não deixe de usar óculos com proteção UV, especialmente quando estiver na praia ou em atividades ao ar livre. Esquiar (na água e na neve) pode ser perigoso não só para os joelhos, como também para os olhos, que serão atingidos por raios de luz tanto refrativa quanto reflexiva da água ou neve. Portanto, você fica mais exposto aos raios UV na neve, na água e no concreto, porque essas superfícies os refletem. (Também pode ficar exposto a mais radiação em grandes altitudes e baixas latitudes, como perto do Everest ou no Caribe.) A mesma regra que você segue para sua pele deve seguir para seus olhos; se você ficar exposto ao sol, faça o que puder para bloqueá-lo o máximo possível.

**Dica de VOCÊ: Vá ao oftalmologista.** Faça isso a cada dois anos após completar 40 – mesmo que não perceba nenhuma mudança em sua visão. Além de ser capaz de detectar alguns problemas assintomáticos como o glaucoma, o oftalmologista dá uma espiada nos vasos sangüíneos em seu cérebro e no próprio cérebro. Como já dissemos, os oftalmologistas freqüentemente são os primeiros médicos a detectar doenças como diabetes e hipertensão.

**Dica de VOCÊ: Nutra seus olhos.** É claro que não há muitas coisas que você deseja pôr diretamente em seus olhos, mas isso não significa que não possa nutri-los por meio do sistema digestivo. Ingerindo os nutrientes certos, você se certifica de que uma quantidade suficiente deles chegará aos seus olhos. Nossas recomendações:

- *Luteína:* Encontrada no espinafre, nas verduras folhosas e no milho, a luteína parece melhorar a saúde ocular evitando o dano oxidativo à retina. Você também pode ingeri-la na forma de suplemento, em uma dosagem de 6 a 30 miligramas diárias.
- *Vitamina C:* Pesquisas mostram que as pessoas que consomem mais frutas e vegetais (que contêm vitamina C e outros bioflavonóides) tendem a desenvolver menos doenças oculares.
- *Glutationa:* Ovos, alho, abacate, aspargo e cebola contêm esse antioxidante, que demonstrou evitar a catarata (na dose de 500 miligramas). O suplemento N-acetil-cisteína também ajuda (também na dose de 500 miligramas diárias).
- *O coquetel do olho:* Um grande estudo patrocinado pelos National Institutes of Health[*] descobriu que certas vitaminas, quando tomadas juntas, podem ajudar a evitar a perda da visão nas pessoas com degeneração macular relacionada com a idade. (Não foi estudado se tinham o poder de evitá-la nas pessoas sem a doença.) O estudo descobriu que aquelas que já sofriam de degeneração macular úmida apresentavam mais de 25% de redução em seu risco de perda da visão se tomavam 500 miligramas de vitamina C, 400 UI de vitamina E, 15 miligramas de betacaroteno (sim, cenouras são boas para os olhos), 80 miligramas de zinco e 2 miligramas de cobre todos os dias, em doses divididas. PS: Achamos que uma dose menor de 30 miligramas de zinco é mais segura por períodos mais longos.

**Dica de VOCÊ: Relaxe.** Não há evidências de que a exposição prolongada à TV faça mal para os olhos (talvez faça para as células cerebrais, dependendo do que você está assistindo, mas isso é outra história). Mas você precisa se sentar a uma distância adequada dela, para que seus olhos possam acomodar a imagem. Meça o comprimento diagonal de sua TV e se sente pelo menos a essa distância.

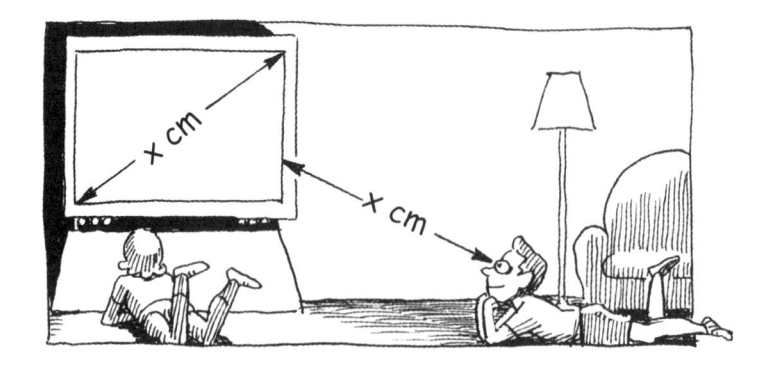

[*] Agência estatal norte-americana responsável pelo incentivo à pesquisa médica nos Estados Unidos. (N. da T.)

# GRANDE FATOR DE ENVELHECIMENTO

## Atrofia por desuso

### Exercite-se para manter seu corpo funcionando bem

Todos nós já ouvimos o mantra "use-o ou perca-o". Freqüentemente, nós o ouvimos no contexto de nossos cérebros: se você não exercita regularmente seus neurônios com palavras cruzadas, Sudoku ou com alguma outra atividade, seu cérebro envelhece. Mas também o ouvimos em relação a tudo, de nossos músculos à nossa sexualidade. O princípio é este: se você deixar partes de seu corpo se atrofiarem e morrerem, elas ficarão felizes em levar você junto.

Talvez o exemplo mais extremo de não usar e perder seja os astronautas que retornam de vôos espaciais. Após um tempo sem gravidade, eles perdem músculos e massa óssea – tanto que precisam de ajuda para caminhar em chão sólido. Também é comum que eles percam sua acuidade mental e a percepção de quem são. Outro exemplo: passe algum tempo com sua perna engessada e a imobilidade fará seus músculos murcharem como uma rosa sem água.

O motivo? Seu corpo é eficiente demais para gastar energia abastecendo membros e órgãos que não estão sendo usados. Por isso, se você não os está usando, seu corpo diz que os está perdendo. E os nervos que ajudam a controlar esses membros e órgãos também murcham. Esse mecanismo de envelhecimento – atrofia por desuso – é um exemplo clássico de alocação de recursos. Se seu corpo sabe que você está usando muletas em vez do quadríceps, pensa, vou me esquecer dele e pôr energia em outro lugar. Por isso, os músculos de sua perna ficam atrofiados quando você não os usa por longos períodos.

Precisamos pôr nossos corpos para funcionar em nossa vida: exercitar nossos músculos, cérebros e praticamente todos os outros órgãos e sistemas físicos para mantê-los fortes por mais tempo (VEJA A FIGURA I.1).

Quando se trata de usar partes do corpo, você tem dois extremos: usá-las em demasia e sofrer desgaste ou não usá-las e ter atrofia por desuso. É claro que o ideal é encontrar um meio-

> **Curiosidade**
>
> A dança de salão e a *square dancing*\* são duas das poucas atividades que envolvem atividade física e estimulação mental suficientes para reduzir o risco de demência – um verdadeiro exemplo "dois em um" de usar ou perder.
>
> \* Dança country em que os casais formam quadrados. (N. da T.)

termo em que você faça seu corpo se desenvolver – não envelhecer. Aqui vamos lidar com um dos sistemas mais freqüentemente associados à atrofia por desuso no envelhecimento: o ósseo.

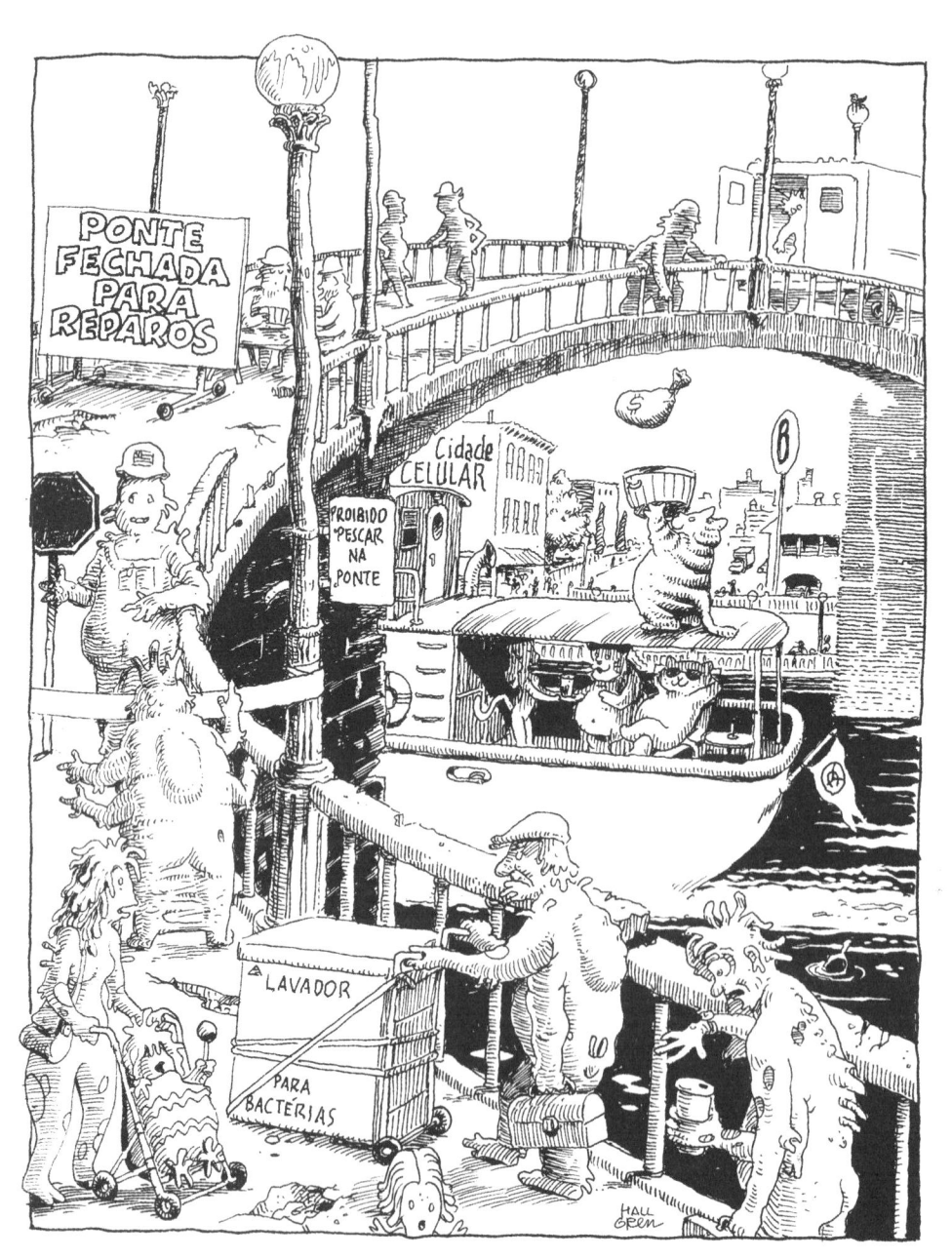

Figura L.1

**Manutenção de rotina** Como uma cidade que não passa por uma manutenção de rotina, seu corpo se deteriora sem a devida atenção.

## Mexa-se

Não são apenas os ossos que se fortalecem sob estresse ou atividade. Na verdade, a maioria das partes do corpo se fortalece quando usada. Eis uma idéia do que você pode e deve fazer para se certificar de que está se exercitando o suficiente.

| Seu corpo | Use-o | Ou perca-o |
|---|---|---|
| Coração | Exercícios aeróbicos aumentam o fluxo sangüíneo e fortalecem o coração. | Quem não faz exercícios aeróbicos regularmente tende mais a ter doença cardíaca e ataques do coração. |
| Cérebro | Faça palavras cruzadas, aprenda uma nova habilidade (ou um idioma), leia (em vez de esperar distraidamente pelo próximo comercial da cerveja Bud Light). | Sem ginástica mental, seu cérebro perde capacidade de memória à medida que você envelhece. |
| Órgãos sexuais masculinos | O bom funcionamento sexual pode ser medido pela freqüência das ejaculações (uma boa meta é a marca de cerca de cem por ano). | Aqueles que não fazem sexo com freqüência demonstraram sofrer mais de disfunção sexual, portanto não perca a chance de praticar, ainda que sozinho. Quem não faz sexo na meia-idade pode ter mais dificuldade em praticar na velhice. |
| Órgãos sexuais femininos | O funcionamento sexual saudável pode ser medido pela atividade sexual regular e prazerosa. | As mulheres na pós-menopausa que não têm relações sexuais experimentarão mais tarde um afinamento acelerado das paredes vaginais e incapacidade de apreciar as relações sexuais. |
| Hormônios | Vários hormônios produzem naturalmente as substâncias químicas de que você precisa para suas funções diárias. | Se você substitui a função normal de seus hormônios esteróides por esteróides em pílulas, injetáveis ou inalados (como aqueles que combatem doenças), pode estar ensinando às suas glândulas a não produzir os hormônios pelos quais seu corpo anseia. Para quem precisa usar medicação esteróide, é bom fazer uma pausa no tratamento ou tomar a medicação em dias alternados, sob supervisão médica. |
| Músculos | O treinamento de resistência ajuda a manter a massa muscular magra, que diminui com a idade. | Sem desenvolver músculos, você tende mais a engordar (porque os músculos ajudam a acelerar o metabolismo), assim como a apresentar um risco maior de osteoporose. |

| Articulações | A caminhada e outros tipos de movimentos estimulam a formação de líquido sinovial, que mantém as articulações lubrificadas. | A redução ou ausência de movimentos diminui a produção de líquido sinovial, o que aumenta as chances de desenvolver artrite e outras doenças das articulações. |
|---|---|---|
| Aparelho digestivo | Nas pessoas com formas brandas de intolerância à lactose, uma pequena quantidade de lactose pode ser benéfica. | Se você evita totalmente a lactose, a intolerância aumenta porque você deixa de produzir as enzimas digestivas necessárias para processá-la. |

# Fortaleça seus ossos

**CAPÍTULO 14**

## Teste de VOCÊ: Equilíbrio

Sobre um pé só, estenda os braços para os lados e se mantenha equilibrado. Agora feche os olhos. Fique assim o máximo possível antes de ter de agarrar-se a alguma coisa para recuperar o equilíbrio. (É melhor fazer isso com alguém perto, ou próximo de uma parede.)

O tempo mínimo para o sucesso é de 15 segundos aos 40 anos e 30 segundos aos 35. Se você não conseguir atingir essa marca, isso significa que está balançando mais do que uma praticante de dança do ventre – e sua falta de equilíbrio o torna mais suscetível a quedas e fraturas ósseas.

No quadro mais amplo do envelhecimento, os ossos geralmente não são muito considerados. Isto é, até sua vida virar de cabeça para baixo porque seu esqueleto tem mais rachaduras do que a calçada de uma cidade.

Embora as mulheres certamente estejam mais sintonizadas do que os homens com a perda óssea e os problemas ósseos, muitos de nós ainda tendem a relegar essas questões ao segundo plano da atenção médica (com o ataque cardíaco, o câncer e tudo que envolva o sufixo *ectomia*). Na verdade, os ossos precisam de cuidados durante a juventude, porque atingem o máximo de sua massa na casa dos 20. Dito isso, a maioria de nós sabe que, quando envelhecemos, perdemos um pouco de massa óssea, principalmente devido ao Grande Fator de Envelhecimento da atrofia por desuso. A perda de estrogênio também aumenta a perda óssea nas mulheres, e a perda de testosterona aumenta a perda óssea nos homens. Além disso, certamente há uma predisposição genética para a perda de massa óssea. Igualmente importante é que essa perda também está relacionada com outro tipo de atrofia por desuso: a perda muscular, porque os músculos têm um papel relevante em manter os ossos fortes. Aumentar e manter o músculo magro durante toda a vida transfere para os ossos o tipo de estresse que os fortalece.

Todos nós reconstituímos nossos ossos a cada década. Se não os nutrirmos e desafiarmos, o corpo não vai se dar ao trabalho de gastar energia para mantê-los – e manter os músculos que os sustentam – fortes quando envelhecemos. E isso vai nos tornar mais propensos a ficar fora de circulação se escorregarmos, cairmos e fraturarmos o quadril ou uma vértebra. Esse é mais um motivo para você fazer tudo que puder para não ter ossos frágeis no futuro.

> **Curiosidade**
> Os astronautas têm o mesmo ritmo de perda óssea dos doentes de cama: cerca de 1% ao mês.

## Formação da base: os ossos

Os ossos servem para mais do que apenas sustentar o resto do corpo. Eles formam a base de nossa existência. Se você abrisse um osso e desse uma espiada dentro (não tente fazer isso em casa), eis o que veria: uma camada compacta externa (osso cortical) e uma estrutura interna fina de filamentos cruzados (trabecular ou esponjosa), como é mostrado (VEJA A FIGURA 14.1). Não é a estrutura totalmente sólida que muitos de nós imaginam que seja. O osso cortical

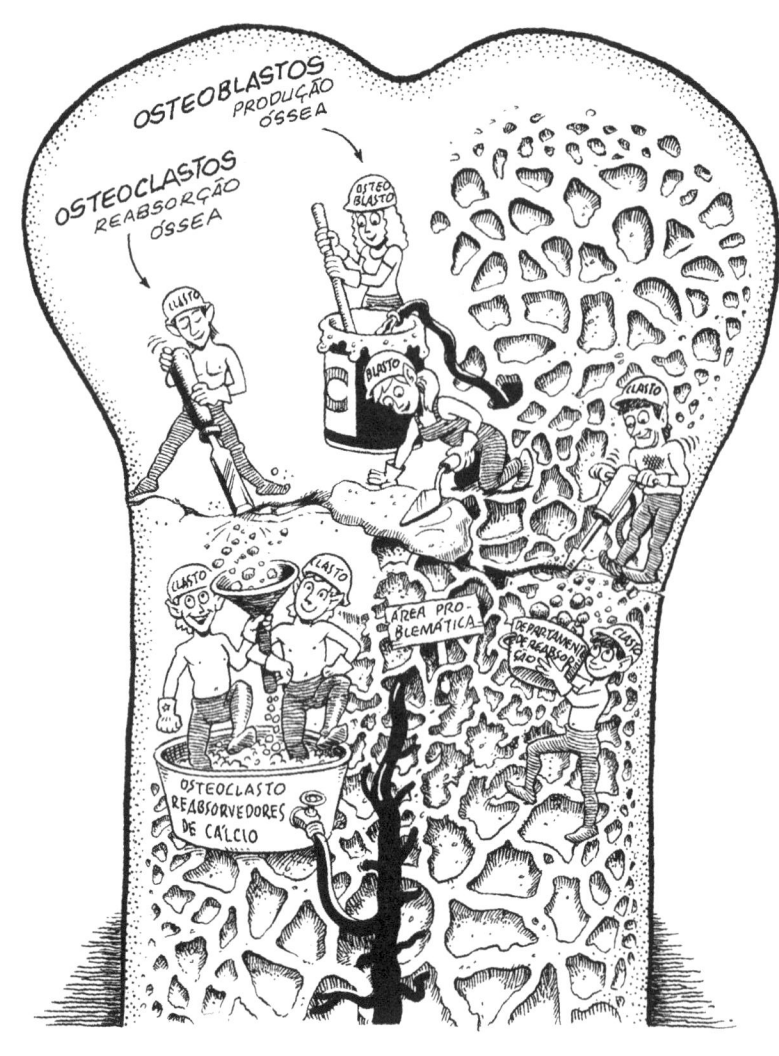

**FIGURA 14.1**

**Remodelação óssea** O osso se remodela o tempo todo – e muda totalmente. Os osteoblastos ajudam a formar o osso novo, enquanto os osteoclastos reabsorvem o velho. As matrizes de colágeno e cálcio fornecem reforço.

fornece rigidez e integridade estrutural, enquanto o osso esponjoso confere flexibilidade e força compressiva ao esqueleto – de modo similar ao design da Torre Eiffel. O material ósseo possui uma matriz de colágeno e uma de cálcio. O osso é dinâmico, capaz de se remodelar de acordo com sua necessidade, como no caso da consolidação de uma fratura. É tão dinâmico que freqüentemente você não consegue ver em um raio X a região onde um osso sofreu fratura, depois que se consolidou.

Mas mesmo que você nunca tenha fraturado um osso, seu esqueleto está sempre se remodelando. Para fazer isso, o osso precisa de um suprimento constante de proteínas, vitaminas, hormônios e, é claro, cálcio. Você sabe que precisa de cálcio para mineralizar (fornecer mais estrutura rígida para) as proteínas de colágeno que ajudam a formar seu osso. O outro lado da moeda é que você estabiliza as placas nos vasos sangüíneos com o reforço de cálcio, o que os endurece e aumenta sua pressão arterial, forçando seu coração a trabalhar mais. Por isso, você precisa ajudar a levar o cálcio do sangue para o osso, e pode fazer isso com sua vitamina $K_2$ natural. (Não precisa se preocupar com a possibilidade de o cálcio ingerido em suplementos aumentar a calcificação arterial; pesquisas mostram que isso não acontece.) Veja a dica de VOCÊ na página 265 para saber mais sobre a vitamina $K_2$.

A osteoporose não é apenas uma doença de deficiência de cálcio; também é uma doença de perda excessiva de cálcio. Em outras palavras, você pode tomar todos os suplementos de cálcio que quiser, mas se sua dieta e seu estilo de vida não forem saudáveis (se exagerar no consumo de cafeína, bebidas gasosas carregadas de fosfato ou proteínas, não fizer exercícios com pesos e não ingerir vitamina D), ou se você estiver tomando remédios controlados como esteróides, que causam perda de cálcio, acabará com sua conta de cálcio negativa. No entanto, você precisa tomar cálcio. A ingestão inadequada de cálcio dá início a uma cadeia de eventos, para garantir a normalidade de seus níveis no sangue, já que os níveis normais são essenciais para o funcionamento adequado dos músculos e nervos. Para garanti-los, você reduz a excreção de cálcio em sua urina, aumenta a absorção em seu aparelho digestivo e a reabsorção óssea.

A vitamina D ativa, produzida quando a pele é exposta à luz solar, é a chave para o cálcio entrar na corrente sangüínea, vindo do intestino. A vitamina D também atua nos rins, ajudando a evitar a perda de cálcio que de outro modo seria excretado. Você precisa de muita vitamina D para remodelar seus ossos. Por que ela é tão importante? Porque, à medida que você envelhece, sua capacidade de produzir vitamina D por meio da pele diminui. Além disso, você sai menos de casa e se expõe menos à luz solar.

O remodelamento ósseo é constituído de duas etapas: reabsorção, quando as células chamadas osteoclastos dissolvem o osso velho, criando pequenas cavidades; e a formação – ou remodelamento – do osso, quando as células chamadas osteoblastos produzem osso novo preenchendo essas cavidades com cálcio. Geralmente, a reabsorção e a formação do osso ocorrem ao mesmo tempo e são equilibradas. Quando não são, você perde massa óssea. Além disso, o remodelamento ósseo ocorre por meio da eletricidade, na forma de ondas de baixa energia que produzem estresse no osso. Para formar ossos, você precisa dessa carga, produzida por exercícios com pesos e musculação.

> **Curiosidade**
>
> Você pode perder de 12 a 17 centímetros de altura após uma série de fraturas vertebrais. A propósito, você (e seu médico) deve medir sua altura, para ter um padrão de referência. Muitas pessoas acham que sabem quanto medem, mas a verdade é que provavelmente perderam de 2,5 a 5 centímetros de altura.

> **Curiosidade**
>
> Um suplemento do elemento-traço Boro (3 miligramas) demonstrou reduzir a quantidade de cálcio e magnésio excretada na urina. A vitamina $B_{12}$ demonstrou facilitar a função dos osteoblastos – e a deficiência de vitamina $B_{12}$ demonstrou aumentar a incidência de osteoporose.

> **Curiosidade**
>
> Como você aprendeu no capítulo sobre a menopausa, um dos três receptores de estrogênio que discutimos ajuda a formar ossos. O raloxifeno, um estrógeno sintético vendido sob o nome comercial de Evista, é um dos usados para fortalecer os ossos, mas é antagônico a outro receptor que controla os tumores de mama e útero, assim como a estabilidade dos vasos sangüíneos relacionada com as ondas de calor. Por isso, o uso do Evista pode aumentar as ondas de calor e a insônia na menopausa. Mas se você corre risco de osteoporose, pode valer a pena considerá-lo, principalmente se tem um histórico familiar de câncer de mama. Discuta isso com seu médico.

Portanto, qualquer tipo de treinamento de resistência é muito importante para forçar o osso a se remodelar (e também criar massa muscular e aumentar a sensação de equilíbrio, tornando você menos propenso a quedas). Isso serve como nosso caso clássico do Grande Fator de Envelhecimento da atrofia por desuso: se você não estimula a carga para a reciclagem óssea submetendo seus ossos a estresse na forma de pesos ou outros tipos de resistência, perde osso, músculo e equilíbrio. O levantamento de pesos ativa um gene que produz uma proteína que, com o tempo, se transforma em osteoblasto e produz osso (evidências recentes em duas espécies de animais indicam que, de outro modo, essas células se transformariam em células de gordura), e isso diminui sua idade verdadeira. Como a maioria de nós que tenta conciliar trabalho e casa, e pôr em dia tudo o que ficou para trás, seu corpo está ocupado demais para gastar tempo e energia remodelando ossos, fortalecendo músculos e desenvolvendo a coordenação necessária para evitar quedas, se você não vai usá-los.

Esse processo de remodelamento não é importante apenas porque você poderia se acidentar andando de skate, mas também porque sua massa óssea diminui naturalmente com a idade. Como dissemos, você atinge seu pico de produção de massa óssea aos 30 anos de idade e até então pode aumentar seu estoque de cálcio. Depois disso, a perda óssea de homens e mulheres é de 0,5% por ano. Nos primeiros cinco anos da menopausa (se não é feita reposição hormonal), a perda óssea das mulheres aumenta para 2% a 4% de osso trabecular (a parte interna esponjosa) e 1% a 2% de osso cortical (a superfície dura) por ano. Depois disso, os níveis de perda voltam a ser de 0,5% por ano (como para os homens de todas as idades), o que ainda é ruim, mas não tão grave, e você pode evitar isso.

A osteoporose é causada por uma redução da massa ou densidade óssea. (O precursor da osteoporose é chamado de osteopenia; tecnicamente, você tem osteoporose quando sua densidade óssea cai o suficiente para que apenas 5% das mulheres de 20 anos tenham menos do que você.) A causa? Fatores de risco que podem ser influenciados pelos genes incluem o baixo metabolismo da vitamina D e a puberdade atrasada, o que significa que você tem menos anos de crescimento ósseo estimulado hormonalmente antes de atingir seu pico. É claro que você pode influir em sua ingestão de vitamina D e muitos outros fatores. Para as mulheres na pós-menopausa, a causa mais comum de osteoporose é a perda de estrogênio. Outros fatores de risco incluem doença da tireóide não tratada (principalmente a maior produção de hormônio tireoidiano ou hipertireoidismo) ou o uso exagerado de suplementos para a tireóide, doença renal, inflamação, fumo, certos medicamentos e principalmente artrite reumatóide e outras formas de artrite inflamatória. E, é claro, a falta de estresse por levantamento de pesos, que estimula o remodelamento ósseo.

> **Curiosidade**
>
> O kefir, uma bebida láctea efervescente e cremosa, demonstrou aumentar a vitamina $K_2$, que impede que os osteoblastos morram. Assim como o natto (veja a página 265), ajuda muito a manter o processo de remodelação óssea.

Além de dor nas costas e perda de altura, o principal efeito da osteoporose é os ossos de sua espinha dorsal se separarem mais rápido do que um casal de celebridades, tornando você menos capaz de tolerar quedas e acidentes diários – e reduzindo muito suas chances de viver com independência. Pesquisas mostram que a energia física causada por uma queda é de apenas cerca de um vigésimo da quantidade necessária para fraturar um osso de quadril normal. Portanto, se você manteve sua massa óssea normal, pode facilmente tolerar quedas comuns. Contudo, se sofre de osteoporose (ou osteopenia), seus ossos desgastados tendem mais a quebrar. Por isso, você tem três tarefas: remodelar seus ossos, desenvolver seus músculos e aprender como cair, o que vamos discutir daqui a pouco.

Parte do problema de ser mais vulnerável a fraturas é que você também é mais vulnerável a quedas, porque perdemos equilíbrio à medida que envelhecemos. Como? Os canais semicirculares em nossos ouvidos são cheios de um líquido espesso e viscoso com grânulos flutuantes. Quando você se movimenta, esses grânulos se movem lentamente e os nervos em seus ouvidos sentem essa ação. Contudo, se os grânulos se tornaram osteoporóticos ou os impulsos nervosos forem irregulares, o cérebro não poderá processar rapidamente essas pistas do movimento e você ficará tonto (veja a figura 14.2).

Além de desacelerarem seu ritmo, as fraturas osteoporóticas resultantes de quedas podem ter conseqüências graves – até mesmo fatais. A chance de morrer seis meses após uma fratura de quadril é de 20% a 25%, e duas vezes mais alta nos homens do que nas mulheres. Embora os homens caiam com menos freqüência (15% de quedas totais), 40% dos que caem e têm fratura de quadril morrem no primeiro ano. Por quê? Porque tender a quedas e fraturas (ou fraturas seguidas de quedas, o que é muito menos comum) indica outra patologia subjacente, como inflamação no corpo, o que torna a pessoa mais suscetível a outros tipos de problemas graves, como a pneumonia. Em última análise, a osteoporose dá a você uma sensação de fragilidade que limita sua atividade e produz uma reação em cadeia que o faz se sentir – e se tornar – velho.

FIGURA 14.2

**Concentre-se** Os grânulos nos canais semicirculares flutuam em um líquido gelatinoso quando nos movimentamos, por isso podemos distinguir o alto do baixo. Conforme envelhecemos, os grânulos se tornam osteoporóticos e param de se mover conosco, o que nos faz ficar tontos, perder o equilíbrio e cair.

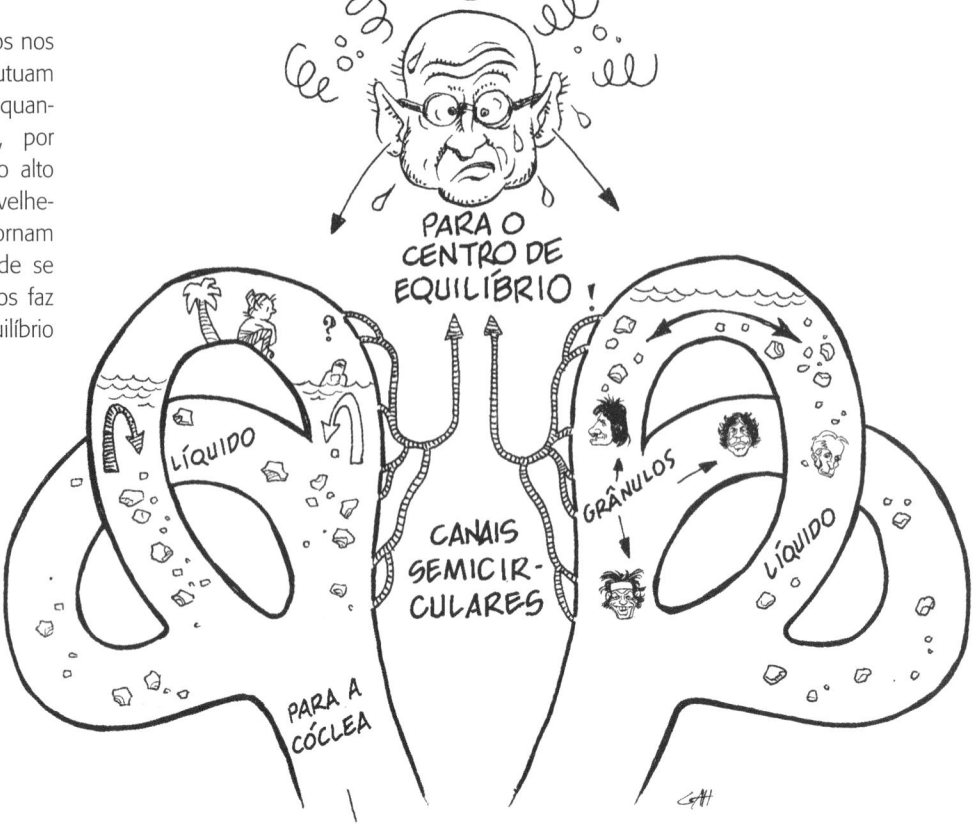

## Dicas de VOCÊ

Ah, seria ótimo se você pudesse trocar ossos ruins por bons. Apenas ir a uma loja, escolher um bom fêmur, uma omoplata maravilhosa ou uma falange espetacular, e se livrar da osteoporose. Contudo, obter ossos não é assim *tão* fácil, mas também não precisa ser muito difícil. Acrescentando algumas características a seus exercícios, mastigando alguns tabletes todos os dias e sabendo que o osso *quer* protegê-lo, você dará ao seu esqueleto o que necessita para se manter forte por um bom tempo.

**Dica de VOCÊ: Aumente o peso.** O melhor modo de estimular o remodelamento ósseo é com exercícios de levantamento de peso – isto é, algum tipo de treinamento de resistência que ponha estresse nos ossos. A resistência pode vir em muitas formas: halteres, pesos, bandas elásticas, aparelhos de exercícios e os corpos de outras pessoas. O modo mais simples (e que não admite desculpas) é usar o peso do próprio corpo como resistência, como no caso de flexões e agachamentos (veja YOU Workout em www.realage.com). Para um programa completo de levantamento de pesos, veja a página 335. O guia passo a passo não só ajudará você a desenvolver músculos, o que vai auxiliá-lo a queimar gordura, como acrescentará massa aos seus ossos. Quem tem osteoporose pode experimentar o Chi Kung, uma forma de exercício que coloca menos estresse no osso.

**Dica de VOCÊ: Alongue-se.** Pode parecer que o único motivo de você precisar se alongar é estar prestes a começar uma corrida ou se levantar de sua escrivaninha após passar as últimas 13 horas obedecendo às ordens de seu chefe. Mas a flexibilidade – isto é, alongar os músculos e lhes dar a capacidade de se adaptar a todos os tipos de situações – é importante no quadro global dos ossos. O alongamento não fará nada pela fisiologia óssea propriamente dita, mas dará a você a capacidade de manobrar seu corpo durante uma queda ou se levantar depois de uma. Muitas vezes, as pessoas têm força para se levantar depois que caem, mas não têm flexibilidade para girar, virar e balançar seus corpos quando estão debaixo de cadeiras ou atrás de vasos sanitários. Veja também nosso exercício de Chi Kung no Capítulo 18 para evitar aquela posição curvada associada a asilos para idosos. (Apenas um terço das pessoas com fraturas nas costas as percebe; alongue e fortaleça seus músculos por esse motivo também.) Sugerimos três bons alongamentos da ioga que deveriam ser incorporados regularmente à sua vida:

*Posição do triângulo:* Fique em pé com os pés afastados e as pernas retas; estenda os braços para os lados, paralelos ao chão. Com o pé direito apontado para a direita e o pé esquerdo apontado para frente, incline a cintura para a direita de modo que sua mão direita desça na direção de seu tornozelo e seu braço esquerdo se estenda para o teto. Fique assim por 10 segundos, volte para o centro e troque de lado. Repita do outro lado. Se você tiver de dobrar sua perna, é importante não deixar que seu joelho fique à frente do calcanhar para evitar lesões.

*Alongamento para frente:* Com os pés juntos e totalmente no chão, incline a cintura lentamente para frente. Alterne dobrar um joelho e manter a outra perna reta (sem tirar os pés do chão). Deixe sua cabeça relaxar pendurada para frente, liberando toda a sua tensão. Alongue cada lado por 15 segundos. Para maximizar o alongamento, deixe cair o quadril do lado do joelho dobrado.

*Borboleta:* Sente-se no chão com as costas retas e as pernas dobradas com a sola dos pés se tocando. Deixe seus joelhos irem em direção ao chão para alongar a parte interna das coxas. Abra as solas dos pés com suas mãos como se estivesse abrindo um livro e depois relaxe seus joelhos na direção do chão a cada exalação. Espere 30 segundos para realmente soltar seus quadris.

**Dica de VOCÊ: Equilibre-se.** Todos nós caímos de vez em quando, principalmente quando enfrentamos chuva na varanda ou o punho de um inimigo. Mas em muitos casos o problema não é o escorregão inicial, mas sua incapacidade de se equilibrar antes de dar de cara no chão. Se você não puder evitar o escorregão, tente evitar a queda. Treine seu corpo para se adaptar a situações instáveis. Eis alguns modos de fazer isso:

- Quando você fizer treinamento de força, prefira halteres a aparelhos. Os halteres o forçam não só a erguer os pesos, como também a equilibrá-los. Além disso, todos os movimentos que envolvem passos, como *lunge*\* e *step-ups*\*\*, exigem equilíbrio.
- Tente fazer qualquer exercício em pé (como levantar pesos dos ombros até acima da cabeça) sobre uma perna de cada vez. Isso o ajudará a trabalhar sua propriocepção – consciência de si mesmo no espaço – e melhorar seu equilíbrio.
- Se você quiser, inclua um equipamento como uma bola suíça em sua rotina de exercícios. Fazer abdominais tradicionais em uma superfície instável força seu corpo a se equilibrar. Você também pode comprar pranchas de equilíbrio (como minipranchas de surfe), nas quais ficar em pé e se exercitar.
- Faça o Teste de VOCÊ no final deste capítulo não só como uma auto-avaliação, mas também como uma forma de trabalhar seu equilíbrio.

**Dica de VOCÊ: Prepare-se.** Parte de estar preparado para as quedas é saber evitá-las. Isso significa preparar sua casa para ser o ambiente livre de quedas perfeito. Certifique-se de que todos os aposentos são bem iluminados, não use tapetes escorregadios ou capachos de chuveiro e evite chãos brilhantes (o brilho pode ser especialmente problemático para pessoas com catarata). Também é uma boa idéia pôr mobília o suficiente em seu quarto para ajudá-lo a se locomover.

**Dica de VOCÊ: Aprenda a cair.** Pode parecer que um passo em falso em uma calçada, um escorregão no gelo ou um tropeção no brinquedo de seu cachorro não são importantes. Mas saiba que 30% das pessoas mais velhas sofrem quedas todos os anos (5% ou mais resultando em fraturas), a queda é a principal causa de morte acidental nas pessoas acima de 65 anos e as mulheres tendem mais a morrer de complicações de fraturas de quadril do que de câncer de mama, útero e ovário juntos. Não, as quedas não são problemas tão pequenos como algumas pessoas acreditam ser.

A fração de segundo entre o escorregão e a queda na calçada pode parecer uma eternidade. Talvez você reveja sua vida, diga vários palavrões ou se lembre da receita de bolo de abacaxi de sua avó. Seja qual for o caso, deveria aproveitar esse segundo que parece uma eternidade para se preparar

---

\* Avanço com halteres curtos. (N. da T.)
\*\* Simulação de subida de degraus. (N. da T.)

para cair com o mínimo impacto possível. Há um modo certo e outro errado de cair. (Dica: errado é cair de nariz no chão.) O ideal é minimizar a força caindo sobre a maior superfície possível e que, ao cair, você não resista; apenas tente cair seguramente. Aprenda a cair como um especialista em artes marciais, para não fraturar a espinha dorsal ou o quadril.

Você pode praticar a queda (preferivelmente com um instrutor) em um chão acolchoado. Comece caindo de uma posição baixa, como se estivesse agachado. Ao cair não pense, *reaja.* Se essas dicas estiverem em algum lugar em seu subconsciente e seus músculos (os músculos têm memória), você poderá cair corretamente e minimizar lesões (veja a página a seguir).

**Dica de VOCÊ: Saiba escolher bem.** Algumas marcas de suplementos de cálcio contêm chumbo. É melhor escolher os de marca – como Caltrate ou citratos de cálcio mastigáveis – aos de coral vendidos a granel, ou seja o que for, em lojas de produtos naturais, que você não pode ter certeza de que tiveram seus níveis de chumbo testados. Preferimos citrato de cálcio, porque dispensa a acidez estomacal para ser absorvido. Além disso, o citrato, combinado com o magnésio, reduz a chance de constipação e pode até mesmo soltar o intestino.

E quanto a tomar antiácido junto com o cálcio? Vá com calma. Quando envelhecemos, tendemos a produzir menos ácido no estômago. Para ser absorvido, o cálcio precisa de vitamina D *e* acidez estomacal. Por esse motivo, é importante evitar o uso crônico de antiácidos, bloqueadores de H2 ou inibidores da bomba de prótons, que bloqueiam ou suprimem a secreção de ácido estomacal.

**Dica de VOCÊ: Mastigue enquanto dirige.** Como se fôssemos nos esquecer da dica obrigatória de pôr mais cálcio em sua vida! O fato é que a maioria das pessoas ainda não ingere cálcio o suficiente para ter uma ótima densidade óssea. Ingira 1.500 miligramas por dia em alimentos e suplementos (embora isso seja muito se você for propenso à formação de pedras nos rins). Dica: compre tabletes mastigáveis de citrato de cálcio, coloque-os no carro e mastigue um sempre que puser a chave na ignição. Como você só pode absorver 600 miligramas de cálcio em um período de duas horas, isso o ajuda a se certificar de que as doses serão distribuídas durante todo o dia. Escolha citrato de cálcio ou carbonato de cálcio (se você tiver problemas gastrointestinais com o carbonato, use o citrato). Tome carbonato de cálcio

> **Curiosidade**
>
> Se alguém cai e fratura o pulso em vez do quadril, isso pode ser bom, porque alerta a pessoa e seu médico para a osteoporose. Mas também pode ser um sinal de algo mais: de que seu sistema neurológico está funcionando bem. As pessoas que caem e fraturam o quadril não põem as mãos para fora, o que indica algum problema em levar a mensagem para o cérebro a fim de impedir a queda. (É claro que, com a fratura, você deveria fazer um exame de absorciometria de raios X de dupla energia DEXA [de *dual energy X-ray absorptiometry*], porque ela também pode ser um sinal de osteoporose.)

Figura 14.3

**Queda livre** Siga estes passos, não importa em que direção você caia:

- Abaixe a cabeça fazendo o queixo apontar para o peito.
- Incline-se na direção de onde estiver caindo (não lute contra isso) e dobre os joelhos para abaixar o centro de gravidade. Não estenda o braço ou pulso para impedir a queda.
- Tente fazer com que seu ombro e a parte superior de suas costas sejam os primeiros a tocar no chão.
- Role (como se fosse dar um salto-mortal ou uma cambalhota) para que o impacto seja absorvido por uma área maior de seu corpo, e não por apenas um ponto no local do impacto.

*Como cair*

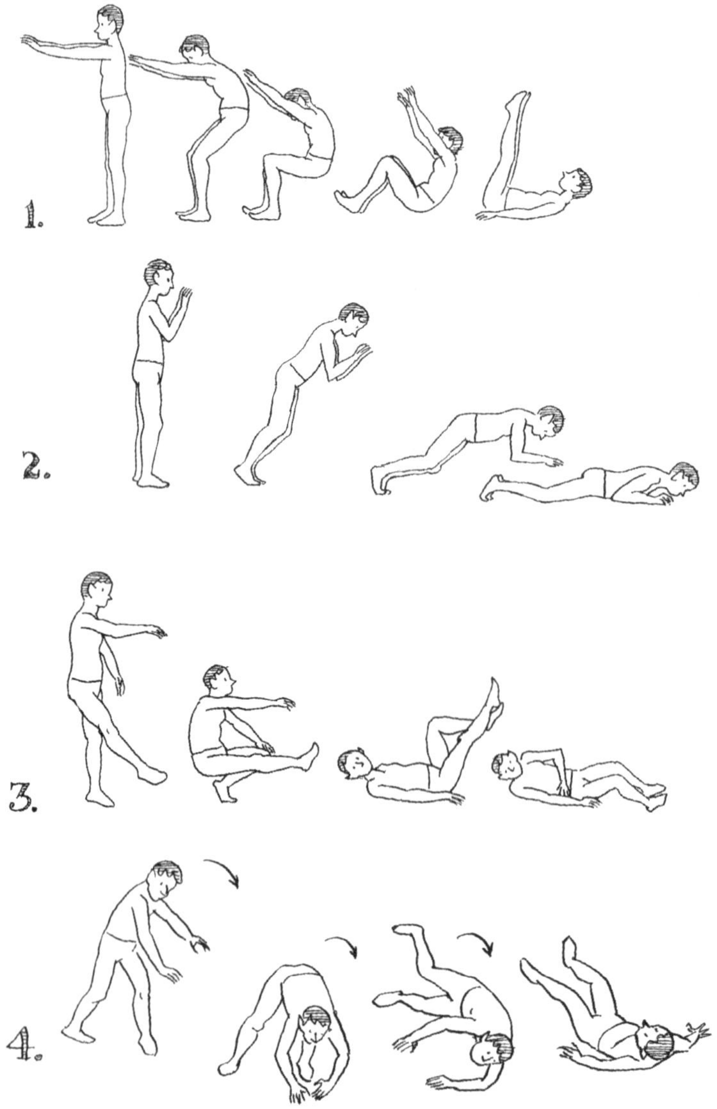

apenas após uma refeição. Tome 1.000 UI de vitamina D por dia (ou 1.200 no caso das mulheres de mais de 65 anos). Além disso, é bom tomar 400 miligramas de magnésio por dia para evitar a constipação causada pelo cálcio. Isso também é importante porque a deficiência de magnésio pode ser mais comum do que a deficiência de cálcio nas mulheres com osteoporose. Consuma grãos integrais, verduras folhosas e nozes (as amêndoas são ricas em magnésio e cálcio). Para um maior efeito, tome alguma substância ou alimento ácido (como suco de laranja) com cálcio. A acidez aumenta a absorção.

> **Curiosidade**
>
> Se você tem osteoporose, deve continuar a fazer exercícios de resistência, mas se fortalecer antes de começar a erguer halteres muito pesados. Embora você possa ter o músculo para sustentar os pesos, pode não ter força óssea. Conhecemos alguns casos de homens com osteoporose que fraturaram os próprios ossos fazendo exercícios de agachamento com halteres muito pesados.

**Dica de VOCÊ: Faça sua família entrar no jogo.**
Como o pico da massa óssea é atingido na casa dos 20 anos, seu banco de cálcio precisa ser preenchido em sua juventude para garantir o máximo de força e massa (e prevenir fraturas, especialmente se você planeja estender sua garantia para além da menopausa e da andropausa). Como há uma grande influência genética na osteoporose, toda a família pode entrar no jogo de formação óssea. Nunca é cedo demais para começar. As fontes alimentares ideais de cálcio são o iogurte ou o leite desnatado enriquecido com cálcio, o leite de soja, o salmão selvagem (215 miligramas por 114 gramas), a couve, o espinafre (180 miligramas por xícara) e o tofu (155 miligramas por cubo). E lembre-se de pôr os suplementos com magnésio e vitamina D na mesa, para que todos os seus parentes obtenham as quantidades necessárias.

**Dica de VOCÊ: Obtenha uma K especial.** Trata-se da vitamina $K_2$, o produto metabólico que seu corpo fabrica com a vitamina K. Ela ajuda a levar o cálcio do sangue para o osso, se você tem deficiência de cálcio. Quem tem deficiência de vitamina K apresenta um risco 30% mais alto de fratura de quadril do que quem a ingere em quantidades maiores. Parente da coenzima Q10, a vitamina $K_2$ pode ser encontrada no natto – um prato japonês feito de soja fermentada. (Os guerreiros samurais comiam natto para aumentar sua força e tornar seus reflexos mais rápidos.) A $K_2$ também pode ser encontrada no queijo cottage desnatado, no frango e em muitos outros queijos. Não é encontrada no leite e no iogurte, porque é um refugo das bactérias que fermentam leite em queijo.

**Dica de VOCÊ: Cuidado com a dieta das supermodelos.** O que é isso? Dieta de proteínas e refrigerantes. Os ácidos das duas fontes podem remover o cálcio dos ossos, acelerando a perda óssea. As bebidas gasosas não fazem tão mal para a saúde óssea quanto o ácido contido em muitos outros alimentos, mas sabemos que as crianças que bebem refrigerantes em geral têm suas massas ósseas reduzidas na idade adulta e fraturas com mais freqüência. A mesma coisa ocorre com os adultos que os bebem. O motivo parece ser que quem toma esses tipos de bebidas tende menos a tomar bebidas saudáveis que contêm cálcio e vitamina D. Evidências mostram que, se você puder obter cálcio de outras maneiras, o refrigerante não será um problema. Curiosamente, a proteína vegetariana afeta de um modo negativo a força óssea. Todas as refeições de alta proteína tendem a aumentar a remoção de cálcio dos ossos, revelando a importância da suplementação de cálcio quando você obtém sua proteína do peru ou do tofu. Outro grande destruidor do cálcio: o sal. O sódio influi no equilíbrio de cálcio, aumentando sua excreção.

**Dica de VOCÊ: Saiba o que faz mal para o osso.** As marretas não são os únicos inimigos do esqueleto. Os outros: abuso de álcool, fumo e vitamina A. Tomar mais de 2.500 miligramas de vitamina A por dia na forma de suplementos pode prejudicar a formação óssea. Você precisa de um pouco de vitamina A, mas só um pouco. (Desconsidere este conselho se você estiver ou for ficar grávida; o feto precisa ainda mais de vitamina A do que obtém de você para desenvolver seu cérebro.) Você não pode obter uma dose excessiva de fontes alimentares, mas certifique-se de que as vitaminas e os suplementos que você ingerir não ultrapassarão o limite.

**Dica de VOCÊ: Observe todo o quadro.** À época da menopausa, seu médico sugerirá que você faça uma DEXA – o padrão preferido para determinar a presença de osteoporose e a densidade óssea. Nós também acreditamos nisso. Em geral, a DEXA mede a densidade óssea apenas do quadril e da espinha lombar, mas também pode medir a do punho. O ultra-som, que é seguro e barato, mede apenas a dos calcanhares. A tomografia computadorizada usa muita radiação, mas é boa para determinar as conseqüências da osteoporose, como os fatores de compressão. A tomografia computadorizada e o ultra-som não estão bem correlacionados com o risco de fraturas, mas os resultados da DEXA, sim. Sugerimos uma para todas as mulheres e muitos homens, se estiverem perdendo altura.

**Dica de VOCÊ: Conheça as opções de tratamento.** O melhor tratamento para a osteoporose é atingir o pico da massa óssea (o banco de ossos) na casa dos 20 e fazer treinamento de peso, mas também, em primeiro lugar, evitar a perda óssea. Se você tende à perda óssea, há remédios que podem ajudar a controlar e desacelerar essa perda, assim como auxiliar no tratamento dos sintomas associados. Além da reposição hormonal,

**Curiosidade**

Até mesmo pensar no gás dos refrigerantes faz os ossos temerem que o cálcio desapareça na urina. Mas os responsáveis por isso podem ser os 16 fosfatos presentes nas bebidas cafeinadas. Por esse motivo, ingira 20 miligramas a mais de cálcio para cada 340 mililitros de refrigerante cafeinado e para cada 115 mililitros de café que você tomar. Melhor ainda: coma mais frutas e vegetais, que podem ser a melhor aposta para a saúde óssea.

os biofosfonatos (alendronato, ibandronato e risedronato), a calcitonina e o raloxifeno são medicações antirreabsorção, que desaceleram ou interrompem a parte de reabsorção do ciclo de remodelamento ósseo sem desacelerar a parte de formação óssea. Por isso, a formação se torna mais rápida do que a reabsorção e a densidade óssea pode aumentar enquanto o risco de fraturas diminui. A teriparatida (Fortéo), uma forma de hormônio paratireoidiano, é uma nova medicação contra a osteoporose e a primeira a aumentar a velocidade da formação óssea.

> **Curiosidade**
>
> *Gordura amiga?*
> Embora estar acima do peso seja péssimo para as articulações (para não mencionar o coração e todos os outros órgãos), as pessoas abaixo do peso tendem mais à osteoporose. A gordura armazena estrogênio, que mantém a densidade óssea – finalmente, um benefício! Mas não use isso para justificar comer além da conta.

Não pense que as conseqüências da osteoporose – fraturas ósseas – ocorrem apenas lentamente no decorrer do tempo. Uma em cada cinco mulheres que fraturam uma vértebra terá outra fratura na espinha nesse mesmo ano, o que possivelmente levará a fraturas em cascata que poderiam deixá-la corcunda como a avó. Isso não só fará com que elas pareçam velhas, como também poderá levar a uma pneumonia e outras causas de diminuição de suas garantias. E lembre-se de que apenas um terço das pessoas com fraturas vertebrais sabe que as tem. Portanto, siga as estratégias para preservar seus ossos como se sua independência dependesse disso – porque depende.

# GRANDE FATOR DE ENVELHECIMENTO

## Desgaste

### Como o corpo lida com o processo de deterioração

Olhe para qualquer cidade e você verá sinais de desgaste por toda parte. A pintura das casas desbotou, as calçadas racharam, as janelas dos escritórios estão sujas e as estradas podem ter mais buracos do que os adolescentes têm espinhas. Esse é o preço que você paga por ter pessoas vivendo nela – por usar a cidade. Mas você também se pergunta: onde estão as pessoas que a reparam?

Quanto mais a infra-estrutura de uma cidade é usada, mais a cidade tende a não ser capaz de absorver todos os choques, traumas e danos que foi criada para suportar (VEJA A FIGURA M.1). Se a cidade está deteriorada, provavelmente seu uso superou sua capacidade de se preservar. Isso pode significar que a cidade não investiu o suficiente em equipes de reparo, ou talvez os reparos tenham sido feitos com materiais ruins. Quando se trata dos muitos sistemas do corpo, também funciona assim. Quando você desgasta seu corpo – podem ser as articulações ou os ouvidos – pelo simples fato de viver, sofre algum tipo de dano. É a diminuição da eficiência e da produtividade dos sistemas físicos que causa muitos dos males associados ao envelhecimento.

Mas o problema não é apenas o desgaste de determinadas partes do corpo. É o efeito multiplicador. Se uma estrada é fechada devido ao desgaste, isso sobrecarrega outras estradas ou os sistemas de transporte público por ônibus ou metrô. É esse efeito multiplicador que pode levar ao colapso urbano – assim como físico. Isto é, a menos que você faça os reparos necessários sem sobrecarregar outros sistemas nesse processo.

O desgaste em si não é o que derruba você, e sim a incapacidade de seu corpo de realizar a manutenção com a rapidez necessária.

> **Curiosidade**
>
> A senescência foi descoberta no início da década de 1960, quando dois pesquisadores que estudavam o crescimento de células humanas em um laboratório descobriram algo surpreendente: após cerca de cinqüenta divisões, as células paravam de se dividir e tinham uma aparência muito diferente comparadas às células que se dividiam. Isso sugeria que a maioria das células humanas tem um limite intrínseco de replicação; quando esse limite é atingido, o potencial de auto-renovação celular parece se exaurir. Mas no mundo real essa não é a etapa limitante da velocidade, porque em geral matamos essas células (ou morremos) antes que elas atinjam esse limite natural.

Figura M.1

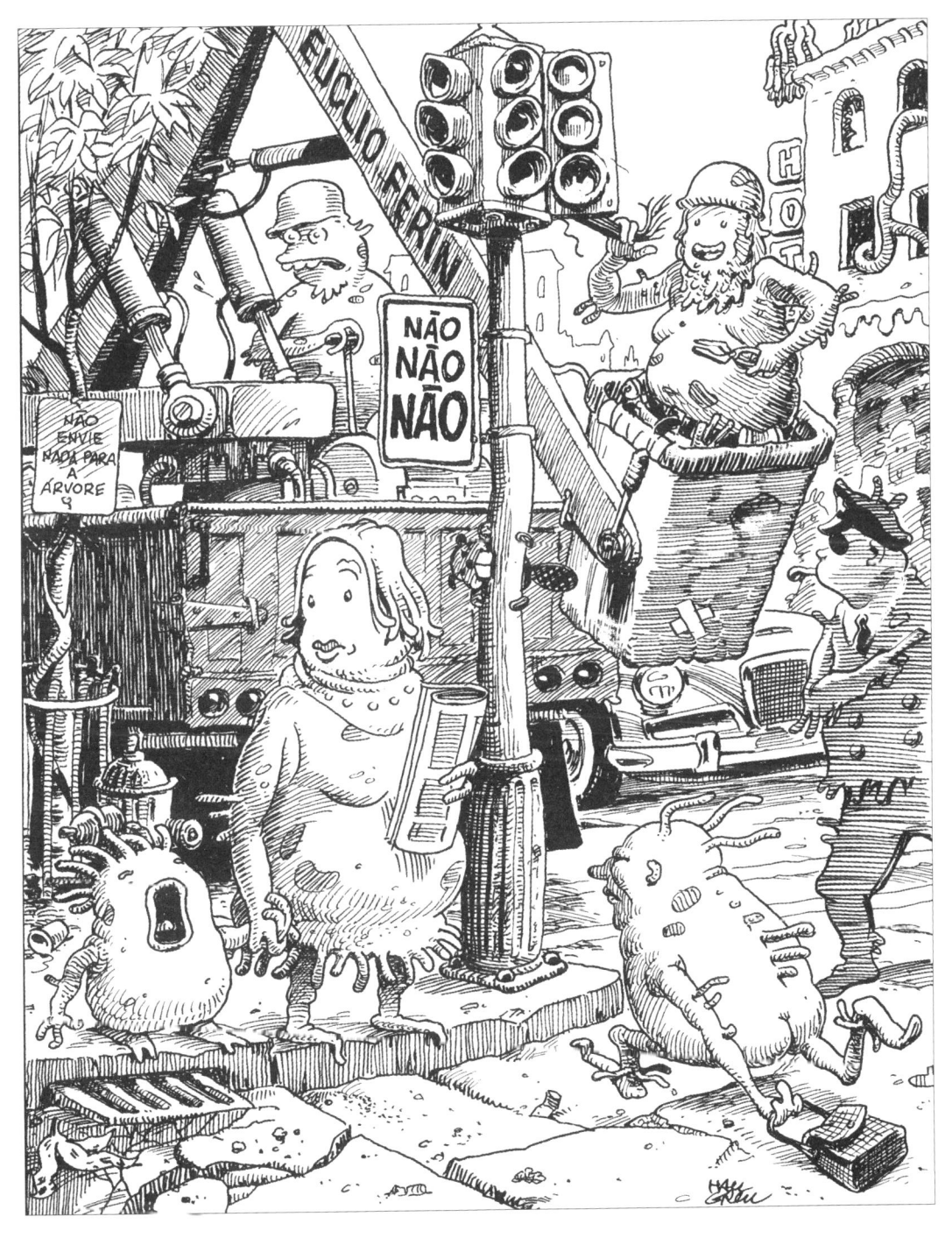

**Desgaste** O desgaste afeta estradas, prédios e parques, assim como praticamente todos os sistemas do corpo.

O desgaste é considerado por muitos um motivo óbvio para nos tornarmos mais lentos quando envelhecemos. A audição é prejudicada pelo barulho excessivo e o desgaste atinge outros sistemas, dos dentes às articulações. As válvulas cardíacas se desgastam (e calcificam) após anos deixando o sangue passar, e acabam funcionando como portas com dobradiças enferrujadas. O fígado é sujeito a um desgaste que pode levar à cirrose; no esôfago, o desgaste excessivo devido a problemas de refluxo não resolvidos leva a câncer de esôfago e garganta.

Temos de evitar cair na armadilha de achar que, em se tratando de envelhecimento, a deterioração é normal. Só porque é comum, quando ficamos mais velhos, rangermos como casas mal-assombradas, isso não significa que é inevitável; nossos corpos deveriam ser capazes de fazer os reparos necessários. E é quando são incapazes de fazê-los – seja devido à doença crônica ou DNA danificado – que entramos no que a maioria de nós considera, simplesmente, a velhice.

O envelhecimento mais sério ocorre no nível celular. Por exemplo, o simples ato de você dobrar seu joelho expõe as células cartilaginosas a dano físico e químico. Às vezes, essas células são mortas diretamente pelo dano (isso é chamado de necrose), enquanto em outras ocasiões o dano se acumula ao longo do tempo e as células acabam se aposentando. Esse processo é chamado de senescência – quando as células param de se dividir permanentemente ou sofrem a apoptose (a morte celular já descrita aqui), na qual se fragmentam e são reabsorvidas.

À medida que as células se tornam senescentes, os tecidos perdem a capacidade de se reparar e regenerar de modo eficiente e perfeito. As células imperfeitamente reparadas aceleram o dano, o que faz mais células se tornarem senescentes e causa ainda mais danos. As células imperfeitamente reparadas, substituídas ou aposentadas aumentam – como nas articulações artríticas. E assim continua o círculo vicioso do envelhecimento, a menos que você saiba como interrompê-lo, ou evitar seu início.

**Curiosidade**

A queimação contínua de seu esôfago é como a queimação contínua de sua pele; causa dano celular e aumenta muito o risco de câncer. Quando você engorda, o ângulo entre o esôfago e o estômago (normalmente o esôfago entra por uma porta lateral) diminui, e o ácido não pode subir facilmente para o esôfago. Enquanto você emagrecer (o que normalizará o ângulo), tome medicamentos de venda livre como Prilosec, Zantac ou Pepcid para ajudar a curar o tecido lesado.

# Ouçam, ouçam

CAPÍTULO
15

### Teste de VOCÊ: Sussurros

Faça alguém ficar na sua frente, a cerca de meio metro de distância. Feche os olhos. Peça a essa pessoa para sussurrar uma frase qualquer em um tempo não revelado de dois minutos, para que você não saiba quando a frase será dita. Qualquer frase serve: "Quer um sanduíche de peito de peru?", "Você sabe se seus telômeros estão desgastados?", "Encontre-me no quarto com o óleo de canola." Após dois minutos, abra os olhos e diga se você ouviu o que foi sussurrado.

*Se não ouviu:* Você está demonstrando sinais de perda precoce de audição e deve tomar providências para evitar mais danos.

*Se ouviu:* Comemore e vá para o quarto imediatamente. Com o óleo de canola.

Este teste é mais fácil se a pessoa que fala é um homem, devido aos tons de voz masculinos – veja a página 276.

Todos nós conhecemos pessoas (e provavelmente convivemos com elas) que recentemente acrescentaram algumas palavras ao seu repertório verbal.

"Hein?"

"Como disse?"

Ou, para os fãs de Robert De Niro: "Está falando comigo?"

A princípio, consideramos essas palavras um sinal de desatenção – você pode ouvir o programa do jornalista Anderson Cooper muito bem, então por que eu tenho que lhe pedir três vezes para tirar a manteiga de amendoim de sua colher? Ou podemos simplesmente dizer que a pessoa está no mundo da lua, estressada ou muito dedicada ao seu vício no YouTube para registrar no cérebro o que estamos dizendo.

Embora às vezes esse possa ser o caso, seria um erro considerar todos esses "O que você disse?" simples distração. Em vez disso, podem ser sintomas do principal fator de envelhecimento: a deficiência auditiva. A deficiência auditiva (ou presbicusia, se você preferir) afeta um terço de todas as pessoas acima de 65 anos e metade das pessoas acima de 75, e a velocidade da perda auditiva aumenta muito com a idade. Embora a deficiência auditiva não seja algo que irá matá-lo ou fazer você ser levado por uma ambulância (a menos que não ouça uma buzina), é uma das coisas que mais pode influir em sua qualidade de vida e, em última análise, sua saúde. Quando você não consegue ouvir bem, limita sua interação social para não passar pelo constrangimento de perder o fio da conversa, não entender a piada ou pedir constantemente ao barista para repetir o que disse. A ausência de redes sociais pode causar uma real diminuição no tempo e na qualidade de vida. Na verdade, a deficiência auditiva pode envelhecer você pelo menos quatro anos em termos de sua idade verdadeira, principalmente devido ao isolamento social que tipicamente a acompanha. O ponto principal é que, se você fizer o possível para preservar sua audição, se sentirá – e será – mais jovem.

> **Curiosidade**
>
> O motivo pelo qual os médicos usam relógios mecânicos não é que não acompanham a era digital (ok, em alguns casos esse **é** o verdadeiro motivo). É que esses relógios são uma ótima ferramenta para teste. Assim como no Teste de VOCÊ no início deste capítulo, os médicos seguram relógios mecânicos atrás dos ouvidos dos pacientes que possam estar com problemas auditivos. Se eles não ouvirem o tique-taque, é porque estão.

> **Silêncio!**
>
> Se você ler este parágrafo em voz alta para uma pessoa que está serrando madeira ao seu lado, sua voz atingirá cerca de 60 decibéis (o ronco dela atinge uns 85). Para entender a estrutura do decibel, você precisa saber que 70 decibéis não representam um aumento pequeno no volume de uma conversa normal. Um aumento de 6 decibéis dobra o som e um de 20 o multiplica por dez. Quarenta decibéis? É cem vezes mais alto. Os fones de um iPod no nível de 70% atingem 90 decibéis, e 10 decibéis a mais se você usa botões que vão diretamente para seu ouvido. Você acha que conhece esses ruídos? Veja se consegue ligar os sons altos aos seus níveis de decibéis.
>
> A. 80 decibéis     1. Fileira da frente em um show de rock
> B. 100 decibéis    2. Perfuração imediata do tímpano
> C. 110 decibéis    3. Decolagem de um avião de caça
> D. 140 decibéis    4. Aspirador de pó
> E. 160 decibéis    5. Uma grande orquestra
>
> Respostas: A, 4; B, 5; C, 1; D, 3; E, 2

## Seus ouvidos: aumente o volume

Os ouvidos podem ser expostos a alguns sons gloriosos, como os de jazz, sussurros românticos e ondas batendo na ilha em que você passa férias. Mas você já pensou em como esses sons chegam aos seus ouvidos e são registrados em seu cérebro?

Eis como isso funciona (VEJA A FIGURA 15.2). Quando o trinado de pássaros ou os xingamentos de torcedores de times entram em seu canal auditivo, essas ondas sonoras atingem a membrana timpânica (ou tímpano). Quando saudável, essa membrana é brilhante e reflete a luz, mas, quando infectada, fica vermelha e com um líquido ao redor. O tímpano vibra como um tambor ao ser atingido. Essa oscilação faz vibrar os ossos menores do corpo, localizados no tímpano e maiores do que um grão de areia, mas menores do que um grão grande de arroz. E isso também faz a cóclea próxima, em forma de caracol, vibrar.

Com o devido respeito aos Beach Boys, essas boas vibrações – que viajam pelo líquido nos canais cocleares – estimulam as células ciliares a crescer no interior dessas cisternas. Como os cílios são ligados a nervos, quando se movem, estimulam os nervos auditivos. Essas células ciliares reagem a diferentes freqüências, algumas a altas e outras a baixas. É aí que ocorre a transmissão da mensagem. Os nervos disparam mensagens para o cérebro que lhe permitem ouvir os sons e perceber que, sim, a dona da voz de Dory em *Procurando Nemo* é Ellen DeGeneres.

FIGURA 15.1

**Ondas sonoras** As ondas sonoras fazem o tímpano e os ossos menores do corpo adjacentes vibrar, o que, por sua vez, também faz a cóclea próxima, em forma de caracol, vibrar. Então essas boas vibrações estimulam as células ciliares próximas a excitar os nervos auditivos. É aí que ocorre a transmissão da mensagem: os nervos enviam mensagens para o cérebro para que você possa ouvir. Uma causa comum de perda auditiva é o desgaste dos cílios cocleares devido a exposição ocupacional a sons altos que danificam essas delicadas estruturas.

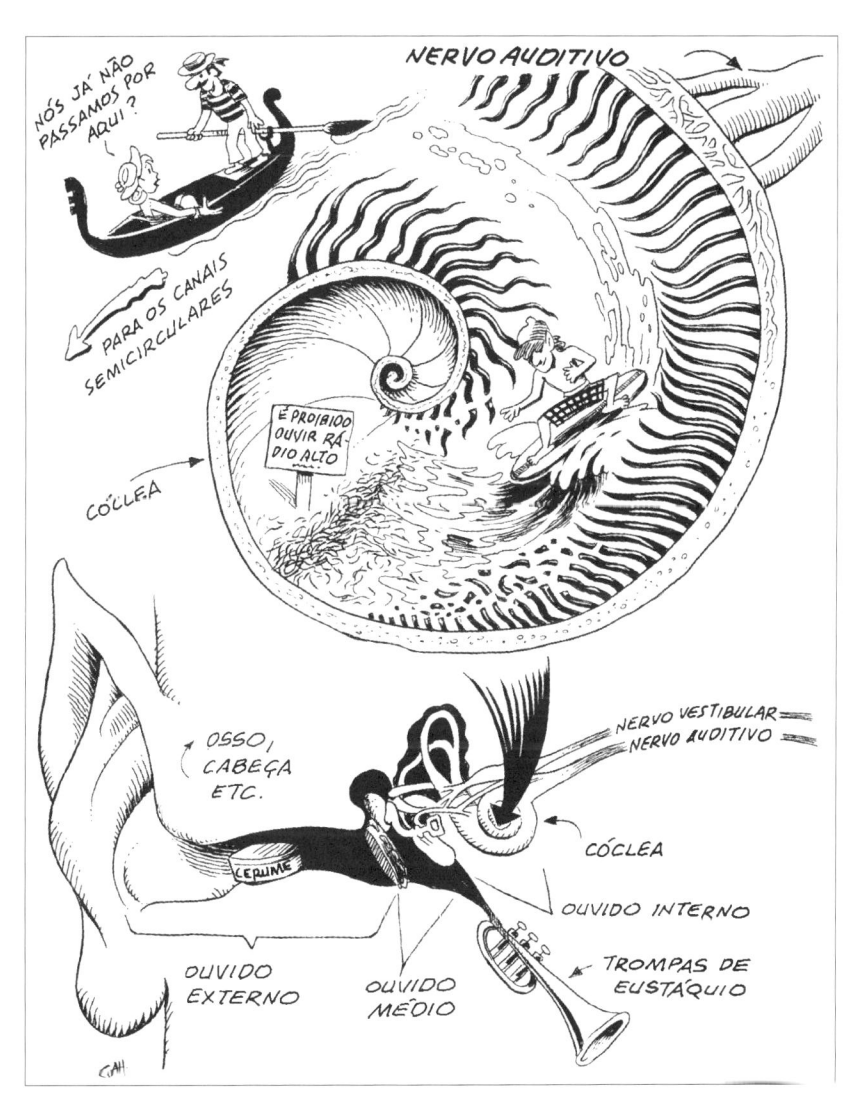

A maior causa da deficiência auditiva – e o motivo pelo qual ela é um ótimo exemplo do Grande Fator de Envelhecimento do desgaste – é a exposição a sons altos. Os sons altos – tanto súbitos quanto cumulativos – fazem com que o líquido passe muito agressivamente pela cóclea, dessa forma rompendo os cílios, que, embora resilientes, não se recuperam depois de permanentemente danificados. E os cílios de alta freqüência são mais vulneráveis, tornando a incapacidade de ouvir sons mais agudos, como os das vozes de muitas mulheres, um dos sinais da deficiência auditiva relacionada com a idade. Sem os cílios, as vibrações não

> **Testando, testando**
>
> Em um teste de audição, você pode esperar que os médicos usem todos os tipos de ferramentas diagnósticas. Algumas podem parecer engraçadas, como um diapasão. Eles testarão sua capacidade de ouvir tons *versus* palavras e altas freqüências *versus* baixas. E também tentarão descobrir como seu problema auditivo se desenvolveu – que distúrbio você notou primeiro e se foi nos dois ouvidos ou em apenas um. Portanto, compensa (não apenas para os médicos) fazer algumas anotações sobre sua história auditiva.
>
> Se você receber o diagnóstico de deficiência auditiva, seu médico falará sobre vários tratamentos – de implantes cocleares, feitos no ouvido para captar e processar sons, a aparelhos auditivos tradicionais, que os amplificam. O que você deve saber sobre os aparelhos auditivos é que podem ser caros e imprecisos, e não resolver todos os seus problemas. Ou podem ser mais baratos e funcionar perfeitamente bem para você. Se todos os sons que você ouve são confusos e distorcidos, um aparelho auditivo só os tornará mais altos. Compre-o em um lugar que aceite devolução no prazo de seis meses se não der certo para você. Muitas pessoas dizem que levaram três meses para se acostumar com seus aparelhos auditivos. Portanto, se o primeiro aparelho não funcionar, vale a pena experimentar outra marca ou solução.

podem ser transmitidas para o sistema nervoso a fim de ser interpretadas. O dano coclear ocorre quando somos expostos a mais de 85 decibéis durante oito horas ou 100 decibéis durante uma hora (motivo pelo qual esses níveis descumprem as exigências da OSHA*).

A perda auditiva coclear não é como a diminuição de volume de um rádio. É como ouvir uma estação cujo som aumenta e diminui gradualmente. Quando as células ciliares na extremidade da cóclea – que transmitem sons de alta freqüência – começam a morrer, a perda desses sons pode, a princípio, passar despercebida. Os homens – que costumam sofrer mais de deficiência auditiva do que as mulheres porque tipicamente ficam mais expostos a sons altos no local de trabalho – podem descobrir que ouvem pulsações de alta freqüência, mas não sons agudos e consoantes (ter dificuldade em distinguir o B do P ou o T do D). Não é que eles não queiram levar o lixo para fora ou lavar os pratos (apesar de esse ser o caso em alguns lares); é que, embora possam ouvir as vozes masculinas gritando os gols no domingo, não conseguem ouvir os tons mais agudos e suaves das mulheres com quem vivem. Os sons

---

* A Occupational Safety and Health Administration é a agência de saúde e segurança no trabalho do Ministério do Trabalho dos Estados Unidos.

das vozes de mulheres, crianças e multidões podem ser confusos para os homens – tendem a se misturar como ingredientes de um milk-shake, de modo que não podem ser diferenciados.

Outra causa da deficiência auditiva relacionada com a idade é que o canal auditivo pode estar mais cheio de cera do que uma loja de surfe. À medida que envelhecemos, a cera se torna mais seca e espessa. Criada para proteger o tímpano, ela se destina a ajudar a capturar a sujeira, o pó, os insetos e os dedos amigos antes de alcançarem o tímpano. A cera também ajuda a evitar infecções. Mas cera demais age como uma barreira no canal auditivo. Se as ondas sonoras não conseguem ultrapassá-la para chegar ao tímpano, não podem iniciar o processo de vibração que permite ao seu cérebro processar esses sons, de modo que você experimentará alguma deficiência auditiva.

Outras coisas que nos fazem perder a audição incluem o desgaste de infecções virais e certos medicamentos que atacam as células ciliares. Às vezes, isso é realmente um carma ruim. Cerca de oitenta genes estão atualmente ligados à deficiência auditiva quando envelhecemos; a perda auditiva relacionada com a idade está sob controle genético, mas os detalhes ainda são desconhecidos.

> **Curiosidade**
>
> Tendemos a achar que os problemas de audição são isolados, mas freqüentemente são acompanhados de diminuição da visão ou do equilíbrio – e tudo isso trabalha junto para acabar com a qualidade de vida. Praticar o equilíbrio e consumir os alimentos certos para a saúde dos olhos e ouvidos podem não permitir a você se realistar, mas retardarão muito o início da fragilidade.

## Dicas de VOCÊ!

Usamos casacos para nos proteger do frio e protetores de ouvido para não ouvir roncos. Você pode evitar grande parte da perda auditiva protegendo os ouvidos de sons altos. Isso significa usar protetores de ouvido, dispositivos de cancelamento de ruídos ou evitar totalmente o barulho excessivo. A outra coisa que você pode fazer é aprender os melhores modos de cuidar de sua audição para continuar a ouvir os sons agradáveis da vida – não importa se seus sons favoritos incluem o ronco de motores, os sons de gaivotas ou os do violoncelo de Yo-Yo Ma.

**Dica de VOCÊ: Confie em seu parceiro.** O problema na perda auditiva é: como você sabe que não pode ouvir algo se não sabe o que está deixando escapar? Por isso, se seu parceiro lhe disser que seus ouvidos parecem entupidos, resista à tentação de retrucar: "Sim, e seus poros também." Isso pode parecer irritante no momento, mas a frustração de seu parceiro com a necessidade de repetir freqüentemente é o primeiro sinal de que você precisa fazer um check-up.

## Curiosidade

A exposição crônica a sons altos o suficiente para fazer você levantar a voz pode aumentar em 50% a incidência de ataque cardíaco, principalmente se a exposição for tanto no trabalho quanto em casa. E se você trabalha em um lugar barulhento, é muito mais importante viver em um lugar tranqüilo. Por isso, escolha um apartamento em um andar mais alto ou em um bairro mais tranqüilo, ou insista em um ambiente de trabalho mais silencioso.

**Dica de VOCÊ: Remova a cera.** Provavelmente, você cresceu achando que os cotonetes eram os melhores removedores de cera. Mas já ouviu dizer (presumindo-se que não tenha deficiência auditiva) que não se devem inserir objetos (como cotonetes) nos ouvidos, porque podem perfurar o tímpano. O movimento das mandíbulas força naturalmente o canal auditivo a se mover e expulsar a cera (embora não sugiramos uma dieta de caramelo para isso). Se sua cera aumentar, você pode removê-la com um amaciante vendido sem receita médica, como glicerina. Ou pôr óleo mineral nos ouvidos e deixá-lo lá por uma hora, e depois lavar com solução salina aquecida à temperatura do corpo, ou apenas deixá-la cair em um pedaço de algodão. Você também pode procurar um otorrinolaringologista, que tentará removê-la com um aparelho a vácuo, o que é seguro se feito por um profissional experiente. A técnica a vácuo é muito mais segura do que o método anteriormente utilizado: lavar os ouvidos com água e alta pressão. A água, se não estiver na temperatura certa, pode causar tonturas, e a alta pressão pode danificar o tímpano.

**Dica de VOCÊ: Nutra seus ouvidos.** Parece que duas substâncias – o ácido fólico e os fitoquímicos – podem oferecer algumas vantagens auditivas. A ingestão de 800 microgramas de ácido fólico (também encontrado nas verduras folhosas) demonstrou desacelerar a perda dos sons de alta freqüência. Deficiências de ácido fólico e vitamina $B_{12}$ podem afetar tanto o sistema nervoso quanto o vascular, associados com a audição. A audição também se beneficia com os fitoquímicos, de modo que quanto mais forte a cor da fruta, melhor. Isso significa que ela contém altos níveis dessas substâncias protetoras.

**Dica de VOCÊ: Proteja-se.** Em situações de barulho – trabalhando no quintal com ferramentas mecânicas ou jantando com a família completa –, use fones de cabeça com cancelamento de ruídos, que emitem energia em uma freqüência que não podemos ouvir. As ondas sonoras que criam têm a mesma amplitude, mas polaridade oposta ao som original; elas se combinam com a onda externa e a cancelam, acabando com todo o som. Os modelos disponíveis nas lojas geralmente cancelam os sons de baixa freqüência, enquanto os próprios fones de cabeça protegem contra os sons de alta freqüência. (A propósito, não há evidências de que esses aparelhos causem danos.) Se você se expuser a sons altos intermitentes – sirenes, caminhões, tráfego –, cubra os ouvidos. E leve protetores de ouvido para casamentos e bar mitzvás.

# GRANDE FATOR DE ENVELHECIMENTO

## Erros desnecessários

## Por que nosso corpo não consegue agüentar as loucas situações que acontecem na vida

Grande parte do envelhecimento certamente tem a ver com evitar o declínio na qualidade de vida causado por doenças crônicas e desgaste a longo prazo. Mas a forma final de envelhecimento é do tipo que poupa todos os detalhes e nos mata imediatamente: um acidente de carro, uma queda de um penhasco ou um estranho encontro com um antílope raivoso.

A maior parte das pessoas gosta de considerar os acidentes infelicidades do destino: a ponta do lápis *tinha* de estar exatamente no lugar em que você pisou. A bola de beisebol foi atirada com perfeição para atingir seu olho. De toda a área de entrada para carros, você decidiu parar nos 20 centímetros quadrados onde havia uma pedra. Incidentes como esses podem fazê-lo amaldiçoar os deuses do destino, perguntar-se por que os planetas, os astros e a Lua tinham que se alinhar nesse exato momento e lugar para tornar você a vítima certa (veja a figura N.1). Afinal de contas, eles nunca se alinham para você ganhar um prêmio.

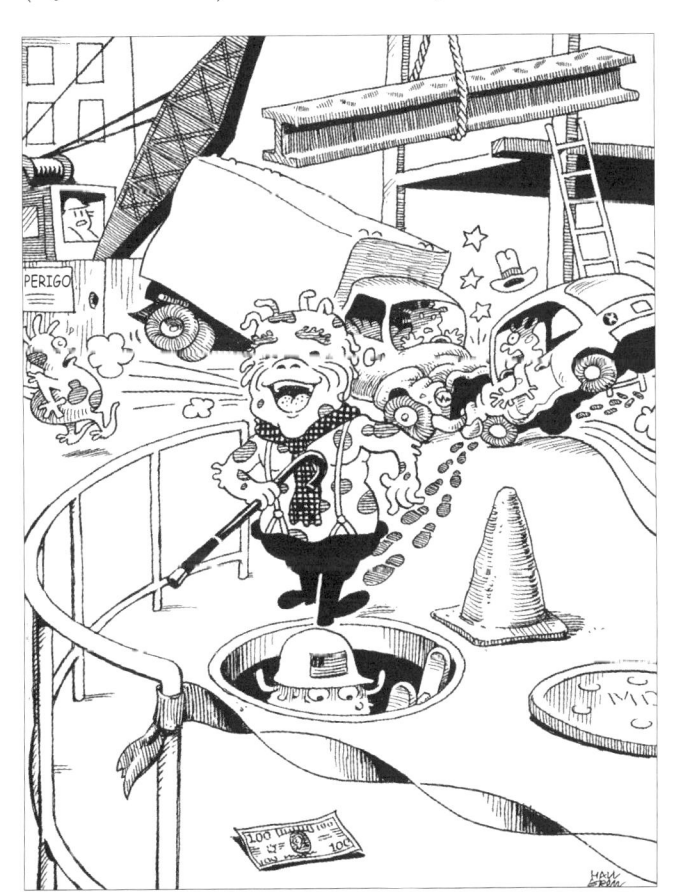

Figura N.1

**Colisões e acidentes** Uma cidade cheia de vitalidade ainda tem acidentes, mas lida melhor com suas conseqüências do que uma cidade antiga.

É claro que muitos acidentes são apenas isso: um pequeno "se", "e" ou "mas" entre um quase-acidente e uma situação de vida ou morte. Você não pode controlar tudo, mas pode dar passos para minimizar outros riscos. Na verdade, muitos acidentes são evitáveis e não resultam de algum plano cósmico maligno. Embora alguns de nós possam se parecer com o Mr. Magoo, sempre se acidentando, a verdade é que somos responsáveis por muitas das coisas ruins que nos acontecem. Mas, antes de falarmos sobre como evitar acidentes, é importante que você saiba por que a natureza nos tornou tão vulneráveis a acidentes estranhos, colisões e irônicos incidentes de lesão.

Não é que nosso corpo não seja extremamente resiliente. Assim como uma cidade absorve sua cota de acidentes, sejam incêndios, acidentes de trânsito ou vazamentos químicos, nossos corpos também podem suportar alguns golpes. Mas não são perfeitos. Morremos ou perdemos qualidade de vida porque batemos nossas cabeças, quebramos nossos ossos ou não conseguimos parar de sangrar. O motivo? Mais uma vez, é um daqueles dilemas biológicos. Nossos corpos certamente poderiam ser feitos para suportar mais. Se fosse necessário preservar a espécie, a evolução teria se certificado de que nossos ossos seriam duros o suficiente para sobreviver à queda de um penhasco, ou nossos órgãos seriam densos o bastante para nunca sangrar. Mas isso seria tão ineficiente quanto um estudante universitário privado de sono.

Se tivéssemos ossos bastante pesados para suportar quedas e colisões, não seríamos capazes de caminhar. Se nossos cérebros fossem tão grossos que poderíamos sobreviver a ataques de discos de hóquei, nossas cabeças seriam tão pesadas que teríamos de carregá-las em mochilas. Nada prático, não é? A evolução não tinha motivo algum para nos desenvolver ao ponto em que melhorias em uma área biológica sacrificariam outras áreas. Para a extrema resiliência de nossos corpos, abriríamos mão de nossa extrema flexibilidade e nosso estilo de vida.

Quando se trata de acidentes e erros desnecessários, o quadro geral é este: tudo tem a ver com pontos de alavancagem – inclinar a balança da vida a seu favor fazendo o que torna seu corpo mais bem equipado para lidar com o inesperado. Você pode fazer coisas para inclinar a balança, como verá na Figura N.2. E em algum ponto ela se inclinará, se ainda não se inclinou. Isso não significa ficar sentado em casa em uma cadeira reclinável com uma comida congelada para o jantar e um controle remoto na mão (nesse caso, você se sujeitaria ao Grande Fator de Envelhecimento de praticamente tudo: a atrofia por desuso).

Significa tomar decisões firmes na vida (capacho antiderrapante no chuveiro, capacete quando você andar de bicicleta) para a balança pesar a seu favor. Significa saber onde estão os pontos problemáticos para poder evitá-los e enfrentá-los, se não puder.

Isso não tem a ver apenas com jogar o jogo da vida sem se arriscar. Tem a ver com jogar para ganhar.

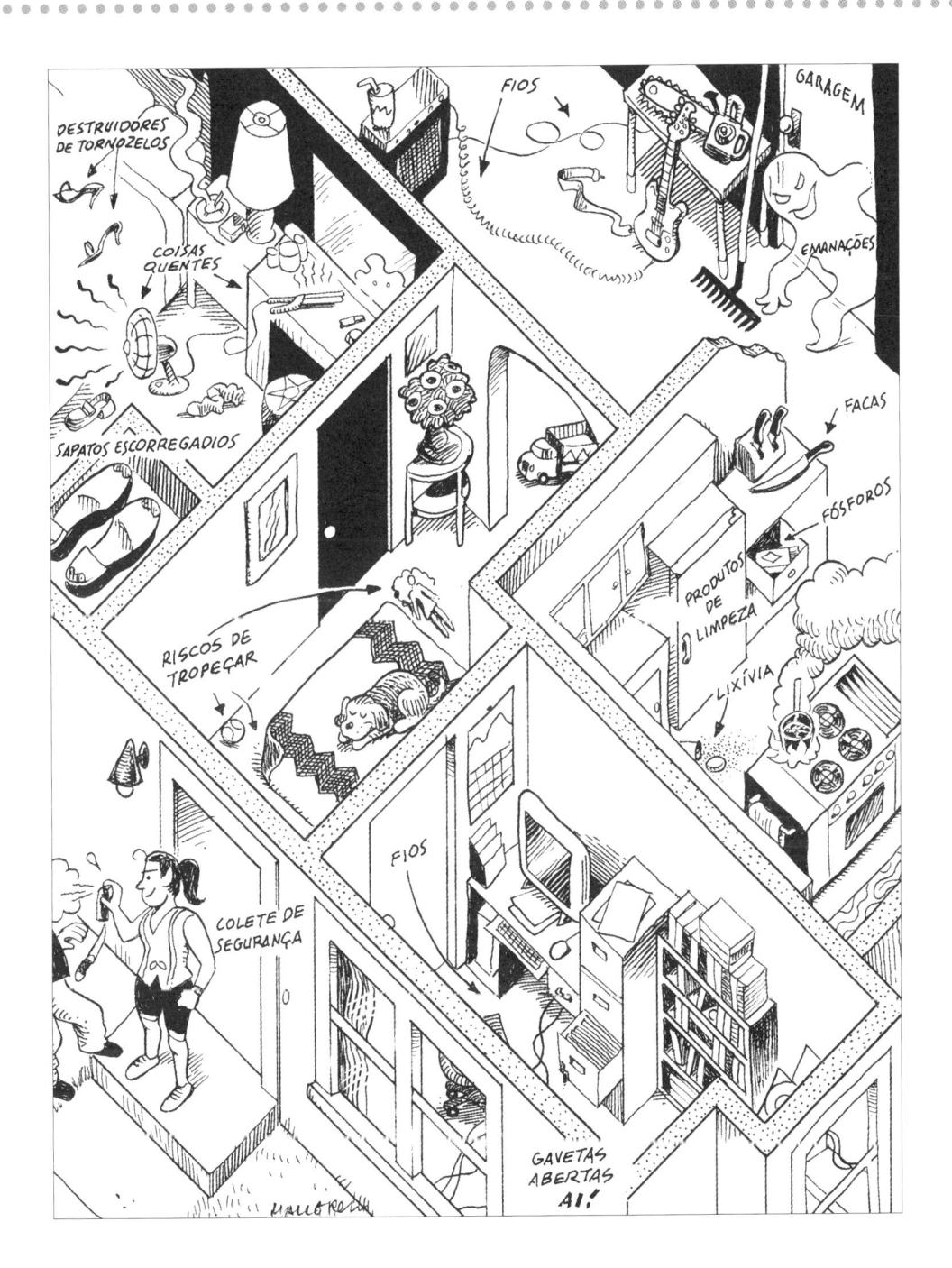

Figura N.2

**Vida à prova de acidentes** Você não pode prever quando uma pedra rolará de uma montanha para uma estrada, pulará sobre a grade de proteção e cairá no capô de seu carro rodovia abaixo. O destino é, bem, apenas o destino. Mas isso não significa que você deve aceitar todos os acidentes como um carma porque não pagou alguns impostos em 1994. Você pode evitar muitos dos problemas inesperados preparando-se para eles.

***Na calçada.*** Se você for correr ou caminhar à noite, vale a pena comprar um colete reflexivo. E, dependendo de onde você more, um spray de pimenta.

***No escritório em casa.*** Sem contar os cortes feitos por papel e as uniões sadomasoquistas, a maioria dos acidentes em escritórios em casa ocorre quando as pessoas tropeçam em fios ou gavetas abertas. Pare de olhar para o relatório que você vai entregar no trabalho e olhe para frente.

***No closet.*** Sapatos de sola dura (para os homens) ou de salto alto (para as mulheres – e os homens muito confiantes) podem fazer você tender mais a escorregar em superfícies molhadas ou lisas, como pisos de ladrilho, mármore ou linóleo.

***No quarto.*** As principais causas de morte por incêndio nos lares: deixar ligado uma chapinha de alisar cabelo ou cobertor térmico, deixar cair um cigarro aceso ou deixar um aquecedor elétrico muito próximo de material inflamável. Torne um hábito desligar e tirar esses aparelhos da tomada. (A propósito, as casas mais velhas são especialmente suscetíveis a defeitos na fiação elétrica, o que aumenta as chances de incêndio.)

***Na cozinha.*** É claro que é fácil se distrair com crianças, desenhos animados e campainhas de porta, mas um fogão negligenciado ou bico de gás esquecido aberto é uma causa comum de incêndio. Enquanto você pensa sobre isso, ponha todos os fósforos nos armários superiores, não em gavetas ao nível da sua cintura. Brincadeiras com fósforos são a principal causa de morte acidental de crianças com menos de 2 anos, e a terceira maior causa de morte e lesões em jovens com menos de 18 anos.

# PARTE
# II

# O Plano de Garantia Estendida de VOCÊ

Se uma cidade não tiver um bom plano, vai à falência. Se uma designer não tiver um bom projeto, ficará confusa. Um pretendente sem um bom plano acabará levando um tapa (ou uma torta) na cara.

O mesmo se aplica a você. Não é que tenha de viver seguindo um horário programado com todas as vezes que irá comer, espirrar, beber, varrer, trabalhar, dormir e jogar Bunco. Mas viver sem um bom plano – especialmente quando você está chegando à meia-idade – é pedir ao seu corpo para ir à falência, ficar confuso ou acabar sendo atingido pelos efeitos do envelhecimento. E é por isso que criamos este Plano de Garantia Estendida de VOCÊ – para lhe fornecer um manual (uma lista de coisas para fazer, se preferir) dos passos que pode dar para tornar sua vida rica, vibrante e saudável. Siga essas diretrizes e você vai desacelerar o envelhecimento e se manterá mais jovem.

Nosso objetivo não é só ajudá-lo a passar dos 100 anos, como também a fazer isso com o mínimo possível de problemas de saúde e uma qualidade de vida melhor. Mas, antes de começarmos, vamos recapitular.

Como você agora aprendeu em sua jornada pelo corpo e por todos os processos celulares mágicos que ocorrem todos os dias, nós envelhecemos devido a vários Grandes Fatores de Envelhecimento que funcionam de modos diferentes. Alguns agem como estressores externos que nos desgastam (pense na radiação UV e nas toxinas). Outros nos envelhecem porque, com o tempo, perdem sua capacidade de nos defender (um sistema imunológico enfraquecido) ou nos reparar se sofremos danos (uma diminuição das células-tronco). Nosso objetivo no envelhecimento é manter nossos sistemas físicos funcionando naturalmente. Isso significa não só limitar as ameaças externas e nos defender delas, como

### Curiosidade

O segredo para viver até os 100 anos? Talvez não tenha nada a ver com fibras, aspirina ou comprimento de telômeros, e tenha tudo a ver com o programa *American Idol*. Pesquisadores descobriram que um terço dos centenários vê reality shows (isso dá um novo sentido a *Survivor*, não é?), um quarto assiste a MTV ou vídeos de música e alguns podem até mesmo ter navegado na internet e usado um iPod. Os pesquisadores também descobriram que esse grupo estava a par das atualidades, tinha um estilo de vida saudável (realmente, agora?) e considerava a fé e a espiritualidade prioridades. O U.S. Census Bureau afirma que os Estados Unidos terão sete vezes mais centenários em 2040, meio milhão a mais do que hoje. Nós achamos que o número poderia ser muito maior.

também, e o que é mais importante, manter nossa capacidade de reparo. É claro que isso não é como ligar um interruptor biológico (bem aqui, na narina esquerda!) e reparar imediatamente todo o dano acumulado no decorrer do tempo. A capacidade física de reparo exige um pouco de energia e o custo pode ser o dano em si. Esses são os dilemas dos quais falamos em todo este livro, o exemplo perfeito sendo uma doença auto-imune em que o sistema imunológico se ativa. Ainda assim, nosso objetivo final é desacelerar o ritmo do envelhecimento — isto é, quanto mais pudermos atenuar ou evitar o dano acumulado ao longo do tempo, mais poderemos desacelerar o ritmo do envelhecimento e nos manter e sentir jovens (VEJA A FIGURA 16.1).

FIGURA 16.1

**Velho?** Se representarmos por meio de um gráfico a qualidade de vida em relação à idade cronológica, veremos que, a partir da meia-idade, muitos de nós começam a ficar frágeis e perdem progressivamente a saúde até finalmente perderem o juízo. Permanecer jovem tem mais a ver com interromper o processo de envelhecimento para se sentir jovem e viver bem até morrer de repente. Em outras palavras, queremos morrer jovens com qualquer idade.

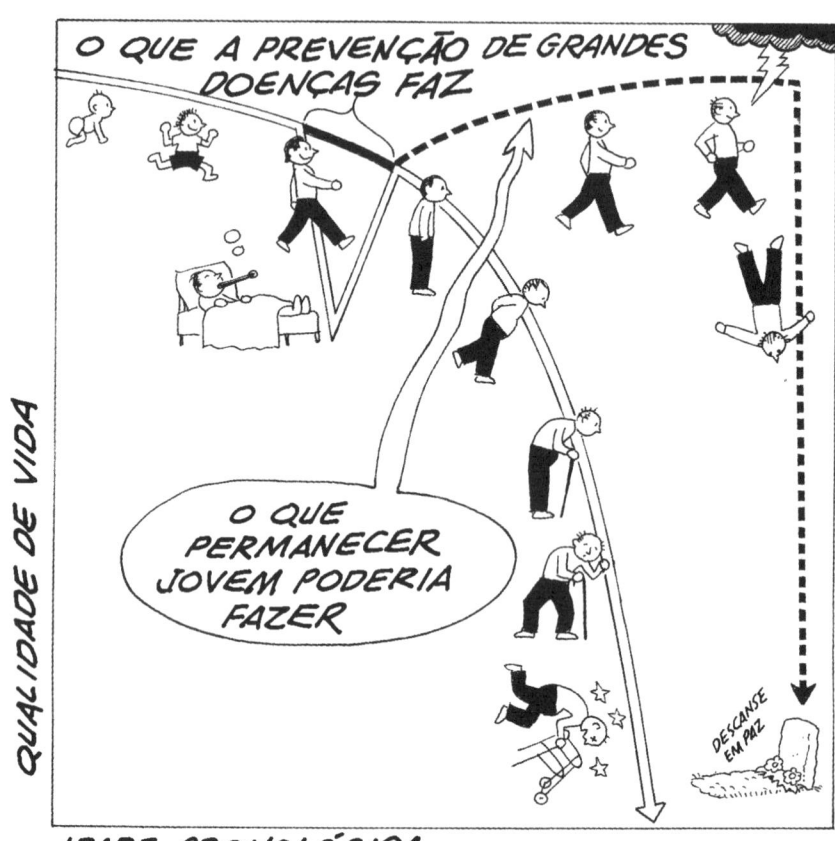

Felizmente, a ciência tem respostas que minimizam os danos e otimizam o funcionamento dos mecanismos de reparo. Resumimos essas respostas em todo o livro, mas também reunimos muitas das idéias aqui, no Plano de Garantia Estendida de VOCÊ — o plano que aumentará a vida útil de seu corpo para que continue a funcionar em seu nível máximo. Queremos que você mude sua idéia do tipo de "produto" que seu corpo é. Muitas pessoas se tratam como se fossem produtos descartáveis, quando deveriam começar a pensar em si mesmas como produtos avançados que podem durar muito, muito tempo. Afinal de contas, ninguém joga no lixo uma câmera descartável e pensa: "Que desperdício!" Mas este Plano de Garantia Estendida de VOCÊ apresenta a idéia de que, por um período de tempo especificado, se você seguir as instruções para manutenção, seu produto de alta qualidade será confiável, durável e funcionará como novo.

Se você aceitar a idéia de que pode estender mais sua garantia do que achava que era possível, fará sua parte contrariando os estereótipos – e suas percepções – sobre o envelhecimento. Afinal de contas, o envelhecimento tem a ver com estar bem o suficiente para fazer e apreciar as coisas que se deseja na vida. Talvez isso signifique correr cinco quilômetros em um tempo pelo menos tão bom quanto você corria cinco anos atrás; talvez perceber que após décadas jantando uma quentinha você realmente quer cozinhar. Quando você amadurece, suas aspirações deveriam mudar e aumentar, porque se não está melhor hoje do que estava ontem, qual é o plano para amanhã? E quando você realmente pensa sobre isso, para que serve o amanhã se você não está contribuindo para o mundo melhorando a si mesmo e sua comunidade?

A seguir, nós lhe apresentaremos um Plano de Garantia Estendida de VOCÊ de 14 dias, com dicas, testes, listas de compras e passos que deixarão seu corpo e sua mente mais bem preparados para fazer mudanças. Você trabalhará nessas mudanças por duas semanas – o tempo que leva para os comportamentos se tornarem hábitos. Nesse tempo, você vai se acostumar com os alimentos, as atividades e os processos de pensamento que o manterão sempre jovem. Depois, você encontrará mais Ferramentas de VOCÊ e outros programas que usará pelo resto de sua longa e jovem vida, para enriquecer seu corpo e sua mente.

Estamos felizes por você ter lido este livro até aqui e dedicado tempo a aprender sobre seu corpo e como ele envelhece de um ponto de visa celular, sistêmico e até mesmo antropológico. Mas agora é hora de pôr em prática as informações que recebeu para poder ir em frente e aproveitar ao máximo a vida.

Isso parece um plano?

# Plano de Garantia Estendida de VOCÊ de 14 dias

CAPÍTULO 16

## Procedimentos básicos diários

*Lista de VOCÊ de coisas para fazer*

1. Caminhe por 30 minutos. Se não puder caminhar por 30 minutos consecutivos em uma velocidade que eleve um pouco sua freqüência cardíaca, caminhe três vezes por 10 minutos. No primeiro dia, compre um pedômetro, para também saber quantos passos dá por dia: o número total de passos que você dá para ir a qualquer lugar (inclusive o banheiro), não apenas os dados nesses 30 minutos. Um bom objetivo: 10 mil passos. Mas não se preocupe, desde que caminhe os 30 minutos (cerca de 3 mil passos). Pouco a pouco você poderá aumentar para 10 mil por dia. Caminhe todos os dias, sem desculpas.

2. Use fio dental e escove os dentes que você deseja manter. Ou faça isso pelo coração que você deseja preservar, as rugas que deseja evitar ou a ereção ou satisfação sexual que deseja ter.

3. Beba várias xícaras de chá verde, além de muita água.

4. Tome pílulas. Especificamente, as seguintes:
   - Adquira o hábito de ingerir ômega 3 em doses de seis nozes ou 1 grama de ácidos graxos ômega 3 metabolicamente destilados cerca de 30 minutos antes do almoço e novamente antes do jantar. Ou ingira 114 gramas de peixe não frito três vezes por semana. Ou 400 miligramas de DHA por dia.
   - Tome vitaminas em tabletes (veja o nosso gráfico na Caixa de Ferramentas de VOCÊ). Deixe-os em um lugar conveniente, como seu carro ou sua escrivaninha, para sempre se lembrar de tomá-los. O mesmo vale para suplementos de cálcio (mais detalhes no segundo dia).
   - Se você tiver mais de 40 anos (mulheres) ou 35 (homens), tome duas aspirinas infantis no café-da-manhã (162 miligramas) com meio copo de água morna antes e depois. Primeiro, obtenha a aprovação de seu médico.

5. Durma de sete a oito horas por noite. Na primeira noite, adote um programa de higiene do sono (veja a página 184) que o ajudará a dormir como um gato de 19 anos. Cerca de 15 minutos antes de se deitar, termine o que ficou para trás (mesmo se for apenas uma lista de coisas a fazer no dia seguinte, para evitar problemas de sono relacionados com o estresse). Faça sua higiene pessoal e passe alguns minutos praticando respiração profunda e meditação (detalhadas na página 322). Se você tiver dificuldade em dormir, evite estímulos antes de ir para a cama, como ver TV ou se exercitar. Mas individualize isso: algumas pessoas dizem que os exercícios as ajudam a dormir. O sexo, embora estimulante (esperamos), é permitido. E recomendado.

6. Medite por cinco minutos em algum momento durante o dia; nas próximas semanas, você aumentará esse tempo para 15 minutos. Para algumas pessoas, a meditação assumirá a forma de uma oração (sem assistir ao mesmo tempo ao canal ESPN). O segredo é você seguir um caminho que lhe dê conforto e ofereça uma oportunidade de encontrar um sentido mais profundo na vida. Em um mundo com mais barulho do que uma sala de aula pré-escolar, o cérebro (e a alma) precisa de momentos de silêncio para se recarregar, se concentrar e rejuvenescer. Dê uma chance a si mesmo de refletir sobre sua espiritualidade.

Apresentaremos mais hábitos em nosso programa de 14 dias que você poderá adotar pelo resto de sua vida, agora mais longa.

### O grande prêmio da dopamina
*Como quebrar maus hábitos*

A substância química dopamina tem uma função muito importante quando se trata de hábitos: ela ensina ao seu cérebro o que você quer e depois o impele a obtê-lo, não importa se é bom para você ou não. Isso porque a dopamina influi na memória, no desejo e na tomada de decisões. Em outras palavras, é estimulada pelo aprendizado. Sempre que acontece algo inesperado, esses circuitos de aprendizado são usados. Por isso, na próxima vez em que algo inesperado acontecer, saberemos o que fazer. Para interromper o ciclo de maus hábitos, você precisa reiniciar seus ciclos de dopamina. Como? Dando-se ótimas recompensas. Não estamos falando em sundaes ou salsichas. Recompense-se semanalmente fazendo compras (não importa o quão pouco gaste, apenas tenha algo pelo que ansiar), indo à manicure ou com algo que não seja destrutivo. Quando você parar de seguir os velhos caminhos dos maus hábitos, precisará estimular os novos hábitos com novas recompensas. Isso iniciará a produção do fator neurotrófico derivado do cérebro (milagroso para o cérebro), que aumenta a plasticidade cerebral, criando novos caminhos para comportamentos saudáveis duradouros.

## Primeira semana

## Primeiro dia: Veja para que lado a balança pende

*Lista de VOCÊ de coisas para fazer*

1. Realize os procedimentos básicos diários. Veja a página 289.

2. Saia para fazer compras! Compre os itens a seguir, que devem custar menos de 125 dólares.
   - Uma fita métrica.
   - Um monitor de freqüência cardíaca. (Gostamos dos produtos que incluem faixas para peito e relógios monitores.)
   - Um pedômetro. (Os homens costumam preferir do tipo que pode ser usado no cinto, como o da Omron; as mulheres geralmente preferem um modelo mais fino, como o Accu-Check, que pode ser encaixado em uma tira de sutiã. Nossos pacientes acham o tipo usado no cinto mais durável, e pela nossa experiência parece ser mais exato.)

- Um monitor de pressão arterial de punho. (Há muitas marcas que podem ser colocadas no braço, são fáceis de usar e têm memória e capacidade de download de computador.)
- Um bom par de tênis de caminhada ou corrida. (As lojas especializadas podem ajudar a identificar as nuances de suas passadas para você encontrar o modelo adequado.)
- Um dinamômetro manual (da Harbinger, que custa por volta de 15 dólares e pode ser encontrado em Amazon.com).
- Uma agenda ou acesso a website para registrar seus resultados. (Veja um programa desses em www.mychoicescount.com. No momento, é cobrada uma pequena taxa anual pelo serviço.) Date e registre na agenda suas respostas em todos os autotestes.

3. Determine sua idade verdadeira – isto é, a idade real de seu corpo (e sua mente) com base em sua saúde e seus hábitos, não em sua idade cronológica, quando sua mãe o trouxe ao mundo coberto por uma substância pegajosa. Faça o teste gratuito em www.realage.com; você não deve levar mais de 20 minutos para completá-lo.

4. Meça sua pressão arterial. Se você ainda não tiver comprado o aparelho para isso, vá até uma farmácia.

5. Meça sua freqüência cardíaca ao anoitecer, assim como a freqüência cardíaca mais alta que você atingir durante seus exercícios mais intensos.

6. Meça a sua cintura. Coloque a fita métrica ao redor dela, na altura do umbigo, enquanto inspira profundamente. (De qualquer maneira, você faria isso, mas é o modo certo, porque tira do caminho o músculo que não queremos medir.) Também meça a sua altura. O ideal é que ela meça metade de sua altura.

7. Deixe um espaço para registrar o número médio de passos que você deu esta semana.

8. Marque uma consulta médica para fazer os exames de sangue dos quais iremos falar.

9. Responda às perguntas a seguir:
   - Você está vivendo com (a) medo ou (b) paixão?
   - Vive (a) para evitar perder ou (b) para ganhar?
   - Seus objetivos se baseiam em (a) preservar o *status quo* ou (b) obter desenvolvimento?

Se você respondeu (a) a qualquer uma dessas perguntas, isso indica que não está andando para frente na vida. Lembre-se de que seus sinais vitais só ficam totalmente estáveis quando você está morto. Como os tubarões, precisamos continuar a nos mover para viver plenamente.

10. Faça a si mesmo as perguntas a seguir para descobrir se realmente está aproveitando a vida:
    - Você é feliz a maior parte do tempo?
    - É tão feliz agora quanto era há cinco anos?
    - Ainda espera muito da vida?
    - Seus dias parecem passar mais rápido do que um trem expresso?
    - Você fica triste menos de 10% do tempo?

Obviamente, queremos que suas respostas a essas perguntas sejam sim. Se não forem, nosso programa e um profissional de saúde mental poderão ajudar.

11. Pergunte a três estranhos quantos anos acham que você tem. (Não adianta perguntar a amigos e familiares, porque eles sabem qual é a sua idade ou têm um interesse pessoal em não ferir seus sentimentos. Pergunte a prestadores de serviços e pessoas sentadas ao seu lado no metrô – qualquer um que não vá responder automaticamente "97".) Isso lhe dará uma idéia de como os outros o vêem – baseados em sua aparência e conduta – e pode ser um forte indicador do quanto você realmente é saudável. Também pode pedir a um amigo em quem confie para ser honesto sobre como você está envelhecendo comparado com outras pessoas.

12. Pergunte aos seus amigos quais são os seus três maiores pontos fortes. Os pontos fortes são invisíveis para você; como surgem tão facilmente, você os tem como certos. Identifique como poderá usá-los melhor.

13. Em sua agenda, desenhe uma pequena caixa com uma ameba que ocupe 70% da caixa, mas também saia dela. A caixa é seu trabalho e a ameba é você. Os espaços vazios na caixa são onde freqüentemente concentramos todos os nossos esforços, mas talvez você devesse concentrá-los na parte da ameba que está dentro da caixa, porque representa seus pontos fortes.

14. Faça a si mesmo esta simples pergunta: o quanto você envelheceu nos últimos cinco anos? Use uma fotografia para comparar como você era nessa época com como é agora. Seu primeiro pensamento:

A. Caramba, eu tenho a mesma aparência que tinha no ensino médio!
B. Eu estou mais ou menos igual.
C. Estou como era de se esperar – um pouco mais gordo, um pouco mais enrugado e um pouco mais desgastado.
D. Estou parecendo uma casca de árvore.

15. Pergunte-se: que atividades você realizava cinco anos atrás que não consegue realizar agora? (Seja totalmente sincero.)

16. Faça a si mesmo as perguntas a seguir relacionadas com o quadro geral de estresse, que podem ajudar a identificar coisas nas quais trabalhar, enquanto você cumpre nosso programa:
    - Seu nível de estresse percebido é mais alto do que você gostaria? Lembre-se de que o estresse percebido é um fator de envelhecimento mais previsível do que o estresse real, por isso seja honesto consigo mesmo.
    - Você controla a maior parte do estresse em sua vida ou é um rato na experiência de outra pessoa?

## Segundo dia: Revise e organize sua casa e sua mente

*Lista de VOCÊ de coisas para fazer*

1. Anote os resultados destes Testes de VOCÊ:

Teste de flexão (página 296): _____
Teste abdominal (página 296): _____
Teste do dinamômetro manual (página 297): _____
Teste de flexão do quadril (página 297): _____
Teste de respiração (coração e pulmão) (página 297): _____
Teste de visão (página 240): _____
Teste de equilíbrio (página 253): _____

2. Livre-se dos alimentos ruins – que o envelhecerão – em sua geladeira, sua despensa ou onde quer que os tenha guardado. Jogue no lixo os que contêm algum dos ingredientes a seguir entre os cinco primeiros mencionados no rótulo:

   - Gordura saturada (qualquer gordura proveniente de animais de quatro patas, ou óleo de dendê ou coco)
   - Gordura hidrogenada (gordura trans)
   - Ácidos graxos ômega 6 primários (óleo de milho e de soja)
   - Açúcares simples (os cujos nomes terminam em "ose", como sacarose, glicose, maltose e frutose), ou alcoóis de açúcar que terminam em "ol"
   - Xaropes (que são açúcares simples)
   - Tudo que não seja integral, como farinha branqueada ou enriquecida; além disso, tudo com 4 ou mais gramas de açúcar por porção (a menos que contenha muitos nutrientes para contrabalançar)

3. Compre alimentos saudáveis.

4. Compre vitaminas (relacionadas na Ferramenta 5 de VOCÊ, páginas 325 a 327) e suplementos de cálcio. Especificamente, compre tabletes de cálcio que contenham 500 miligramas de cálcio, 200 UI de vitamina D e 150 miligramas de magnésio.

5. Desintoxique sua casa e compre produtos não tóxicos (veja a Ferramenta 6 de VOCÊ, página 328).

6. Compre e instale filtros de água em sua cozinha e seu banheiro.

7. Faça o Exercício de Chi Kung (página 344) para melhorar sua coordenação e conexão corpo-mente.

8. Se você tem algum vício, inicie um programa para abandoná-lo, como o plano para parar de fumar, na página 131.

**Resultados ótimos**

Você pode encontrar resultados ótimos para os testes de visão, equilíbrio e pulmão nas páginas especificadas em todo o livro. Para os outros, estes são os resultados a almejar, dependendo de sua idade:

**Teste de flexão: número ótimo**

| Idade cronológica | Homem típico (avançado, veja a página 339) | Mulher típica (flexões modificadas, de joelhos; veja a página 339) |
|---|---|---|
| 20-29 | Mais de 35 | Mais de 18 |
| 30-39 | 25-29 | 13-19 |
| 40-49 | 20-24 | 11-14 |
| 50-59 | 15-19 | 7-10 |
| 60-69 | 10-14 | 5-10 |
| 70-79 | 6-9 | 4-10 |
| 80-89 | 3-5 | 2-6 |
| 90-99 | 1-3 | 1-4 |

**Teste abdominal: Número de abdominais em um minuto**

| Idade cronológica | Homem padrão | Mulher padrão |
|---|---|---|
| 20-29 | Mais de 45 | Mais de 35 |
| 30-39 | 30-34 | 25-29 |
| 40-49 | 25-29 | 20-24 |
| 50-59 | 20-24 | 15-19 |
| 60-69 | 15-19 | 10-14 |
| 70-79 | 10-14 | 7-9 |
| 80-89 | 6-9 | 4-6 |
| 90-99 | 2-5 | 1-3 |

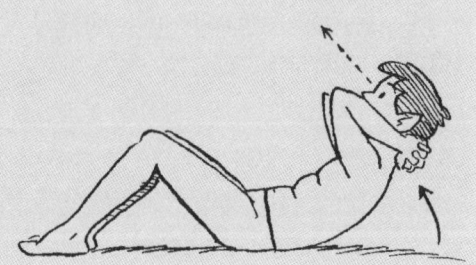

*Teste do dinamômetro manual:* Aperte o dinamômetro com uma das mãos de cada vez. Faça isso três vezes e anote seus números. Se for fácil demais, obtenha um exercitador mais forte, mas sempre vise que a força de sua preensão manual seja de mais de 6,80 kg. A força maior está correlacionada com a desaceleração do processo de envelhecimento. Fazer isso com o dinamômetro (ou apertando uma bola de borracha) o ajudará a ganhar força nas mãos.

*Teste de flexão do quadril:* Deite-se de barriga para cima com os braços ao lado do corpo e as pernas retas no chão. Sem movimentar os quadris ou a pélvis, erga a perna direita na direção do teto, mantendo o joelho reto. Repita com a perna esquerda.

Resultados: Você deveria ser capaz de erguer as pernas até quase apontá-las diretamente para o teto (80 a 90 graus de flexão de quadril). Se você tiver menos flexibilidade do que a desejada, inclua alongamento do jarrete em seus exercícios.

*Teste de respiração (coração e pulmão):* Faça uma caminhada de seis minutos. Você deveria ser capaz de andar cerca de meio quilômetro nesse tempo. Dentro de algumas semanas, deveria ser capaz de aumentar sua velocidade de modo a andar uns 50 metros a mais nesses seis minutos. Depois das primeiras semanas, teste-se mensalmente.

## Terceiro dia: Comece a dieta básica de três dias

### Lista de VOCÊ de coisas a fazer

1. Siga uma dieta de restrição de calorias por três dias. O objetivo: acostumar-se a consumir alimentos melhores – e em menores quantidades.

Eis como isso funciona: coma três quartos do que costuma comer todos os dias (e agora apenas alimentos saudáveis). Você pode fazer um cálculo aproximado dessa quantidade ou encher seu prato como de costume e depois tirar um quarto da comida e guardá-la para o dia seguinte. Se você achar isso muito difícil, uma redução calórica de até mesmo 15% funcionará. Se *isso* ainda for muito difícil, consuma apenas alimentos saudáveis na quantidade usual. (Se você não conseguir fazer nem mesmo isso, por favor, releia este livro.)

Por quê? Não estamos tentando privá-lo de comer e fazê-lo se sentir mais desconfortável do que se estivesse com meias molhadas; estamos tentando fazer com que você veja como se sente com a restrição calórica (a única coisa comprovadamente capaz de evitar a senilidade). Isso será um pouco desagradável, mas você o fará por apenas três dias. Beba o quanto quiser de água com limão, limonada ou chá verde feito na hora. Essas bebidas ajudam a eliminar toxinas e evitam desidratação. Por favor, tome seus suplementos vitamínicos enquanto estiver no programa, porque não queremos que você morra de fome se já apresenta uma deficiência nutricional porque tem vivido à base de salsicha com maionese.

Você encontrará alimentos e nutrientes específicos em todo este livro e no website www.realage.com, ou www.oprah.com. Quando acrescentar um pouco mais de comida, no sexto dia, as chances são de que mesmo nesses três dias você tenha treinado a si mesmo e ao seu estômago para precisar de menos alimento do que estava acostumado a consumir. Isso é porque na verdade a maioria de nós come porque está entediado, enraivecido, triste, solitário, deprimido – por tudo, menos fome. Também comemos porque nossos corpos estão famintos por nutrientes, embora despejemos muitas calorias neles. Essa dieta básica o porá no caminho certo e o lembrará do que é realmente sentir fome. Isso tem um efeito centralizador: não por coincidência, muitas práticas espirituais e meditativas incluem jejum. Consuma os alimentos bons para você que resumimos a seguir e evite nesses três primeiros dias os que podem provocar alergias, como os com glúten (trigo, cevada, aveia ou centeio) e caseína (produtos lácteos), assim como as bebidas alcoólicas. E se você se sentir mais bem disposto de manhã, pode ter descoberto uma alergia sutil (e freqüente).

2. Divulgue seus objetivos a amigos e familiares. Você deveria sentir orgulho de suas realizações e estimulado a seguir o programa por duas semanas.

3. Faça o Exercício de VOCÊ TAMBÉM (página 337). Deixe sua mente examinar novas dimensões de seu corpo.

## Quarto dia: Preste atenção em alguns hábitos

### Lista de VOCÊ de coisas a fazer

1. Continue com a dieta de restrição de calorias. Para tornar essa experiência ainda mais única (e desafiar suas papilas gustativas), você pode até mesmo seguir a dieta vegan por um dia. Tudo isso tem a ver com quebrar velhos hábitos substituindo-os por alternativas viáveis e recompensas (lembre-se do grande prêmio da dopamina).

2. Vasculhe sua vida e casa à procura de toxinas ambientais. Por exemplo, verifique a presença de amianto (em dutos de ar, canos etc.), tinta com chumbo (mais comu-

mente em peitoris de janelas) e rádio. Veja o início da Ferramenta de VOCÊ na página 328 para ter mais idéias de como eliminar toxinas. Enquanto você procura, abra as janelas e deixe sair as toxinas aprisionadas nos espaços modernos hermeticamente fechados.

3. Apenas por hoje, desligue a TV e não leia jornais. Só use o computador para realizar um trabalho necessário ou tarefas importantes. Não navegue na internet. No tempo que você economizou, use algumas técnicas de redução de estresse (página 323). Aproveite o dia sem TV para clarear seu processo de pensamento.

4. Relacione as duas coisas em sua vida que mais o estressam, e para cada uma delas identifique pelo menos dois passos concretos que pode dar para se sentir melhor em relação ao problema. (Dica: Isso significa relacionar um total de quatro comportamentos para você ter em um futuro próximo, e destronar seu chefe não pode ser um deles.) A cada semana, avalie o quanto você foi bem sucedido e faça ajustes práticos em seu plano.

## Quinto dia: Sintonize corpo e mente

### Lista de VOCÊ de coisas a fazer

1. Continue com o último dia de sua dieta de restrição de calorias.

2. Faça o Exercício de VOCÊ TAMBÉM (página 335).

3. Faça algo que nunca fez antes, seja jogar um jogo, ir a algum tipo de evento cultural ou pedir ao seu parceiro para experimentar a posição número 119 com você (use sua imaginação).

4. Decore o trecho de um poema.

5. Anote em sua agenda as coisas pelas quais se sente grato. Pedindo desculpas a David Letterman, relacione as dez principais que lhe ocorrerem. Enquanto isso, não seria nem um pouco ruim você fazer as pazes com seu maior inimigo no trabalho. Você tem coisas mais importantes a fazer do que discutir.

## Sexto dia: Fortaleça seus relacionamentos

*Lista de VOCÊ de coisas para fazer*

1. Arranje pelo menos uma hora para fazer algo com sua família.

2. Pratique ficar um dia sem fazer julgamentos, no local em que você vive e trabalha. Observe sem julgar – tanto dentro quanto fora de si mesmo.

3. Pare de fazer a dieta de restrição de calorias, mas continue a consumir alimentos saudáveis, nutritivos, pouco calóricos e com ingredientes que aumentam a longevidade. A chave para o sucesso é tornar o processo de preparo e consumo de refeições saudáveis fácil e automático.

Queremos que você aprecie o café-da-manhã, o almoço e o lanche, mas também que adquira o hábito de torná-los automáticos, para se alimentar de maneira saudável sem ter dificuldade em fazer escolhas. O que isso significa? Significa você encontrar uns três tipos de café-da-manhã, almoço e lanche (e jantar, se quiser) de que goste e escolher um deles por dia. Quando você automatizar seu comportamento alimentar com boas escolhas, dominará um dos passos cruciais para abastecer seu corpo com ingredientes que o ajudam a viver forte e por muito tempo.

## Sétimo dia: Desintoxique sua mente

*Lista de VOCÊ de coisas a fazer*

1. Faça alguma coisa para outra pessoa que você normalmente não faria.

2. Faça os testes que recomendamos (veja a página 307), inclusive os que também medem os níveis de vitamina intracelular e nos ajudam a "datar por carbono" nosso corpo. Além disso, verifique a lista para ver que outros exames você deveria fazer para pedi-los ao seu médico.

3. Faça o Exercício de Chi Kung (página 344).

4. Pare de ler livros de auto-ajuda; comece a pôr em prática o que eles dizem.

## Segunda semana

Continue com os procedimentos básicos diários relacionados na página 289. Eles são chamados assim porque seguem os princípios básicos para se ter uma vida saudável. É claro que você continuará a ter uma alimentação saudável, seguir nossas diretrizes em todo este livro e não trazer para casa alimentos que lhe fazem mal. Automatize pelo menos duas de suas refeições e a maioria de seus lanches.

## Oitavo dia

1. Meça sua pressão arterial, freqüência cardíaca e cintura.

2. Anote os resultados dos Testes de VOCÊ distribuídos por todo o livro.

Teste de flexão (página 296): _____
Teste abdominal (página 296): _____
Teste do dinamômetro manual (página 297): _____
Teste de flexão do quadril (página 297): _____
Teste de respiração (coração e pulmão) (página 297): _____
Teste de visão (página 240): _____
Teste de equilíbrio (página 253): _____

3. Reabasteça sua cozinha com alimentos saudáveis.

## Nono dia

1. Faça o Exercício de Chi Kung.

2. Telefone para um amigo do ensino médio com quem você já não fala há anos.

## Décimo dia

1. Faça o Exercício de VOCÊ TAMBÉM.

2. Escreva um bilhete de agradecimento para um ente querido ou parente, dizendo o quanto você aprecia as pequenas coisas que ele faz.

## Décimo primeiro dia

1. Tire um dia de folga da mídia e experimente algumas de nossas técnicas para redução de estresse.

2. Pense sobre por que você se interessa pela vida. Anote suas reflexões.

3. Telefone para alguém com mais de 80 anos com quem você talvez não fale regularmente.

## Décimo segundo dia

1. Faça o Exercício de VOCÊ TAMBÉM.

2. Faça algo que você nunca fez antes.

3. Decore o trecho de um poema (cite-o para impressionar pessoas em uma festa).

4. Anote três coisas pelas quais você é grato.

## Décimo terceiro dia

1. Faça um programa ou uma atividade com sua família.

2. Dependendo de quantos inimigos você tenha, perdoe mais um.

3. Escreva um bilhete de agradecimento para alguém que o ajudou – por exemplo, em um hospital ou numa oficina mecânica.

## Décimo quarto dia

1. Faça o Exercício de Chi Kung.

2. Pense sobre por que alguém que você conhece que tem mais de 80 anos poderia ter interesse em permanecer saudável.

3. Explique para outra pessoa por que estender sua garantia não é o mesmo que evitar doenças.

# Hoje e sempre

## Lista de VOCÊ de coisas para fazer

Após seguir nossos princípios por 14 dias – comer bem, exercitar mente e corpo, e se auto-avaliar –, você continuará a manter os hábitos saudáveis que adquiriu. (Lembre-se de que um comportamento leva pelo menos duas semanas para se tornar um hábito.) Não se esqueça de que o objetivo deste plano é mantê-lo saudável e jovem, e os passos que resumimos podem fazer exatamente isso se você os tornar parte de sua vida. Daqui em diante, você poderá dar os passos anteriormente mencionados para ter uma vida saudável e também os listados a seguir, que ajudarão a guiá-lo ao longo do caminho.

## Uma vez por semana

- Faça compras para se certificar de que sua despensa e geladeira ficarão cheias de alimentos saudáveis. Isso evitará que você peça uma pizza em casa ou coma sem parar alimentos que podem envelhecê-lo e causar ataques cardíacos.
- Meça sua pressão arterial, cintura e freqüência cardíaca em repouso e máxima durante os exercícios. Anote os resultados em sua agenda.
- Anote o número médio de passos que você dá em uma semana.
- Repita os testes a seguir e anote seus resultados:

Teste de flexão (página 296): _____
Teste abdominal (página 296): _____
Teste do dinamômetro manual (página 297): _____
Teste de flexão do quadril (página 297): _____
Teste de respiração (coração e pulmão) (página 297): _____
Teste de visão (página 240): _____
Teste de equilíbrio (página 253): _____

## Duas a três vezes por semana

- Faça o Exercício de VOCÊ TAMBÉM. Esse programa para desenvolver músculos, que usa o próprio corpo como academia, ajuda você a aumentar e manter sua massa muscular magra, ter o controle de seu peso, e dar aos seus músculos força e flexibilidade para manter sua mobilidade e juventude.

### Três vezes por semana

- Faça o Exercício de Chi Kung ou meditação-relaxamento. Ambos vão ajudá-lo a equilibrar seu corpo e sua mente. Combine-os como preferir. Preferimos dois dias ou mais de Chi Kung e pelo menos um dia de meditação-relaxamento.

### Uma vez por mês

- Faça a si mesmo perguntas de auto-avaliação do primeiro dia nas páginas 291 a 294 – aquelas perguntas gerais que avaliam seu estresse e sua felicidade.

### Se você não conseguir continuar

- Comece pelo primeiro dia do Plano de Garantia Estendida de VOCÊ e cumpra as partes do plano que o ajudarão a recuperar seu foco. A dieta de restrição de calorias e as auto-avaliações devem ser suficientes para colocá-lo em movimento se você perder o pique.

# A caixa de ferramentas de VOCÊ

CAPÍTULO

17

Seu faz-tudo, seu mecânico e seus programas da Microsoft possuem ferramentas. Não importa se essas ferramentas vêm na forma de chave de fenda, macaco hidráulico ou corretor ortográfico, todas visam ao mesmo: ajudar você a atingir um objetivo final. A mesma coisa acontece aqui. Na Caixa de Ferramentas de VOCÊ, você não encontrará fitas adesivas e esparadrapos para usar como paliativos; em vez disso, encontrará informações que poderá usar, quando preciso, para atingir seu objetivo de 100 anos de vida rica e intensa.

Essas ferramentas, além das várias que você encontrará neste livro, são componentes-chave para sua Garantia Estendida geral. Você vai usá-las e adorá-las, e viverá mais por causa delas. Apostamos que ninguém, até agora, pôde dizer o mesmo de uma furadeira.

# Ferramenta 1 de VOCÊ

## Exames médicos

Como a esta altura você já sabe, nossa missão é informá-lo e instruí-lo para que você tome decisões sobre como cuidar de si mesmo. Geralmente, evitamos o conselho "vá ao seu médico", assim como as supermodelos evitam glacê de bolo. Mas a verdade é que você precisa de médicos, ciência e tecnologia de laboratório para ajudá-lo a tomar decisões cruciais sobre sua vida e sua saúde.

A Ferramenta 1 consiste em um resumo de vacinas, exames laboratoriais e exames médicos que podem orientá-lo; check-ups periódicos para determinar mudanças em seu corpo e suas células. Lembre-se de que você não pode se examinar para ter boa saúde; só pode viver para ter boa saúde. Pense nos resultados de seus exames laboratoriais como os astros que guiavam os antigos navegantes a seus destinos. Eles estavam lá para possibilitar a navegação – para que tomassem o rumo certo.

Nota: Essas recomendações se baseiam em pessoas com risco médio de doenças; se você apresenta um risco maior devido a genética ou estilo de vida, eis aqui uma vez em que iremos dizer: vá ao seu médico.

## Trabalho médico e exames por idade

### Vacinas

1. Antitetânica, a cada dez anos. Embora haja cada vez menos casos de tétano (geralmente em pessoas doentes e mais velhas), você deve tomá-la para não ter de se preocupar com essa doença, especialmente ao viajar.
2. Revacinação contra coqueluche para todos os adultos: apenas uma vez. Tome essa vacina junto com a antitetânica (Adacel). Nos adultos, a coqueluche não é fatal, mas pode causar tosse por vários meses e provocar a quebra de costelas.
3. Contra herpes-zóster: todas as pessoas com mais de 60 anos. Embora cara (cerca de 300 dólares), diminui a incidência do doloroso herpes-zóster. Alguns planos de saúde oferecem reembolso para essa vacina. Verifique se o seu a cobre – você pode descobrir que esse número torna isso mais fácil para todos.
4. Pneumovax: para as pessoas com mais de 50 anos. Repita aos 65 anos (ou cinco anos após a primeira). Usada para prevenir a causa mais comum de pneumonia bacteriana em adultos.

5. Gripe: anualmente. O Centers for Disease Control and Prevention (CDC)* recomenda esta vacina para crianças, idosos, mulheres grávidas, pessoas com doenças crônicas e expostas aos grupos citados, mas todo mundo está exposto, por isso recomendamos a vacina para todos.
6. Contra o vírus do papiloma humano (HPV): mulheres até 26 anos devem receber a série.

## Geral

1. Peso, cintura, altura e Índice de Massa Corporal (IMC): uma vez por ano (sabemos que pedimos as medidas da cintura semanalmente, mas isso também é para a sua ficha médica).
2. Pressão arterial: anualmente.
3. Colesterol (HDL, LDL, triglicerídeos): pelo menos a cada cinco anos, mas com mais freqüência nas pessoas mais velhas e do sexo masculino.
4. Hormônio estimulante da tireóide (TSH): ano sim e ano não, a partir dos 35 anos.
5. Ecocardiograma e teste de estresse: um com a idade de 50 anos, como um dado de referência.
6. Exame físico: anual.
7. Densidade mineral óssea: na época da menopausa e, depois disso, a cada cinco anos, se o resultado for normal.
8. Exame de vista: a cada dois anos, feito por um oftalmologista.
9. Teste de audição: com a idade de 65 anos e anualmente no exame físico.
10. Exame bucal: pelo menos uma vez por ano, feito por um dentista.

## Exames para detecção de câncer

1. Mama: auto-exames de mama mensais e exames feitos por médicos uma ou duas vezes por ano – em uma delas por um clínico geral e na outra por um ginecologista. Entre os 35 e 40 anos, faça uma mamografia para ter um padrão de referência, e depois anualmente a partir dos 40 anos (as mulheres com risco mais alto de câncer de mama devem fazer exames de imagem por ressonância magnética [IMR]). Não recomendamos a diminuição para ano sim e outro não nas mulheres mais velhas. Se

---

*Agência de saúde norte-americana subordinada ao United States Department of Health and Human Services. (N. da T.)

você tem seios densos, seu ginecologista pode lhe recomendar um sonograma, assim como uma mamografia, alternados a cada seis meses.

2. Próstata: exame retal digital uma vez por ano a partir dos 40 anos (sim, 40). Exame anual de PSA para avaliar alguma mudança (a mudança no PSA ao longo do tempo é um prognosticador melhor do que o número absoluto).
3. Cólon: colonoscopia a partir dos 50 anos e depois a cada dez anos, com exames complementares (como um exame de hemocultura, que mede o sangue nas fezes) a cada cinco anos.
4. Cervical: exame de Papanicolau a partir dos 21 anos, ou três anos após o início da atividade sexual. As mulheres sem útero ainda devem fazer exames pélvicos para detecção de câncer vaginal e problemas ovarianos.
5. Câncer de pele: uma vez por ano por alguém que se sinta à vontade examinando todo o seu corpo. Para uma maior eficiência, inclua o exame em outra atividade. Todo sinal novo na pele ou que apresente alterações deve ser examinado por um dermatologista.

Veja www.realage.com ou www.oprah.com se quiser acompanhar os testes por idade.

# Ferramenta 2 de VOCÊ

## Os últimos exames complementares

O bom na maioria dos autotestes apresentados neste livro é que, como poucas outras coisas em que podemos pensar, são mais bem-feitos na privacidade e no conforto de seu lar. Mas, para você avaliar como está envelhecendo, também é importante verificar o que está acontecendo em seu sangue — e isso não recomendamos fazer em casa, por mais esterilizadas que estejam suas facas de cozinha.

Seu médico pode pedir todos os exames de sangue a seguir, individualmente, mas o custo seria muito alto e provavelmente o plano de saúde não o cobriria. Para tornar o processo mais fácil e barato, pedimos à Biophysical Corporation — uma empresa americana que realiza testes de biomarcadores (biomarcadores são simplesmente substâncias químicas no sangue) — para incluir todos os testes para o envelhecimento em uma única coleta de sangue, chamada de BiophysicalYou. (Sim, nós usamos agulhas, mas são muito pequenas.)

A Biophysical oferece o BiophysicalYou por 1.495 dólares. Mas as primeiras 250 pessoas que mencionarem que leram este livro pagarão 995. Você pode se registrar no site www.biophysicalyou.com ou ainda visitar www.realage.com (não há testes surpresa, portanto siga o sistema de honra aqui).

Não estamos realmente marcando você por carbono, mas oferecendo um teste conciso que lhe fornecerá uma base sólida para descobrir como seu corpo está se saindo.

Os resultados de seu teste serão enviados com um amplo relatório particular, analisando 65 biomarcadores que indicam o quão saudável você está envelhecendo, junto com resultados laboratoriais que você pode mostrar para seu médico. Lembre-se de que se você fizer 65 testes, um ou mais provavelmente não estará dentro da variação normal, por isso não telefone para a funerária antes de consultar seu médico.

Seguindo a premissa deste livro, o relatório do BiophysicalYou destacará a função endócrina, o metabolismo, o status cardiovascular, os níveis de vitamina e minerais, a condição inflamatória e o comprimento dos telômeros — junto com uma breve explicação do que podem significar, assim como de possíveis áreas que exigem acompanhamento médico.

Mais detalhes estão disponíveis em www.biophysicalyou.com.

## O Teste

Eis o quadro completo do que será medido pelo teste BiophysicalYou.

### Sistema endócrino e metabolismo

Adiponectina
Testosterona biodisponível
Cortisol
DHEA
Estradiol
Hormônio folículo estimulante
Hormônio do crescimento
Fator de crescimento do tipo insulina-1
Hormônio luteinizante
Hormônio paratireoidiano
Progesterona
Globulina ligadora de hormônios sexuais
Testosterona total
Hormônio estimulante da tireóide

### Sistema cardiovascular

Colesterol total
Lipoproteína de alta densidade (HDL)
Lipoproteína de baixa densidade (LDL)
Triglicerídeos

### Função hepática, renal e muscular

Alanina transaminase (ALT)
Albumina
Fosfatase alcalina (FA)
Aspartate aminotransferase (AST)
Bilirrubina total
Nitrogênio uréico sangüíneo (BUN)**
Creatinina quinase total
Creatinina
Gama glutamil transferase (GGT)
Globulina
Lactato desidrogenase (LDH)*
Proteína total
Ácido úrico

### Nutrientes, vitaminas e minerais

Cálcio
Dióxido de carbono
Cloreto
Ferritina
Ácido fólico
Glicose
Homocisteína
Magnésio
Fósforo
Potássio
Selênio
Vitamina $B_{12}$
Vitamina D
Zinco

---

* De *lactate dehydrogenase*. (N. da T.)
** De *blood urea nitrogen*. (N. da T.)

**Inflamação**

| | |
|---|---|
| Proteína C-reativa | Interleucina-8 |
| Interleucina-6 | Fator de necrose tumoral alfa |

**Hemograma completo**

| | |
|---|---|
| Basófilos | Volume corpuscular médio |
| Eosinófilos | Monócitos |
| Hematócrito | Neutrófilos |
| Hemoglobina | Contagem de plaquetas |
| Linfócitos | Contagem de hemácias |
| Hemoglobina corpuscular média | Amplitude de distribuição dos eritrócitos |
| Concentração de hemoglobina corpuscular média | Contagem de leucócitos |

**Comprimento de telômeros**
Teste de hibridização por fluorescência

## O que tudo isso significa

A seguir, estão as definições dos testes; você pode encontrar mais informações sobre muitos deles em todo este livro.

### Sistema endócrino e metabolismo

O sistema endócrino produz hormônios, substâncias secretadas por um órgão para o sangue, que viajam para outras regiões da cidade para ajudar a manter outras áreas jovens, quando secretadas nas quantidades certas. Pense nos hormônios como fertilizantes. Nas quantidades certas, ajudam a manter os cabelos, a pele e o sistema de energia funcionando bem. Seus hormônios ajudam a reparar e manter você jovem. Quando você envelhece, os níveis hormonais podem aumentar, diminuir ou permanecer relativamente inalterados. Os hormônios que tendem a diminuir incluem o hormônio do crescimento, o fator de crescimento do tipo insulina-1, o estradiol, a testosterona (total e biodisponível), o cortisol, a DHEA, a progesterona e possivelmente a leptina. Os hormônios que geralmente aumentam incluem o hormônio folículo estimulante, o hormônio luteinizante, a globulina ligadora de hormônios sexuais e a adiponectina. Os hormônios que permanecem relativamente inalterados ou podem aumentar um pouco incluem os hormônios estimulantes da tireóide, o hormônio paratireoidiano e o hormônio adrenocorticotrófico.

**Adiponectina:** Produzida pelo tecido adiposo (gordura), que influi no metabolismo. Em geral, quando a quantidade de tecido adiposo aumenta, o nível de adiponectina diminui. Portanto, os níveis de adiponectina são mais baixos nas pessoas acima do peso e normais ou altos nas mais magras. A adiponectina tem efeitos antiinflamatórios nas células vasculares. Pesquisadores descobriram que os centenários (quem tem mais de 100 anos) apresentam níveis mais altos de adiponectina do que as pessoas mais jovens.

**Testosterona biodisponível:** Inclui toda a testosterona prontamente disponível (não firmemente ligada) no sangue. A testosterona biodisponível aumenta em um ritmo de 2% a 3% ao ano.

**Cortisol:** O hormônio do estresse produzido pelas glândulas supra-renais liberado quando você está estressado. O cortisol ajuda a modificar numerosos sistemas físicos, inclusive a resposta às infecções e inflamações, e a distribuição de gordura.

**Sulfato de deidroepiandrosterona (DHEA-S):** Hormônio produzido pelas glândulas supra-renais de homens e mulheres. É convertido em estrógenos e andrógenos (hormônios sexuais). Os níveis de DHEA-S diminuem quando envelhecemos e pode valer a pena repô-los.

**Estradiol:** Um hormônio estrógeno. Os níveis de estradiol diminuem nas mulheres após a menopausa e nos homens mais velhos.

**Hormônio folículo estimulante (FSH):** Produzido na glândula pituitária para controlar as funções reprodutoras de homens e mulheres. Nas mulheres, o FSH estimula o crescimento de folículos ovarianos e a produção de estradiol durante a primeira metade do ciclo menstrual. Os níveis de FSH aumentam após a menopausa. Nos homens, o FSH estimula a produção de sêmen.

**Hormônio do crescimento (GH):** Promove o crescimento durante a infância. Nos adultos, ajuda a manter tecidos e órgãos. Níveis altos de GH podem resultar em maior densidade óssea. Por volta dos 50 anos, os níveis de hormônio do crescimento começam a fazer exatamente o oposto do que o nome sugere.

**Fator de crescimento do tipo insulina-1 (IGF-1):** O GH atua por meio desse hormônio, que estimula o crescimento de várias células, inclusive as musculares, ósseas e cartilaginosas. Os níveis de IGF-1 diminuem continuamente – como a visão e o interesse por filmes de ação – à medida que envelhecemos.

**Hormônio luteinizante (LH):** Liberado pela glândula pituitária, causa a ovulação e estimula os ovários a produzir estrogênio e progesterona (nas mulheres) e os testículos a produzir testosterona (nos homens). Níveis mais altos são observados principalmente após a menopausa.

**Hormônio paratireoidiano (PTH, de *parathyroid hormone*):** Produzido pela glândula paratireóide, regula os níveis de cálcio no corpo. Em geral, os níveis de PTH permanecem estáveis quando você envelhece.

**Progesterona:** Necessária para o desenvolvimento e funcionamento adequados do útero e das mamas, a progesterona aumenta durante o período reprodutivo da vida das mulheres e diminui após a menopausa.

**Globulina ligadora de hormônios sexuais (SHBG, de *sex hormone binding globulin*):** Liga e carrega os hormônios sexuais através do sangue. Pesquisadores descobriram que os níveis de SHBG começam a aumentar em um ritmo de 1,6% ao ano após os 40 anos. E isso pode reduzir a quantidade de hormônios sexuais livres para fazer seu trabalho.

**Testosterona total:** Representa toda a testosterona no sangue – um pouco dela é biodisponível (livre ou prontamente disponível) e um pouco é ligada mais firmemente a outras coisas. Se você não pudesse dizer isso ao observar os rapazes de 17 anos que andam pelo bairro, a testosterona é o principal hormônio sexual masculino. As mulheres costumam apresentar 5% a 10% dos níveis de testosterona dos homens.

**Hormônio estimulante da tireóide:** Secretado pela glândula pituitária, faz a tireóide produzir, adivinha o quê: hormônio tireoidiano. Se elevado, a tireóide não está respondendo e precisa de ajuda.

## Sistema cardiovascular

**Colesterol total:** Uma substância semelhante à gordura proveniente tanto do corpo quanto da dieta, o colesterol desempenha um papel importante na produção de alguns hormônios, assim como de vitamina D, e é uma parte da membrana celular. Total significa que inclui o colesterol bom (HDL), o mau (LDL) e outros colesteróis (como o VLDL).

**Lipoproteína de baixa densidade (HDL):** A proteína que carrega colesterol dos tecidos para o fígado, onde é quebrado e excretado pelo corpo. Níveis altos de HDL ativo são considerados protetores como um pai que prepara a filha para o primeiro encontro.

**Lipoproteína de alta densidade (LDL):** A proteína rica em colesterol que o carrega para os tecidos. Níveis altos de LDL são um fator de risco para doença cardiovascular.

**Triglicerídeos:** Um tipo de gordura produzida pelo fígado, em grande parte do açúcar depositado nos tecidos adiposos. Níveis altos de triglicerídeos são um fator de risco para aterosclerose e doença cardiovascular.

## Função hepática, renal e muscular

**Alanina transaminase (ALT):** Junto com outros testes, reflete a função renal.

**Albumina:** Proteína produzida pelo fígado que monitora a função hepática sintética. Níveis mais baixos podem ser observados na doença renal, que deixa a albumina escapar para a urina, ou ser causados por subnutrição, dieta baixa em proteínas ou doença hepática.

**Fosfatase alcalina (FA):** Liberada no sangue por muitos tecidos, inclusive os do fígado, do ducto biliar, da placenta e dos ossos. Seus níveis podem ser altos nas doenças que atingem ou danificam o fígado, os ductos biliares ou os ossos.

**Aspartate aminotransferase (AST):** Enzima encontrada no fígado, nos músculos e nos tecidos cardíacos. Níveis mais altos de AST podem ser observados após ataques cardíacos e nas doenças hepáticas ou musculares.

**Bilirrubina total:** Produto amarelo da quebra da hemoglobina, que é a molécula que carrega oxigênio nas hemácias (He). Os níveis de bilirrubina podem ser altos em pessoas com doença hepática ou um ducto biliar bloqueado, como quando há cálculos biliares.

**Nitrogênio uréico sangüíneo (BUN):** Reflete a quebra de proteína (nitrogênio contendo compostos) e é eliminado pelos rins. Um nível alto de BUN pode ser causado por doença renal ou fluxo insuficiente de sangue para os rins, como na falência cardíaca congestiva, desidratação ou hemorragia para o trato gastrointestinal. Um nível baixo pode ser observado na falência hepática, na subnutrição ou no uso de esteróides anabólicos.

**Creatinina:** Este resíduo protéico é gerado pelo metabolismo muscular e eliminado pelos rins. Como a creatinina é liberada em um ritmo constante (dependendo da massa muscular), seu nível no sangue é um bom indicador da função renal. Em geral, aumenta quando você é mais velho. Os níveis de creatinina podem aumentar temporariamente como um resultado de lesão muscular.

**Creatinina quinase total:** Enzima que aumenta significativamente quando os músculos esqueletais ou cardíacos são danificados.

**Ferritina:** Um sensível indicador dos estoques de ferro do corpo.

**Gama glutamil transferase (GGT):** Uma enzima do fígado elevada em condições que envolvem dano hepático.

**Globulina:** Proteína produzida no fígado ou formada pelo sistema imunológico. As globulinas são o elemento constituinte básico das proteínas dos anticorpos e têm o importante papel de ajudar a combater infecções. Níveis altos de globulina podem indicar doença renal ou hepática, doença auto-imune, infecção, câncer ou inflamação crônica. Níveis baixos podem indicar disfunção do sistema imunológico, subnutrição, doença hepática ou renal, ou desordens do sangue.

**Lactato desidrogenase (LDH):** Pode estar alto de forma anormal na presença de ataque cardíaco e doença hepática, assim como de outras doenças. O LDH tem um papel importante na produção de energia nas células.

**Proteína total:** Seus níveis são usados na avaliação do status nutricional, das funções sintetizadoras do fígado, das síndromes renais, da má absorção e de tipos de câncer. Os níveis de proteína podem estar altos devido a desidratação, vômito e diarréia. Os níveis de proteína total podem diminuir nas síndromes renais e de retenção de sal, nas queimaduras graves, nos grandes sangramentos, na gravidez, na má absorção intestinal e na deficiência severa de proteína.

**Ácido úrico:** Embora soe como se pertencesse mais ao toalete do que ao corpo, o ácido úrico fornece a maior parte do poder antioxidante do sangue. Uma produção exagerada ocorre quando há quebra exacerbada de células ou uma incapacidade de os rins excretarem ácido úrico. Elevações no ácido úrico podem ocorrer nos casos de gota, doença renal, desidratação, uso de diuréticos, alcoolismo, envenenamento por chumbo, linfoma, leucemia, mononucleose infecciosa, estado inflamatório agudo, acidose, hiperparatireoidismo, hipotireoidismo, sarcoidose, quimioterapia e radioterapia.

### Nutrientes, vitaminas e minerais

**Cálcio (Ca):** Um importante componente do osso, da contração muscular, da ação cardíaca, da manutenção do sistema nervoso e da coagulação do sangue.

**Dióxido de carbono ($CO_2$):** Seus níveis no sangue podem ajudar a indicar a acidez sangüínea e um desequilíbrio de eletrólitos ou ácido-base.

**Cloreto (Cl):** Um mineral (eletrólito) importante para a distribuição da água e função celular geral.

**Ácido fólico:** Também chamado de folato, folacina ou vitamina $B_9$, é uma vitamina B envolvida na produção de timidina para replicação de DNA. Deficiências de ácido fólico podem causar um aumento nos níveis de homocisteína, o que por sua vez está associado a um risco mais alto de doença cardíaca e AVC.

**Glicose:** Açúcar no sangue.

**Homocisteína:** Aminoácido que é elevado na doença cardiovascular e no AVC. Os níveis de homocisteína podem ser afetados tanto pela alimentação quanto pela genética. O ácido fólico e as vitaminas $B_6$ e $B_{12}$ têm maior efeito nos níveis de homocisteína.

**Magnésio:** Um mineral-chave para equilibrar o efeito do cálcio na constipação e necessário para estabilizar o ritmo cardíaco. Também é crítico para quase todos os processos metabólicos, porque está envolvido na fosforilação de trifosfato de adenosina (ATP), o pacote de energia que abastece o corpo.

**Fósforo (P):** Elemento mineral encontrado em todo o corpo, na maioria das vezes ligado ao cálcio ósseo. O fósforo também é muito importante para o metabolismo.

**Potássio (K):** Eletrólito com níveis rigidamente controlados em todo o corpo, o potássio tem um papel importante na condução elétrica nos nervos, músculos e tecidos cardíacos, e é acompanhado cuidadosamente se você toma diuréticos. Níveis altos podem ser causados por tumores supra-renais, diabetes, insuficiência renal, falência cardíaca congestiva e sangramento gastrointestinal. Níveis baixos podem ser causados por vômito e diarréia.

**Selênio:** Mineral-traço que é um co-fator para a produção de enzimas antioxidantes ativas, como a glutationa peroxidase e tioredoxina redutase. Pesquisas mostram uma ligação entre níveis baixos de selênio e câncer.

**Vitamina B$_{12}$:** Importante para o metabolismo, a formação de hemácias e a manutenção do sistema nervoso central. A deficiência de vitamina B$_{12}$ pode resultar de uma incapacidade de absorver a vitamina dos alimentos. Também pode ocorrer em vegetarianos mais radicais que não consomem nenhum alimento de origem animal.

**Complexo de vitamina D:** O componente ativo é produzido na pele em resposta à luz do sol. Tem um efeito importante no cálcio, nos ossos, nas articulações e na prevenção do câncer, promovendo as atividades anticâncer do sistema imunológico.

**Zinco:** Um mineral-traço encontrado nos ossos, nos dentes, nos cabelos, na pele, nos testículos, no fígado e nos músculos. É um ativador de certas enzimas e promove a síntese de DNA, ácido ribonucléico (RNA, de *ribonucleic acid*) e proteínas.

## Inflamação

Sem nosso sistema imunológico e a inflamação que essa ausência gera, morreríamos logo após o nascimento, com nossos corpos consumidos por uma infinidade de agentes infecciosos. As citoquinas são as proteínas e os peptídeos que participam da comunicação que deve ocorrer durante um confronto com um agente infeccioso intruso. Elas dizem ao sistema imunológico para produzir uma quantidade maior do tipo de célula que combaterá determinada substância ou impedirá certa resposta imunológica quando o problema estiver resolvido. As citoquinas são liberadas nos locais da inflamação e facilitam o recrutamento das células que participam do processo de cura. Os níveis circulantes de citoquinas são influenciados pela idade. Algumas citoquinas são pró-inflamatórias (como a TNF-alfa e a TL-6) e outras antiinflamatórias. A saúde a longo prazo depende da manutenção do equilíbrio das moléculas pró e antiinflamatórias.

**Proteína C-reativa (PCR):** Proteína produzida no fígado cujos níveis sobem muito na presença de inflamação ou infecção aguda ou crônica. Sendo um marcador de inflamação, a PCR também foi estabelecida como um importante prognosticador de risco cardiovascular. Níveis de PCR entre 3-10 µg/ml sugerem processo inflamatório causado por formação de aterosclerose. Níveis acima de 10 µg/ml apresentam outros tipos de inflamação que podem ocorrer em doenças como artrite ou outras infecções. Em geral, as "culpadas" são a gengivite, a vaginite a prostatite.

**Interleucina-6 (IL-6):** Estimula a resposta imunológica a trauma e é fortemente associada a doença cardiovascular. Envelhecimento é associado a aumentos inferiores nos níveis circulantes de IL-6.

**Interleucina-8 (IL-8):** Está envolvida em vários processos antiinflamatórios e pode ser particularmente importante na psoríase (placas cutâneas com escamação) e artrite reumatóide, e aumenta na velhice.

**Fator de necrose tumoral alfa (TNF-alfa, de tumor *necrosis factor-alpha*):** Produzido por vários leucócitos, aumenta nas pessoas mais velhas.

## Hemograma completo

**Basófilos:** Um tipo de leucócito que representa apenas de 0 a 2% do número total de leucócitos. Os níveis de basófilos aumentam a resposta a alérgenos, mixedema, infecções parasitárias e alterações no funcionamento da medula óssea, como a leucemia ou doença de Hodgkin. Drogas corticosteróides, reações alérgicas e infecções agudas podem causar aumento dos basófilos.

**Eosinófilos:** Um tipo de leucócito cujos níveis costumam ser mais altos nos pacientes com alergias (por exemplo, febre do feno e asma) e infecções parasitárias. Os eosinófilos também estão ativos em outras desordens, inclusive eczema, leucemia e doenças auto-imunes, como artrite reumatóide. Números baixos de eosinófilos podem ser observados em pessoas que usam medicações corticosteróides, em infecções purulentas ou intoxicação alcoólica. Os eosinófilos não reagem a infecções bacterianas ou virais.

**Hematócrito:** É a percentagem de hemácias em uma amostra sangüínea. É uma medida tanto do número quanto do volume dessas células expressada como percentagem por volume. Hematócrito baixo pode indicar anemia, perda sangüínea, falência da medula óssea, destruição das hemácias, subnutrição ou uma deficiência nutricional específica. Hematócrito alto pode indicar desidratação e algumas outras doenças.

**Hemoglobina (Hb):** Uma proteína que contém ferro e permite às hemácias carregar oxigênio dos pulmões para os tecidos do corpo.

**Linfócitos:** Esses são os leucócitos que identificam substâncias estranhas, bactérias e vírus no corpo – e produzem anticorpos para combatê-los. Os linfócitos são produzidos na medula óssea e divididos em células T e células B. Várias drogas e doenças podem aumentar ou diminuir os números de linfócitos.

**Hemoglobina corpuscular média (HCM):** Estimativa da quantidade de hemoglobina carregada por cada hemácia. A hemoglobina é a proteína ligada ao ferro que carrega oxigênio. A HCM pode ser baixa devido a perda sangüínea ou anemia.

**Concentração de hemoglobina corpuscular média (CHCM):** Estimativa do nível de hemoglobina (a proteína ligada ao ferro que carrega oxigênio) em determinado número de hemácias.

**Volume corpuscular médio (VCM):** Quantidade média de espaço ocupado por cada hemácia. As causas de VCM alto incluem doença hepática, abuso de álcool, hipotireoidismo, reticulocitose, aplasia da medula óssea, deficiência de vitamina $B_{12}$ ou ácido fólico, e mielofibrose. As causas de VCM baixo incluem envenenamento por chumbo, falência renal crônica, hemoglobinopatia e certos tipos de anemia.

**Monócitos:** Um tipo de leucócito envolvido na resposta imunológica a substâncias estranhas, os monócitos freqüentemente aumentam em resposta a infecção crônica, doença intestinal inflamatória, leucemia e determinados tipos de câncer. Podem aumentar nas pessoas anêmicas ou que tomam corticosteróides. Os monócitos ajudam a remover os tecidos necrosados e representam de 3% a 11% dos leucócitos circulantes.

**Neutrófilos:** Um tipo de leucócito cujos números se elevam na presença de infecções bacterianas ou outras, dano aos tecidos, inflamação e doenças que causam uma produção exagerada de células sangüíneas na medula óssea, como o câncer.

**Contagem de plaquetas:** Contagem do número de células plaquetárias no sangue de um paciente.

**Contagem de hemácias (RBC, de *red blood cell count*):** Indica o número total de hemácias no sangue.

**Amplitude de distribuição dos eritrócitos (RDW, de *red cell distribution width*)**: Mede a variabilidade no volume da população de hemácias.

**Contagem de leucócitos (WBC, de *white blood cell count*)**: Essas são as principais células que combatem infecções, mas também estão envolvidas nas reações do sistema imunológico a corpos e tecidos estranhos, como alérgenos e tumores. A WBC mede o número total de leucócitos presentes no sangue. Uma WBC alta é tipicamente observada em resposta ao súbito aparecimento de infecção, trauma ou inflamação. Uma WBC baixa pode surgir na falência da medula óssea (como às vezes ocorre com a radioterapia ou quimioterapia), e na presença de grandes infecções ou uma substância resultante de destruição celular (drogas, metais pesados e veneno). Uma WBC baixa também é observada em doenças do sistema imunológico ou auto-imunes, como o lúpus eritematoso sistêmico.

## Comprimento de telômeros

Os longos filamentos de DNA que compõem os cromossomos são revestidos de fragmentos repetitivos de DNA que agem como as pontas de plástico duro nos cadarços dos sapatos, evitando que se desfaçam. Esses fragmentos encurtam toda vez que uma célula se divide, possivelmente determinando a expectativa de vida de uma célula individual. Os filamentos se tornam mais curtos quando envelhecemos ou somos afetados por níveis elevados de estresse. A meditação e os exercícios (e talvez algumas outras escolhas) parecem reverter essa perda, alterando a resposta ao estresse. (Não admira que o hábito de fumar reduza o comprimento dos telômeros.)

# Ferramenta 3 de VOCÊ

## Respiração profunda e meditação

A meditação e a respiração profunda podem ajudar a modificar as mensagens enviadas do aparelho digestivo e do resto do corpo para o cérebro pelo nervo vago. Como você já aprendeu, controlar o nervo vago pode ajudá-lo em tudo, de aperfeiçoar sua memória a melhorar seu sistema imunológico. Sugerimos que você arranje um tempo todos os dias para respirar profundamente e meditar. Antes de ir para a cama é uma boa hora, ou quando estiver tentando gerenciar o estresse.

**Respiração profunda:** Deite-se no chão com uma das mãos na barriga e a outra no peito. Inspire profunda e lentamente – deve demorar cerca de cinco segundos para inspirar (imagine seus pulmões se enchendo de ar; (veja a figura 17.1). Quando o diafragma puxar a cavidade peitoral para baixo, o umbigo deve se afastar da espinha dorsal e o ar encherá os pulmões. O peito vai se alargar e talvez se eleve. Quando seus pulmões estiverem cheios e você sentir um pequeno desconforto no plexo solar, logo abaixo do esterno, expire lentamente (leve cerca de sete segundos). Puxe o umbigo na direção da espinha dorsal para deixar todo o ar sair.

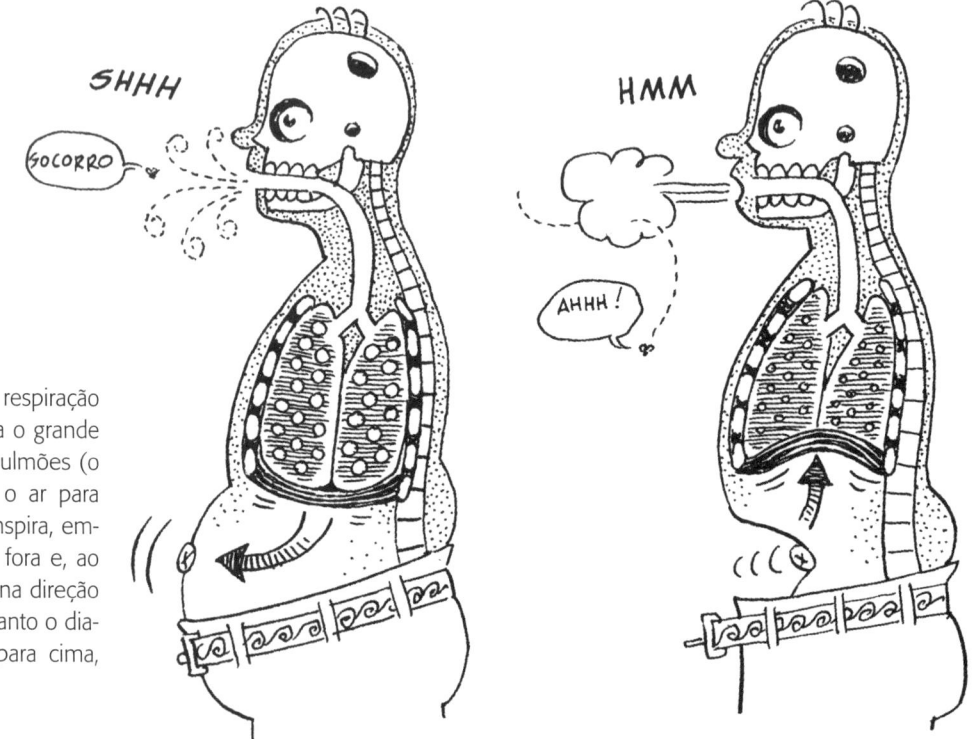

Ferramenta 17.1

**Respiração iogue** A respiração realmente profunda usa o grande músculo na base dos pulmões (o diafragma) para puxar o ar para dentro do peito. Você inspira, empurra o estômago para fora e, ao expirar, puxa o umbigo na direção da espinha dorsal enquanto o diafragma empurra o ar para cima, como um pistão.

**Meditação:** O objetivo aqui é tirar todos os pensamentos da mente. O primeiro passo é o silêncio. Mesmo que você use a meditação apenas para resolver problemas de dor de cabeça, discipline-se para ter cinco minutos de silêncio por dia. Para limpar a mente e meditar, escolha uma simples palavra (como *Om, Havaí* ou *supercalifrag* – ah, você entende a mensagem) e repita para si mesmo várias vezes. Concentrar-se na palavra ajuda a impedir que os pensamentos penetrem em sua massa cinzenta.

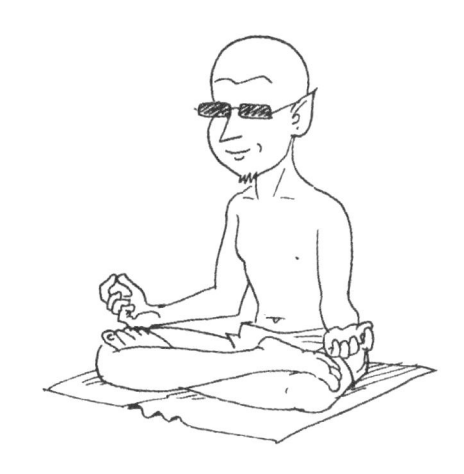

# Ferramenta 4 de VOCÊ

## Gerenciamento do estresse

Muitos de nós têm idéias sobre o estresse: ou você pode eliminá-lo com um banho de espuma ou tem de viver com ele pesando em sua mente como um caminhão de cimento. Mas a verdade é que o gerenciamento do estresse não tem a ver com eliminá-lo; afinal de contas, o estresse pode ser *bom* para você. Na verdade, isso tem tudo a ver com regulagem – girar os dials de suas emoções para você poder lidar melhor com o que a vida lhe reserva. O estresse, que de fato é uma mistura de respostas emocionais, físicas e comportamentais, não tem que colocá-lo à margem da vida ou enviá-lo na direção de um pote de sorvete. Eis alguns truques para evitar que suas preocupações sobrecarreguem – ou enterrem – você.

- Identifique a fonte de seu estresse. Embora algumas fontes sejam fáceis de identificar, pode ser difícil realmente determinar o que o está incomodando. Brigar com seus filhos pode ser uma reação não ao que eles fizeram, mas a uma tarefa extra no trabalho. O primeiro passo para gerenciar o estresse é apontar com precisão o culpado.
- Concentre-se no momento. Embora isso possa ser difícil, você administrará melhor o estresse sendo "atento" – isto é, realmente prestando atenção ao presente e tentando se esquecer do passado e do futuro (as duas maiores fontes de estresse). Isso significa notar especialmente as coisas que você ignora, como sua respiração, suas sensações físicas e emoções. Um modo de praticar viver o momento: examinar o corpo. Como você faz isso? Concentre-se em cada parte do seu corpo, o que o ajudará a relaxar:

- Deite-se.
- Feche os olhos e observe sua postura.
- Pense no fluxo natural de sua respiração, concentrando-se no ar que entra e sai dos pulmões.
- Note os dedos de seus pés – há qualquer tensão, formigamento ou mudança de temperatura?
- Agora pense nos seus pés, calcanhares e tornozelos, e vá subindo até os joelhos, as coxas e a pélvis.
- Continue com cada parte do corpo – terminando com a garganta, os maxilares, a língua, o rosto e as sobrancelhas.

- Reveja a lista de verificação de sua saúde. Conseguimos gerenciar melhor o estresse quando os outros aspectos da vida – como sua saúde geral, seus padrões de sono ou seus hábitos alimentares – estão em ordem. Por exemplo, quando você não dorme o suficiente, seu corpo produz mais hormônios do estresse, o que o torna mais vulnerável a efeitos nocivos. Avalie que áreas em sua vida precisam de atenção e trabalhe nelas.
- Faça o Exercício de VOCÊ TAMBÉM (encontrado no próximo capítulo), caminhe por 30 minutos, faça alongamento e ioga – levante, mexa-se! O exercício é um dos fatores que mais aliviam o estresse.
- Faça o oposto. Todas as emoções envolvem um "impulso de agir". Quando sentimos medo ou ansiedade, evitamos coisas; quando estamos deprimidos ou tristes, retiramo-nos (ficamos na cama). Quando estamos zangados, queremos brigar ou gritar. Infelizmente, todos esses comportamentos inspirados pelo humor aumentam a emoção, em vez de diminuí-la. Contudo, se você conseguir agir do modo oposto, poderá diminuir a emoção. Está com raiva de alguém? Não brigue; em vez disso, seja simpático. Está deprimido? Em vez de se fechar, saia. Em vez de deixar suas emoções determinarem o que você deve fazer, assuma o controle e escolha como se sente.
- Concentre-se em seus músculos. Contraindo e relaxando seus músculos, você pode ajudar a aliviar um pouco do estresse físico acumulado. Sentado ou deitado, contraia os músculos de seus pés o máximo que puder e depois libere a tensão. Contraia e relaxe grupos de músculos diferentes de seu corpo, um de cada vez. Concentre-se em suas pernas, seu estômago, suas costas, seu pescoço, seus braços, seu rosto e sua cabeça. Depois relaxe por alguns minutos.

# Ferramenta 5 de VOCÊ

## Vitaminas e suplementos vitais

Se há uma pergunta que nos fazem mais do que qualquer outra é esta: que vitaminas devo tomar? Infelizmente, não há marca ou comprimido que combine a quantidade recomendada de vitaminas, minerais e nutrientes, mas algumas chegam perto disso e você pode usá-las em forma líquida ou de comprimidos. Portanto, terá de pesquisar um pouco, mas queremos facilitar isso o máximo possível. Por esse motivo, relacionamos nossas recomendações de comprimidos e suplementos que tornarão seu corpo e sua mente mais fortes, saudáveis e jovens. Todos devem ser divididos em doses. Adoraríamos que você obtivesse essas sugestões de sua dieta, mas muitas pessoas fazem dietas imperfeitas; por isso considere essas recomendações uma apólice de seguro para uma dieta capenga. Você pode tomar metade da dose de manhã e a outra metade à noite para manter um nível de vitamina constante em seu corpo durante o dia.

| Vitaminas | Ótimo |
|---|---|
| A | Acima de 2.500 UI é demais (a menos que você tenha um problema nos olhos chamado degeneração macular úmida). |
| B | Obtenha pelo menos o valor diário (VD) de todas as vitaminas do complexo B e mais um pouco do que o valor diário destas:<br>$B_1$ (tiamina) 25 miligramas.<br>$B_2$ (riboflavina) 25 miligramas.<br>$B_3$ (niacina) Pelo menos 30 miligramas, e você pode tomar muito mais após falar com seu médico, se tiver colesterol LDL (mau) ou triglicerídeos altos.<br>$B_5$ (ácido pantotênico) 300 miligramas.<br>$B_6$ (piridoxina) 4 miligramas.<br>$B_9$ (ácido fólico ou folato) 400 microgramas.<br>$B_{12}$ (cianocobalamina) 800 microgramas.<br>Biotina 300 microgramas. |
| C | 800 miligramas ou 50 miligramas duas vezes por dia se você estiver tomando uma droga que contém estatina. |

| | |
|---|---|
| D | 800 UI se tiver menos de 60 anos; 1.000 se tiver 60 ou mais. |
| E | 400 UI na forma de tocoferóis mistos. Reduza para 100 UI dos suplementos se você estiver tomando uma droga que contenha estatina. |
| K | Você deveria obter o suficiente na dieta normal (veja o Capítulo 14). |
| **Minerais** | Obtenha um valor diário dos suspeitos comuns em seu multivitamínico, além de maior quantidade destes. |
| Cálcio | Provém de muitas fontes, por isso some todas elas e obtenha pelo menos 1.600 miligramas de cálcio total (se você for mulher) e 1.200 miligramas (se for homem). |
| Magnésio | 400 miligramas. |
| Selênio | 200 microgramas. |
| Zinco | 15 miligramas. |
| Potássio | 4 porções de fruta, além de uma dieta normal, deveriam supri-lo. |
| **Outras substâncias semelhantes a vitaminas que você deveria obter diariamente (uma vez por dia)** | |
| Licopeno | 10 colheres de sopa de molho de tomate uma vez por semana (400 microgramas). |
| Luteína | Uma verdura folhosa por dia (40 microgramas). |
| Quercetina | Fartas porções de cebola, alho, aipo ou suco de limão, além dos já mencionados pelo menos uma vez por dia. |
| Acetil-L-carnitina | 1.500 miligramas (embora esteja contida na carne bovina desidratada, ela não é muito apetitosa, por isso recomendamos o suplemento). |

| | |
|---|---|
| Ômega 3 | Um grama de óleo de peixe destilado ou seis nozes, preferivelmente de 25 a 30 minutos antes do almoço e do jantar, ou 114 miligramas de peixe gorduroso por dia, ou ainda 400 miligramas de DHA. |
| Canela | Meia colher de chá por dia. |
| Pimentão vermelho | Quanto mais capsaicina, melhor para a inibição do apetite. |
| Açafrão-da-terra | Quanto você quiser. |

Se você se preocupa com o envelhecimento arterial e a memória, certifique-se de que está ingerindo as vitaminas antiinflamatórias e antioxidantes E e C, assim como as que reduzem os níveis de homocisteína, como folato, $B_6$ e $B_{12}$; vitamina D, magnésio e cálcio; luteína e licopeno. Se você se preocupa com osteoporose, artrite ou envelhecimento do sistema imunológico, fique bem atento à ingestão de cálcio, magnésio, selênio, licopeno e das vitaminas $B_6$, $B_{12}$ e D.

Escolhas que você poderia considerar (fale com seu médico sobre estas e todas as outras escolhas):

| | |
|---|---|
| Coenzima Q10 | 200 miligramas por dia (se em uma estatina) ou para todas as pessoas com mais de 60 anos. |
| Aspirina | 162 miligramas por dia (pergunte ao seu médico) com dois copos de água morna. |
| Café e chá verde | 2 ou mais xícaras de cada. |
| Ácido alfa-lipóico | 200 miligramas. |
| Probióticos | 2 bilhões de células de bactérias saudáveis do intestino, como *Bacillus coagulans*. |

# Ferramenta 6 de VOCÊ

## Desintoxique sua vida

Temos a tendência de pensar em exemplos extremos de toxicidade – engolir veneno, inalar fumaça de cano de descarga, enfiar a cabeça em um forno de microondas. Mas a verdade é que a toxicidade pode ocorrer em circunstâncias menos graves. Por isso, é importante saber a equação da toxicidade: a intersecção do perigo de uma substância química (não tome um banho de dioxina) com a duração da exposição à substância.

Portanto, seja prudente se estiver muito exposto a algo que *poderia* ser tóxico. Ninguém sabe ao certo se muitos dos produtos usados no dia-a-dia são seguros. Mas, na realidade, também não sabemos se são perigosos. Eis nosso conselho baseado no que nossas famílias fazem:

**Na porta da frente.** Deixe seus sapatos ali. Se você não fizer isso, correrá o risco de levar para dentro de casa toxinas, como pesticidas usados para cuidar do jardim, que podem ficar presas no tapete e contaminar as crianças.

Lave as mãos assim que entrar em casa.

**Na cozinha.** Não coloque plástico no forno de microondas; pequenas quantidades de plástico passarão para sua comida quando você aquecê-la. Em vez disso, cubra os alimentos com cerâmica, vidro, papel toalha ou papel-manteiga.

Jogue fora suas esponjas e as substitua por panos de prato que você pode lavar com água sanitária semanalmente.

Não guarde alimentos em latas abertas por um longo período, porque serão expostos a substâncias químicas, como resina epóxi e alumínio (também podem adquirir um gosto metálico). Na verdade, você deve reduzir o consumo de alimentos enlatados. O bisfenol A, que imita o estrogênio, passa das latas para os alimentos.

Contra as formigas, não use inseticidas tóxicos, que são ineficazes e desnecessários. Em vez disso, limpe a casa, retire o lixo e use ácido bórico como isca.

Mantenha todos os produtos de limpeza em lugares altos (o limpa forno pode queimar o esôfago das crianças).

Filtre a água para beber.

Para lavar louça, use detergentes sem fosfatos, cloro ou etoxilato de nonilfenol (NPE, de *nonylphenol ethoxylate*), que é chamado de conversor de gênero e feminiza peixes nas águas em que nós, humanos, despejamos esgoto. Também se certifique de que são biodegradáveis e não tóxicos, para que, caso as crianças ingiram o produto, não morram.

**No quarto.** Use produtos para proteger dos ácaros seus travesseiros e colchões. O excremento deles, que totaliza 900 gramas a cada dois anos nos travesseiros, pode levar diretamente à asma. Você pode comprar lençóis e fronhas de um microporo que filtra o ar, afastando a poeira dos organismos.

Marcas comerciais de limpadores de tapetes e tira-manchas costumam conter éter glicólico, que pode ser inalado e absorvido pela pele e causar problemas sangüíneos, no fígado, assim como nos rins. Substitua-as por uma combinação de óleos naturais, álcool e produtos de limpeza à base de oxigênio.

**Nos armários.** Se você lava roupas a seco, retire-as da embalagem plástica, que retém as substâncias químicas usadas na lavagem, e as areje em uma varanda ou outra área coberta onde entre ar fresco. Limite as lavagens a seco às absolutamente necessárias. Só use as lavanderias que não utilizam tricloroetileno e percloroetileno (PERC). Essas substâncias têm sido associadas a problemas nos rins e no sistema nervoso, assim como a câncer (nas pessoas que usam as roupas e nas que as lavam).

As bolas de naftalina ou p-diclorobenzeno são fortes demais para matar insetos (além disso são carcinógenas); em vez delas, use lascas de cedro.

**Limpeza geral.** Os alvejantes líquidos contêm cloro e amônia, que evaporam e não são bons para você ou o meio ambiente (como também não são seus frascos). Reduza seu uso comprando soluções concentradas que você dilui conforme o necessário (isso também corta o custo de se tornar "verde").

Seja esperto e use produtos não tóxicos à base de álcool, peróxido ou bicarbonato para limpar a casa. O simples bicarbonato de sódio é ótimo para limpar pias e banheiras; o vinagre, em um frasco borrifador, limpa janelas e espelhos. Não crie a própria mistura com água oxigenada e amônia. Sem ventilação adequada, essa combinação produz ácido clorídrico, que pode causar morte. Com ventilação adequada, é apenas um pouco tóxica (não faça isso).

**No banheiro.** Para proteger a pele, use um filtro de água a carvão para remover o cloro e outras substâncias nocivas. Faça isso especialmente com a água que fica em contato com a pele por mais de alguns segundos, como a do banho do bebê e a em que você enxágua seus cabelos. Os banhos rápidos de chuveiro expõem menos a toxinas.

Use desodorante, em vez de antitranspirante, porque suar é normal, mas bloquear os poros não. Evite principalmente o alumínio, encontrado em níveis altos nas placas cerebrais ligadas à doença de Alzheimer. Nos desodorantes, evite os ftalatos, que são plásticos usados para ajudar a fixar a fragrância na pele e bloqueiam a função endócrina, especialmente nos fetos masculinos. Os parabenos, usados como agentes conservantes nesses produtos, também devem ser evitados, porque podem estar ligados a câncer de mama.

Evite purificadores de ar, que contêm substâncias químicas gasosas como as encontradas nas bolas de naftalina, e os desodorantes em forma de disco de hóquei sobre o gelo. Eles podem se tornar tóxicos quando combinados com ozônio.

**No porão.** Meça o nível de radônio em sua casa (tem que ser de menos de 4 picocuries de radônio por litro de ar, ou 4 pci/L). Você pode medi-lo com um kit disponível no website do National Radon Safety Board (www.nrsb.org).

Em ambientes úmidos, reduza o mofo com um desumidificador. Mantenha a umidade abaixo de 40%.

**Fora de casa.** Centenas de milhares de crianças são expostas a níveis tóxicos de tintas à base de chumbo (você está em risco se sua casa foi pintada pela última vez antes de 1978). Os grandes culpados são os parapeitos das janelas, porque tendem a não ser pintados mesmo quando o resto da casa é.

Viver perto de uma auto-estrada aumenta as complicações respiratórias nas crianças, e elas não melhoram quando as crianças ficam mais velhas. Precisa de provas? Apenas veja o estado das árvores perto das auto-estradas. Pesquisas recentes mostram que as pessoas que vivem perto das auto-estradas de Los Angeles apresentam taxas mais altas de complicações pulmonares. E as mulheres grávidas que vivem perto das auto-estradas têm bebês menores e com uma taxa mais alta de asma.

Limpe as patas e o pêlo do seu cachorro. Quem sabe por onde ele anda?

Os pesticidas e herbicidas usados em gramados e jardins freqüentemente não permanecem apenas no local onde são aplicados: podem contaminar os lençóis freáticos, assim como o ar dentro de casa. Produtos orgânicos livres de toxinas incluem glúten de milho, para o controle de ervas daninhas. (Lembre-se de que as ervas daninhas podem não ser bonitas de se ver, mas não causam câncer.)

**Nos dutos.** O melhor filtro de ar para sua casa é o HEPA. Substitua o filtro de seu ar-condicionado uma vez por ano e limpe os dutos de ar a cada três anos. A limpeza parcial dos dutos pode piorar o ar, por isso faça um bom trabalho ao retirar o material acumulado. Além disso, verifique e limpe seus umidificadores, porque podem abrigar toxinas.

**As janelas.** Abra sua casa o máximo possível para o mundo exterior, porque em geral o interior contém três ou quatro vezes mais poluentes e partículas mais perigosas para nós. Se você não deixar o ar sair, aumentará a chance desses poluentes se acumularem.

A qualidade do ar dentro de casa caiu muito porque nossas casas estão mais hermeticamente fechadas e estamos usando muito mais produtos para refrescar o ar, desinfetar a casa e tratar os tecidos. Lembre-se de que seu cheiro de "limpeza" favorito freqüentemente é causado por substâncias químicas presentes para mascarar os cheiros nocivos de outras. Além disso, 15% das pessoas são alérgicas às fragrâncias mais comuns. Para piorar as coisas, estamos passando mais tempo em casa. Por isso, abra suas janelas o mais freqüentemente possível e deixe o ar fresco entrar (ainda que apenas uma vez por semana no calor do verão ou frio do inverno).

**Na garagem.** O cheiro de carro novo é mais gostoso do que o de torta fresca, mas também é o de substâncias químicas. Talvez, para o desapontamento do seu nariz, seja melhor arejar os carros novos.

Não guarde substâncias químicas velhas – como tinta – que contêm tolueno, uma poderosa toxina reprodutiva. Compre o que precisar e jogue fora depois que terminar seu projeto.

**Na varanda.** Reduza a exposição a carnes defumadas, que contêm hidrocarbonetos aromáticos policíclicos (HAPs). Marinar carne, frango e peixe em uma mistura de vinagre e azeite de oliva 15 minutos antes reduz o risco em mais de 90%.

A citronela é tão eficaz quanto as neurotoxinas freqüentemente usadas como repelentes de insetos.

Você pode descobrir mais em www.realage.com.

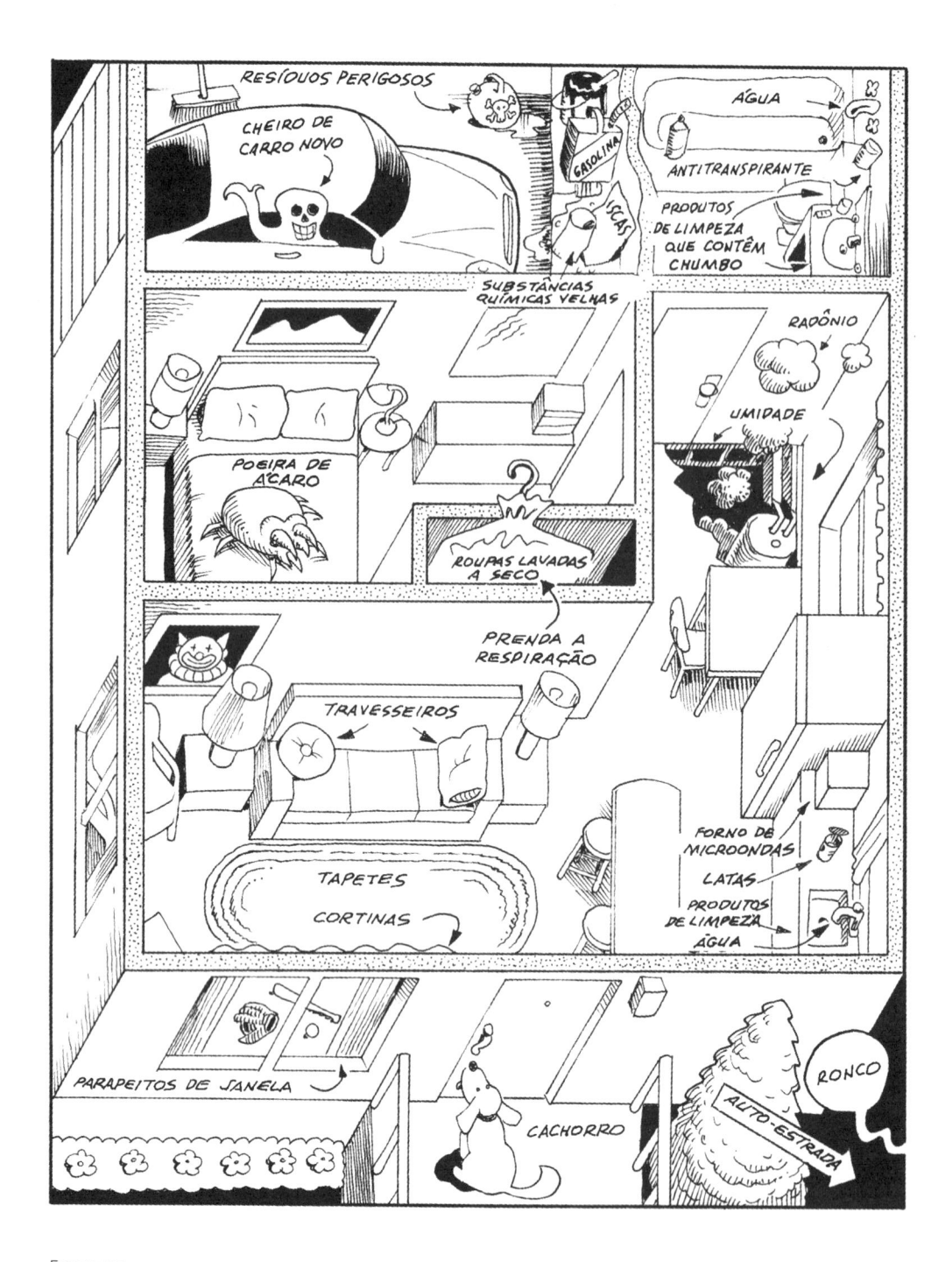

FIGURA 17.2

**Seu plano de desintoxicação** É claro que não queremos que você se sinta mais paranóico do que um modelo nu iniciante. Portanto, a última coisa que desejamos é que derrube sua casa e se mude para uma cabana de palha. Mas queremos que esteja ciente de algumas armadilhas domésticas potencialmente tóxicas. Embora os médicos possam diagnosticar o que ocorre em seu corpo, cabe a você diagnosticar o que ocorre em seu ambiente.

## O que comprar

Compre em lojas conscientes dos problemas relacionados com a saúde, que se orgulham de seus produtos "verdes", porque pelo menos ficarão constrangidas se seus produtos forem tóxicos. Além disso, seus funcionários poderão ajudá-lo a conhecer o terreno tóxico dos produtos de limpeza domésticos. Você também pode procurar no rótulo o selo verde (www.greenseal.org).

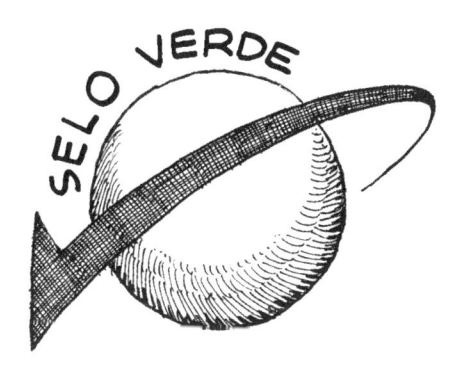

# VOCÊ mais forte

CAPÍTULO 18

Algumas pessoas se exercitam para correr mais rápido. Outras porque querem estar na liga MVP (de *most valuable player*). Outras ainda porque desejam impressionar. Mas nós só queremos que você integre os exercícios e as atividades à sua vida porque isso o fará viver mais. Os exercícios que detalharemos a seguir farão justamente isso. O primeiro – o Exercício de VOCÊ TAMBÉM – vai ajudá-lo a alongar e fortalecer seus músculos, o que, por sua vez, o ajudará não só a manter um peso saudável, como também a fazer coisas que fortalecem os ossos. O outro exercício – Chi Kung – não só trabalha seu corpo, como o ajuda a combater o estresse e manter seus níveis de energia altos. Você pode fazer o download gratuito do Exercício de VOCÊ original apresentado em *You: On a Diet* em www.realage.com; as ilustrações devem ser capazes de guiar seus movimentos, mas se você preferir ver como são feitos pode comprar no site DVDs desse exercício, assim como do de Chi Kung a seguir.

## O Exercício de VOCÊ TAMBÉM

A melhor academia do mundo? Você vive nela. Usando o próprio corpo para completar um exercício de força e alongamento, você terá não só a capacidade de transformar seu corpo, como também a de fazer isso *sem desculpas*. Este exercício de 18 movimentos que criamos com o treinador de celebridades Joel Harper pode ser completado em menos de 20 minutos – e sem equipamentos (mais informações em www.fitpackdvd.com). Mas o melhor de tudo é que fortalece (tornando você mais forte, magro e equipado para lidar com os rigores do envelhecimento) e alonga (tornando-o mais flexível e dinâmico, pelo mesmo motivo) seus músculos. Além de caminhar 30 minutos por dia, o que serve como a base de qualquer plano de atividade física, você deve fazer este exercício duas a três vezes por semana. Considere-o parte de suas armas contra o envelhecimento. Quanto mais forte for o seu corpo, mais longa e melhor será a sua vida. Lembre-se de manter a forma física adequada durante os exercícios e de respirar livremente. Mantenha uma postura firme mas relaxada ao realizá-los.

### 1. Ioiô (aquecimento)

Fique com os pés afastados e alinhados com os ombros, e os joelhos levemente flexionados. Entrelace os dedos e traga as mãos e os cotovelos até a altura dos ombros. Vire as palmas para fora de modo a poder ver todos os nós dos dedos. Mantendo o tronco reto, vire-se devagar dez vezes para a direita e dez para esquerda, até onde for confortável. Inspire ao virar para um lado e expire ao voltar para o outro.

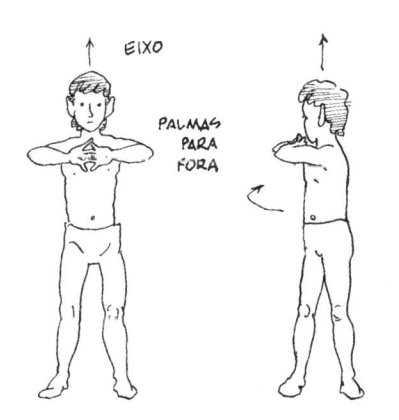

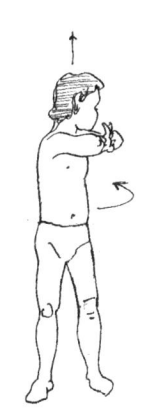

### 2. Saco de pancadas (fortalece braços e ombros)

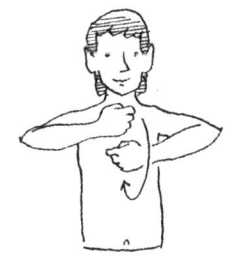

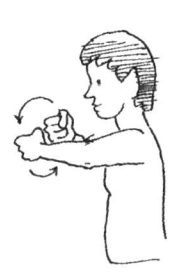

Posicione as mãos e os cotovelos na altura dos ombros, feche as mãos e vire os nós dos dedos na direção oposta à sua. Gire as mãos em um círculo o mais longe possível de seu peito. Mantenha os ombros relaxados, afastados dos ouvidos. Faça isso vinte vezes no sentido horário e vinte no sentido anti-horário. Para um exercício avançado, faça uma série adicional dupla equilibrando-se nas pontas dos pés.

### 3. Louva-a-deus (fortalece braços, ombros, peito e costas)

Junte seus antebraços à sua frente com as mãos em posição de oração e os cotovelos à altura dos ombros. Os dedos médios devem ficar alinhados com os cotovelos. Mova 2,5 centímetros para cima e 2,5 centímetros para baixo durante trinta segundos. Para um exercício avançado, bata palmas vinte vezes com os cotovelos juntos, equilibrado sobre uma perna; depois troque de perna e bata palmas mais vinte vezes.

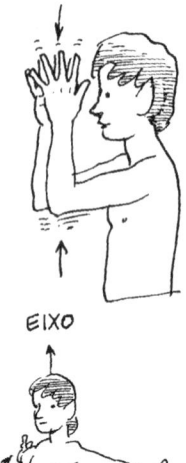

### 4. Titanic (alonga peito, ombros e braços)

Abra os braços com as palmas das mãos viradas para frente, cinco centímetros abaixo dos ombros. Mantendo o tronco reto, estenda as mãos para os lados e as costas. Fique assim por vinte segundos. Inspire, como se seu peito fosse um grande balão. Para um maior alongamento, dobre os punhos para trás e leve os dedos na direção uns dos outros.

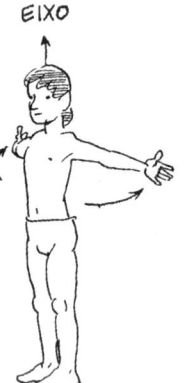

### 5. Passarinho (fortalece a espinha dorsal e lombar)

Com os joelhos levemente flexionados e os pés juntos, curve-se para a frente até suas costas ficarem retas e o máximo possível paralelas ao chão. (Se você tiver problemas nas costas, não se curve tanto.) Mantendo os braços retos e os cotovelos abertos, abra os braços para o lado paralelos ao chão, pare e depois os abaixe. Faça isso quarenta vezes.

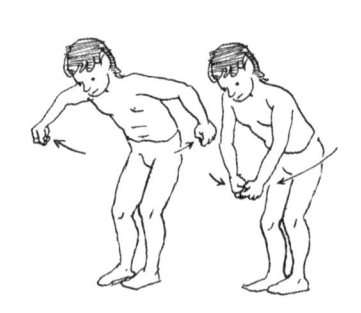

### 6. Bambolê (abre os quadris e equilibra as costas)

Fique em pé com os pés juntos e as mãos na cintura. Relaxe os ombros e gire os quadris no sentido horário cinco vezes, e depois no anti-horário cinco vezes, traçando o maior círculo que puder.

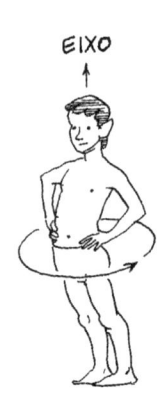

## 7. Jeannie é um gênio (fortalece o quadríceps, os músculos abdominais e os ombros)

Ajoelhe-se e cruze os braços e cotovelos como um gênio. Mantenha uma linha reta do alto da cabeça aos joelhos. Incline-se ligeiramente para trás e fique assim por trinta segundos. (Para um exercício avançado, incline-se mais para trás.) Enquanto puxa seu umbigo para dentro e contrai suas nádegas, respire profundamente.

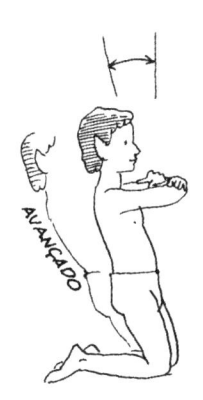

## 8. Todo ouvidos (alonga o pescoço e trapézio)

Sente-se sobre os calcanhares e coloque as mãos debaixo das nádegas (isso evita que você levante os ombros durante o alongamento). Aproxime lentamente uma das orelhas de um dos ombros, mantendo o queixo para a frente. Fique assim por dez segundos e troque de lado. Faça isso duas vezes, erguendo o peito e respirando profundamente para dentro da área mais tensa.

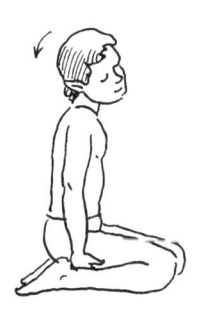

## 9. Hidrante (fortalece as nádegas e os músculos oblíquos)

Fique de quatro, com as costas retas. Erga o joelho direito para o lado, à altura do quadril, e o abaixe até o outro joelho. Comande o movimento com o joelho e não com o tornozelo. Faça duas séries de vinte movimentos com cada perna. Se você achar mais confortável, faça esse exercício com os antebraços no chão e as mãos apertadas. Um exercício avançado pode ser chutar para o lado à altura do quadril.

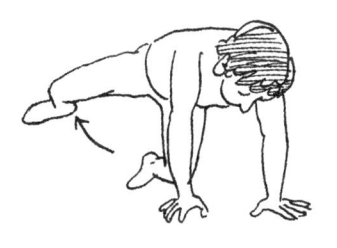

## 10. Abane a cauda (solta as costas, os quadris e os ombros)

De quatro, com as costas retas e os cotovelos levemente flexionados, vire o ombro direito na direção do quadril direito e depois o ombro esquerdo na direção do quadril esquerdo. Faça isso por dez minutos. Mantenha a cabeça a cinco centímetros acima de seus dedos o tempo todo e fixe o olhar na direção deles.

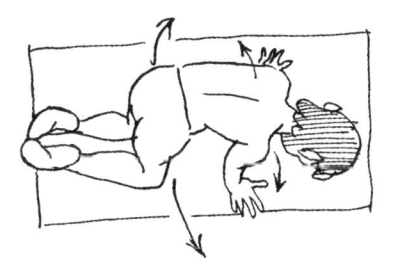

## 11. Flexão do caracol (fortalece o peito)

Fique na posição de flexão adequada para você, apoiado nos dedos dos pés ou com os joelhos no chão. Abaixe-se até seu peito quase tocar o chão e levante. Abaixe-se contando até dez, pare a 2,5 centímetros do chão, pare e continue a se erguer contando até dez. Conte em voz alta para normalizar a respiração. Aumente para dez flexões seguidas. Quando você esticar os cotovelos, empurre a espinha dorsal na direção do teto (para também usar os músculos das costas). Ao fazer o exercício avançado, afaste os calcanhares dos ombros, mantendo o corpo longitudinal e firme. Não deixe o estômago pender na direção do chão, porque isso causará tensão desnecessária na coluna lombar. Mantenha o estômago contraído para fortalecer os músculos da barriga. Se sua coluna lombar começar a doer, erga um pouco as nádegas.

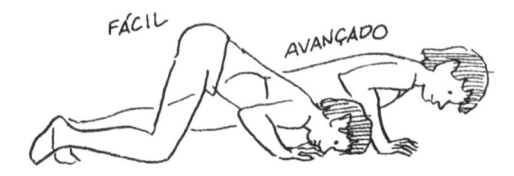

## 12. Batidas de pés do super-homem (fortalece a coluna lombar e as nádegas)

Deite-se de barriga para baixo com a cabeça virada para o lado, apoiada nas mãos. Erga o máximo possível as pernas retas do chão e bata os dedos de um pé nos do outro quarenta vezes. Um exercício mais avançado pode ser fazer esse movimento de tesoura simultaneamente com as mãos. Resista a arquear a cabeça para cima e olhar para baixo. Respire normalmente.

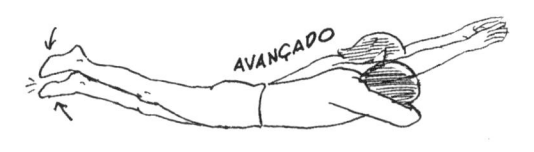

## 13. Alongamento de rede (abre os quadris e os tendões do jarrete)

Sentado no chão com as mãos para trás – as palmas para baixo, os dedos apontados para trás e os cotovelos levemente flexionados – puxe os pés para cima posicionando-os a 60 centímetros do cóccix. Mantendo a sola esquerda no chão, cruze a perna direita sobre a esquerda e volte à posição correta. Concentre-se em pressionar a coluna lombar na direção da panturrilha. Se quiser intensificar o exercício, empurre suavemente seu joelho direito para longe de você. Fique assim por 15 segundos. Troque de lado.

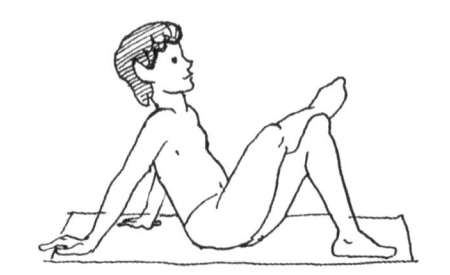

## 14. Abdominal borboleta (alonga a virilha e fortalece os músculos abdominais)

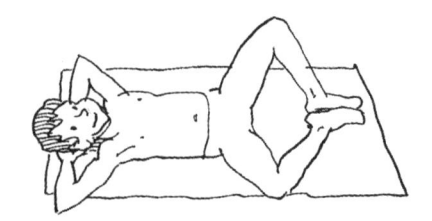

Deitado de costas, ponha as pernas na posição de borboleta, com as solas dos pés se tocando. Relaxe as pernas. Cruze as mãos atrás da cabeça, deixando os polegares no pescoço como sensores para manter o pescoço relaxado. Usando só os músculos abdominais, erga a parte superior do corpo a 5 centímetros do chão e a abaixe. Faça isso 25 vezes. Depois mantenha a parte superior do corpo erguida e erga as pernas a 5 centímetros do chão, batendo os lados dos pés no chão. Repita 25 vezes. Para um exercício avançado, erga as pernas do chão na posição de borboleta junto com a parte superior do corpo, batendo os lados dos pés no chão a cada vez.

## 15. Pernas de tesoura (fortalece os músculos abdominais e a parte interna das coxas)

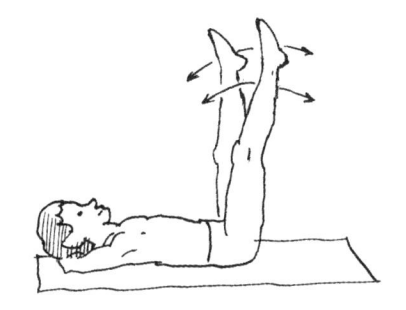

Deitado de barriga para cima com a cabeça apoiada nas palmas de suas mãos cruzadas, levante as pernas e aponte os dedos dos pés para cima como os bailarinos fazem. Puxando o umbigo para dentro e pressionando a coluna lombar contra a esteira, faça vinte movimentos de tesoura com as pernas levantadas, a cada um deles afastando os joelhos 5 centímetros. Para um exercício avançado, fique com as pernas retas e use a força do braço e dos músculos abdominais para levantar do chão sua cabeça relaxada, e afaste o máximo possível os joelhos a cada vez.

## 16. Homem elástico (alonga todo o corpo)

Deitado de barriga para cima, cruze as mãos e vire as palmas para fora. Alongue os braços acima da cabeça, respirando profundamente. Tente manter a maior distância possível entre as mãos e os dedos dos pés apontados para frente.

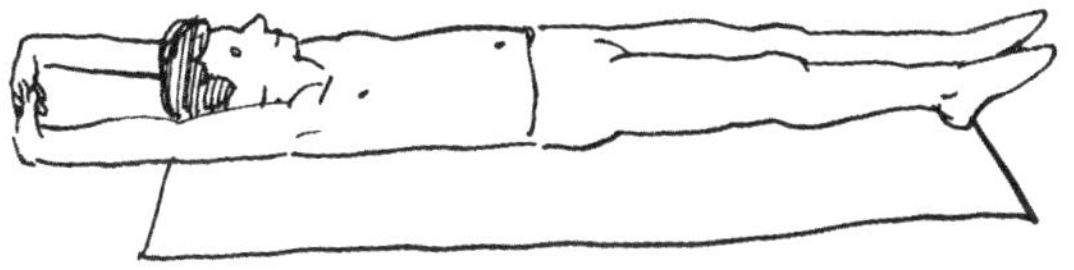

## 17. Levantamento de nádegas (alonga todo o corpo)

Deitado de barriga para cima e com os braços cruzados e relaxados sobre o peito, afaste os pés até a largura dos ombros, abaixo dos joelhos. Levante o máximo possível as nádegas do chão e depois as abaixe 2,5 centímetros. Esse é o ponto mais alto ao qual você deve se erguer. Bata com as nádegas no chão e as levante de novo. Contraia o cóccix e as nádegas vinte vezes. Depois mantenha as nádegas levantadas e contraia vinte vezes. Para um exercício avançado, mantenha uma perna esticada longe do chão, com os joelhos alinhados um com o outro, e faça uma série. Depois troque de perna e faça outra série. Respire normalmente.

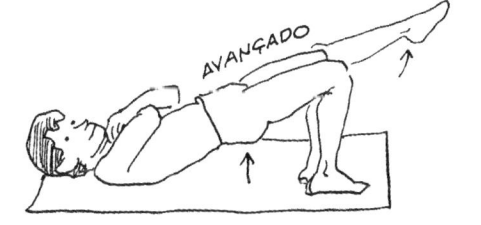

## 18. Entrelaçamento *(alonga as costas, os músculos abdominais e os quadris)*

Sente-se com as pernas cruzadas à sua frente. Mantendo o tronco reto e o alto da cabeça alinhado com o cóccix, ponha a mão direita no joelho esquerdo e a mão esquerda no chão atrás de você. Vire-se devagar. Respire profundamente duas vezes e troque de lado quatro vezes. Para um exercício avançado, sente-se na posição de lótus (com os tornozelos em cima das pernas cruzadas).

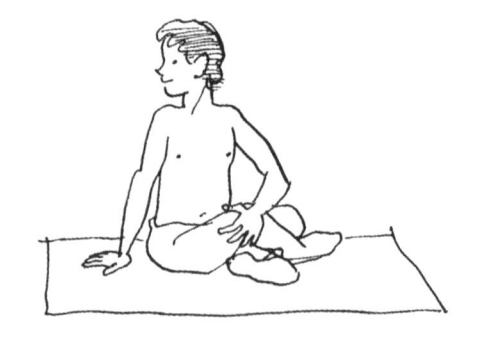

# Roteiro de VOCÊ Mais Forte

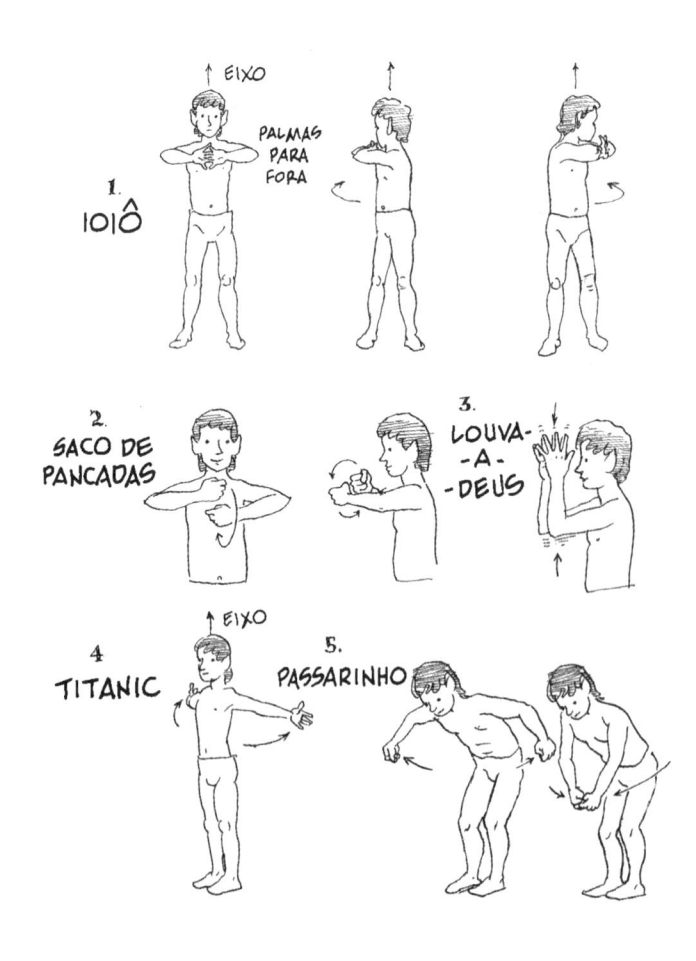

1. IOIÔ
2. SACO DE PANCADAS
3. LOUVA-A-DEUS
4. TITANIC
5. PASSARINHO

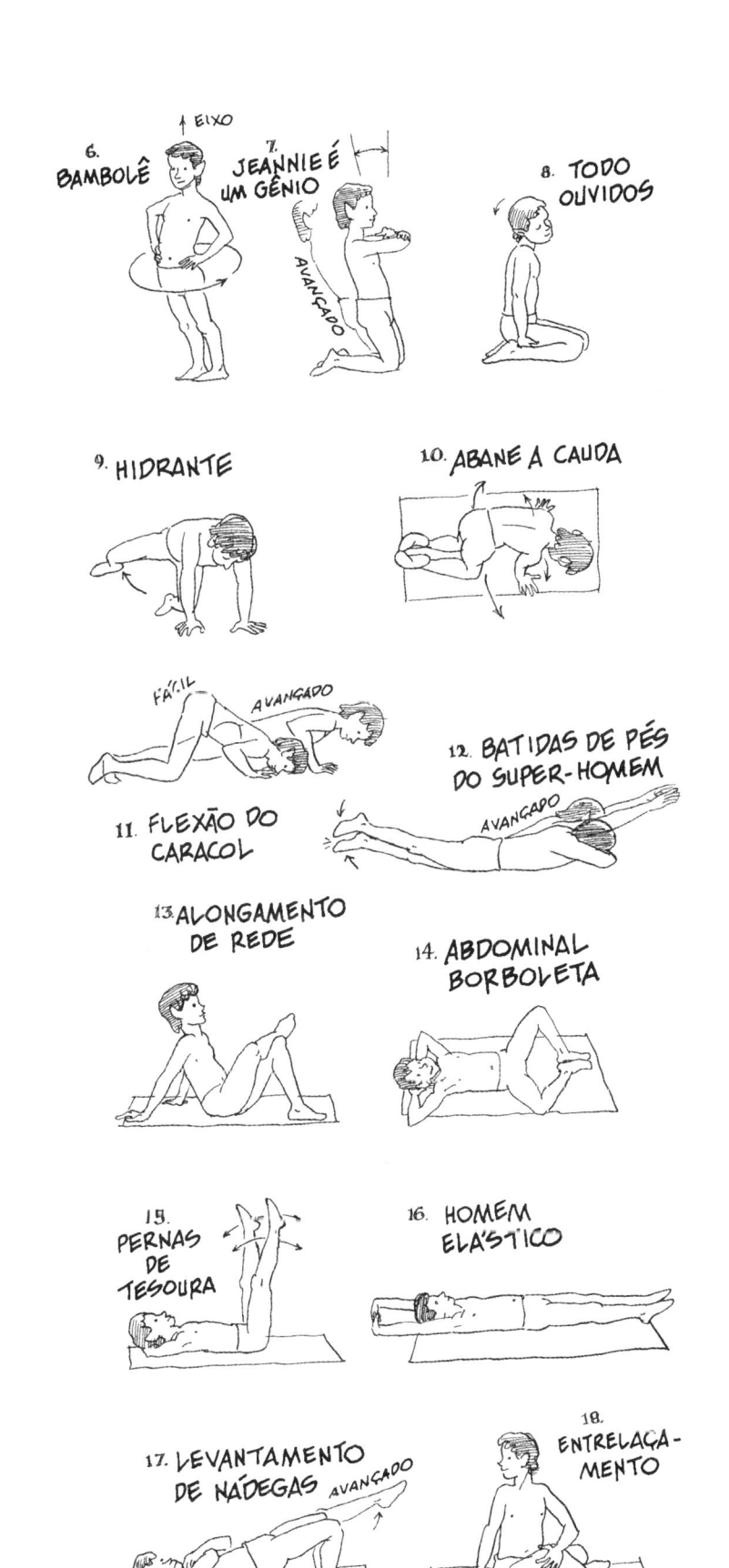

6. BAMBOLÊ ↑ EIXO
7. JEANNIE É UM GÊNIO — AVANÇADO
8. TODO OUVIDOS

9. HIDRANTE
10. ABANE A CAUDA

11. FLEXÃO DO CARACOL — FÁCIL / AVANÇADO
12. BATIDAS DE PÉS DO SUPER-HOMEM — AVANÇADO

13. ALONGAMENTO DE REDE
14. ABDOMINAL BORBOLETA

15. PERNAS DE TESOURA
16. HOMEM ELÁSTICO

17. LEVANTAMENTO DE NÁDEGAS — AVANÇADO
18. ENTRELAÇAMENTO

## Exercício de Chi Kung de VOCÊ

Olhe para qualquer folheto de academia de ginástica ou website de educação física e você verá todos os modos diferentes pelos quais as pessoas planejam trabalhar seus corpos. Há todos os tipos de aulas, de *spinning*\* a *boot camp*\*\* e *cardio striptease*\*\*\*. Há todos os tipos de equipamentos, de bolas de basquete a suíças e de exercício. E há todos os tipos de pessoas dispostas a ajudar você: o iogue zen, o sargento instrutor que grita e o treinador com barriga de tanque. Embora todos os exercícios tenham seu lugar, assim como seus possíveis benefícios, gostaríamos de sugerir que você inclua uma rotina de Chi Kung nos seus. Chi Kung? Não, não é um chá ou instrumento de percussão, mas uma série de movimentos corporais e respiratórios que data de dois mil anos atrás e acalma o espírito e a mente. Também demonstrou fortalecer o sistema imunológico, reduzir o estresse e melhorar o equilíbrio e a postura (tudo isso é importante quando envelhecemos). O Chi Kung trabalha os campos de energia dos quais falamos na página 82 – usando as forças vitais intangíveis que acreditamos ter um impacto profundo em nossa saúde e no modo como nos sentimos.

O objetivo mais importante do Chi Kung é aprender a respirar corretamente – o que envolve respirar a partir do *tan tien* – um ponto 5 centímetros abaixo do umbigo. A respiração abdominal profunda sugere calma e consciência (ao contrário da que é feita pela parte superior do peito, que sugere nervosismo e ansiedade). A propósito, os cantores e atores usam isso porque sempre querem que suas vozes venham de um ponto sensível e profundo.

Em cada exercício, respire lentamente. Durante todos os movimentos a seguir, concentre-se em um ponto na parede à sua frente e fique com o queixo paralelo ao chão para ajudar a manter o equilíbrio. Isso significa não abaixar o olhar em nenhum exercício. O ideal é que você faça essa série de movimentos, que criamos com o mestre de Chi Kung Karl Romain, uma vez por dia, para ajudar a manter sua mente e seu corpo calmos e centrados.

*Repita cada movimento três vezes antes de passar ao próximo.*

---

\* Exercícios que simulam os movimentos do ciclismo. (N. da T.)
\*\* Exercícios militares. (N. da T.)
\*\*\* Exercícios com movimentos sensuais. (N. da T.)

## Soltando o pescoço

Fique em pé com os cotovelos e joelhos levemente flexionados e o queixo paralelo ao chão. Vire a cabeça para a direita inspirando e volte para o meio expirando. Depois vire a cabeça para a esquerda e repita a seqüência.

## Pegando a fruta

Expire ao estender o braço para pegar uma fruta imaginária e inspire ao trazê-la para baixo. Tente pegar primeiro a fruta mais próxima e, progressivamente, as frutas mais altas na árvore imaginária. Mantenha os joelhos flexionados e as costas, retas.

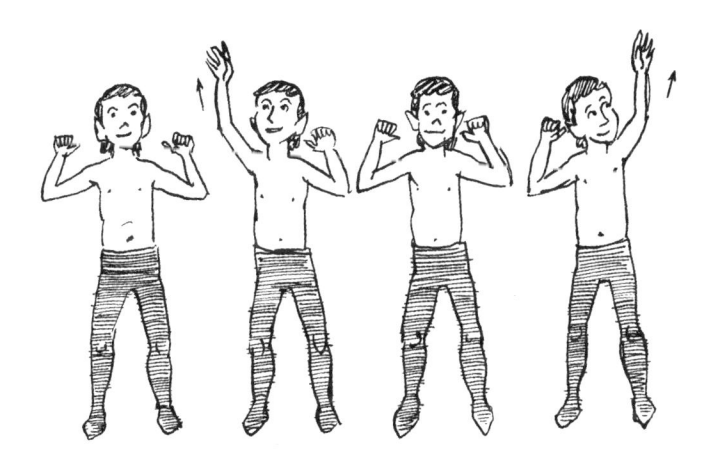

## Relaxando os ombros

Erga primeiro os ombros, depois os cotovelos e em seguida os pulsos. Gire os ombros para trás; os cotovelos vão para fora e as mãos formam um ângulo na direção do meio – como se você estivesse agarrando um bastão – com as mãos descendo até o nível da cintura. Sinta a energia enquanto suas mãos passam pelo seu corpo.

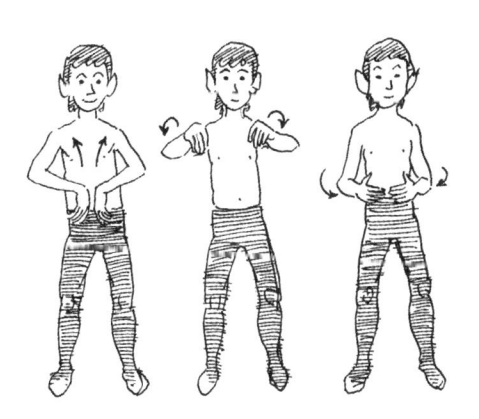

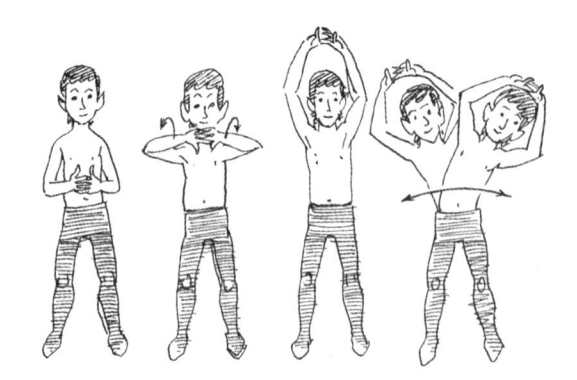

## Tentando alcançar o céu

Inspire, cruze as mãos no nível do umbigo e levante os braços como se tentasse alcançar o céu. Expire ao se inclinar para a direita e inspire ao voltar para o centro. Use a mesma técnica ao se inclinar para a esquerda. Finalmente, baixe as mãos, expirando, até que fiquem em frente do umbigo.

## Curve, dobre e alongue

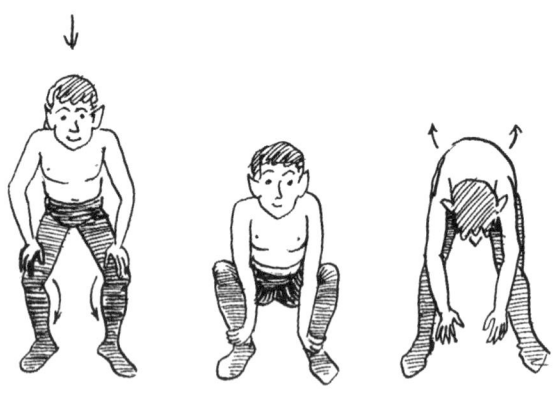

Inspirando, curve-se para frente a partir da cintura enquanto suas mãos escorregam pelas coxas até os joelhos. Dobre os joelhos e fique de cócoras com as mãos nas partes internas dos tornozelos. (Não expire enquanto não se reerguer; isso realmente melhora o controle da respiração.) Depois estique as pernas e deixe o tronco pender na direção do chão, mantendo os joelhos levemente flexionados. Exale enquanto se levanta devagar, deixando sua cabeça ser a última parte do corpo a ser erguida.

## Passando por cima da cerca

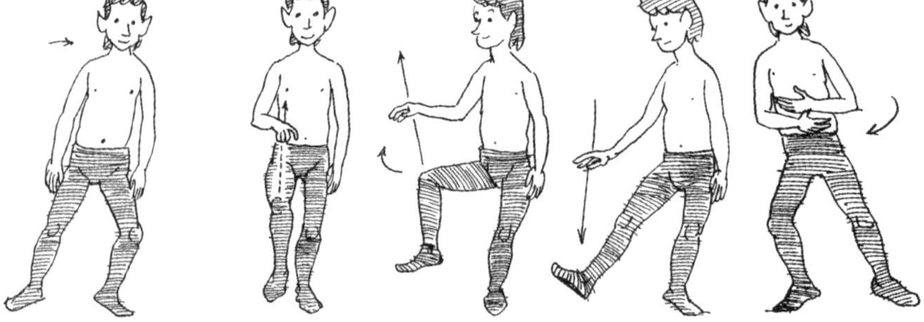

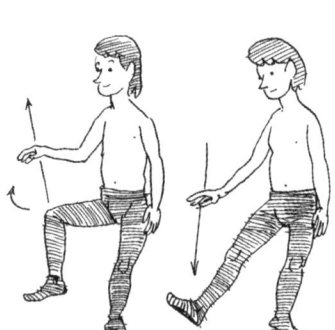

Inspire e passe totalmente seu peso para a esquerda até sua perna direita não sustentar mais nenhum peso. Só então a levante. Finja que sua mão direita está presa por uma corda ao joelho direito. Com a mão sobre o joelho e a perna, expire enquanto gira a perna e o braço para a direita – como se estivesse passando por cima de uma cerca de 30 centímetros. Abaixe devagar o calcanhar, com o pé apontado para fora, e depois gire o pé para frente enquanto passa o peso para a direita. Repita os movimentos com seu lado esquerdo.

## A cegonha

Erga as mãos diante do corpo, enquanto os cotovelos permanecem levemente flexionados e os braços se cruzam na frente. Erga-os acima de sua cabeça em um movimento circular, enquanto inspira. Ao mesmo tempo, levante o joelho direito e chute, enquanto começa a expirar. Você deve ficar com o pé dobrado e chutar com o calcanhar. Chute formando um ângulo de 45°, com o pé na direção da perna esquerda reta, e erguido no ar como uma cegonha. Deixe-o reto enquanto é girado para a direita. Os braços devem se mover com a perna enquanto você alterna os lados.

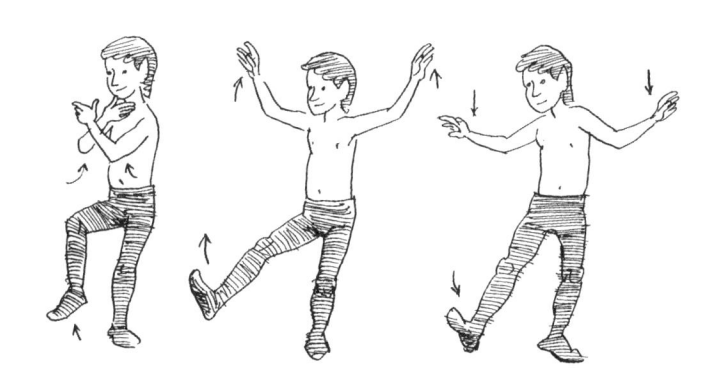

## Erguendo um joelho

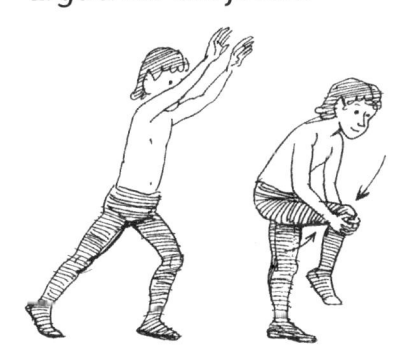

Inspire dando um passo para trás e expire ao trazer sua perna de volta para o centro. Com os joelhos dobrados, incline-se para a direita enquanto dá um passo para frente com a perna direita, com as mãos girando acima. Então erga a perna esquerda e a mantenha no ar, segurando o joelho com as mãos e o puxando para cima. Solte a perna, levante novamente os braços e volte à sua posição original.

## Limpando o espelho

Com a pélvis abaixada e as costas retas, use os ombros para mover os braços em círculos. Agache-se enquanto gira os braços em uma direção – como se estivesse limpando um espelho. Após fazer isso três vezes (ou mais), repita-o com os braços se movendo na direção oposta. Inspire ao se agachar e expire ao se erguer.

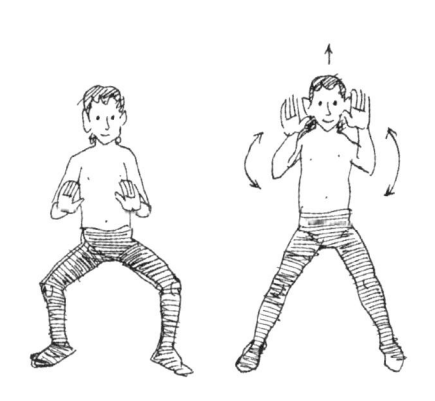

## Pegando a mala

Com as costas retas, a pélvis abaixada e os pés alinhados com os ombros, agache-se com as mãos abertas ao lado dos joelhos, como se estivesse tentando pegar a mala atrás de suas pernas. Vá apenas o mais baixo possível, como se segurasse as alças. (Se você sentir tensão nos joelhos, sua posição está errada.) Repita como se estivesse pondo a mala de volta no chão.

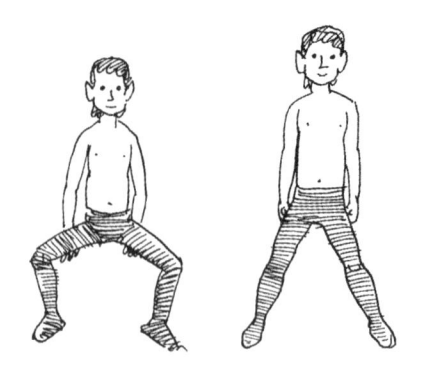

## Poste universal

Com as costas retas, dê um passo para frente com a perna esquerda e coloque os braços ao redor de um poste imaginário – com os cotovelos dobrados e os ombros relaxados. Role o poste para a direita e depois para a esquerda. Repita com o outro pé para a frente.

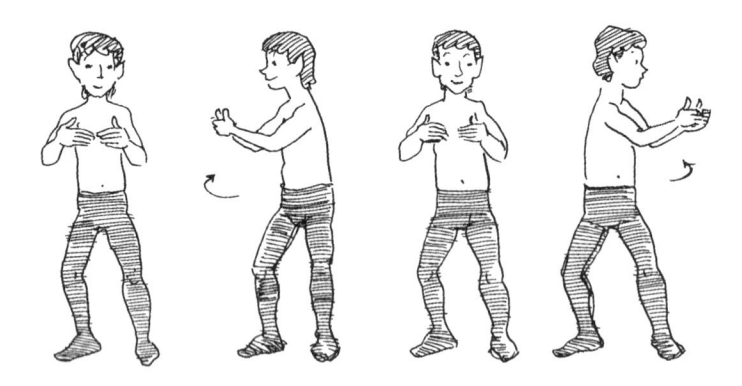

## Macaco ouve um barulho

Inspire enquanto dá um passo para fora e expire olhando por cima do ombro. Com os joelhos levemente flexionados, dê um passo para a esquerda e se incline para frente, com o braço direito estendido e a mão esquerda fechada em punho perto do quadril esquerdo. Vire a cabeça por cima do ombro esquerdo como se fosse um macaco correndo ao ouvir um barulho atrás. Você deve sentir um estiramento na panturrilha direita, na espinha lombar e no pescoço. Depois fique na posição oposta, com seu corpo virado para a direita.

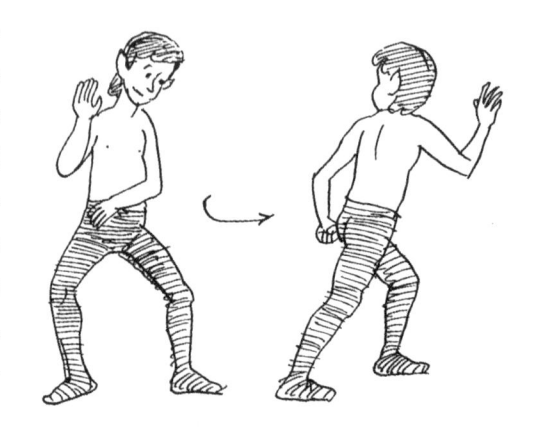

*Meditação em pé*

Conte até dez respirações a partir do *tan tien* (cinco centímetros abaixo do umbigo). Mantenha as mãos cruzadas nesse ponto e acompanhe o movimento de sua barriga. Mantenha as pernas abertas e flexionadas, os quadris abaixados e as costas retas. Faça isso por dois minutos, porque é o máximo que a maioria das pessoas pode se concentrar.

## Tirando uma cola de Chi Kung

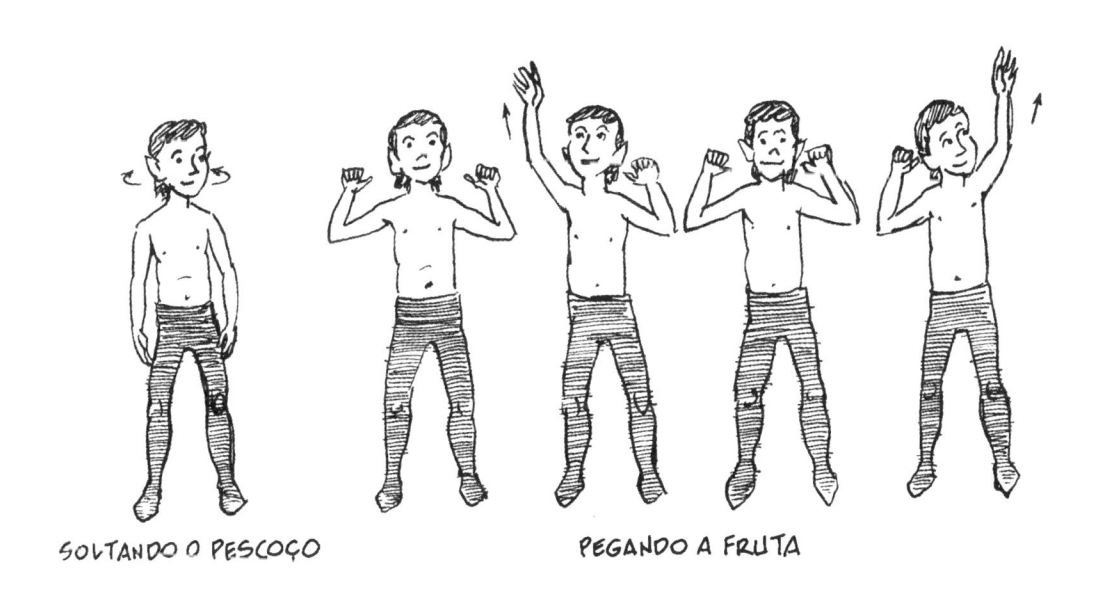

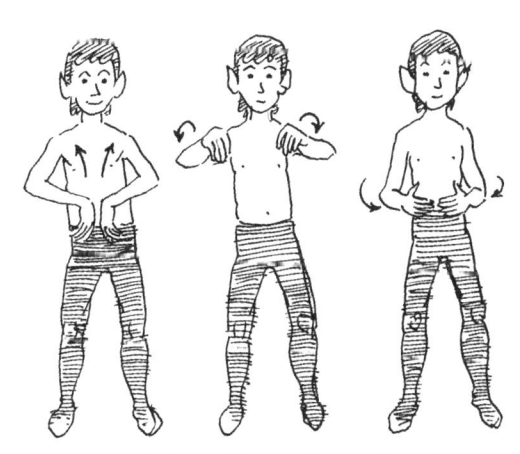

SOLTANDO O PESCOÇO

PEGANDO A FRUTA

RELAXANDO OS OMBROS

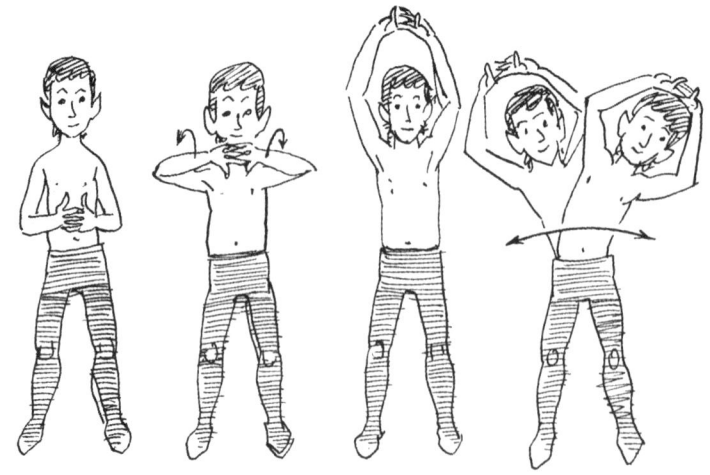

TENTANDO ALCANÇAR O CÉU

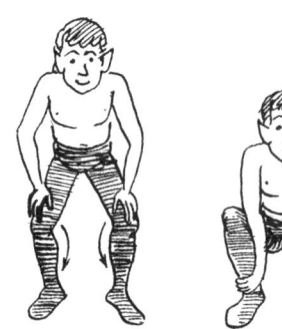

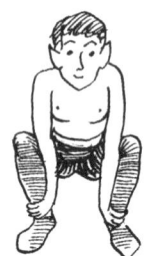

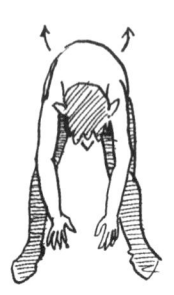

CURVE, DOBRE E ALONGUE

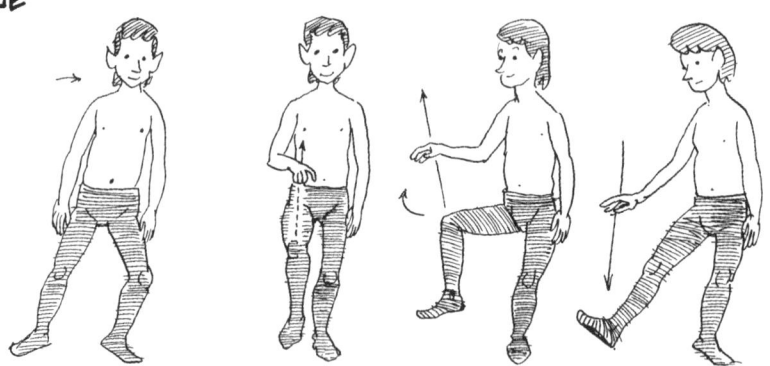

PASSANDO POR CIMA DA CERCA

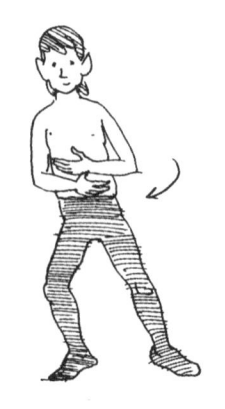

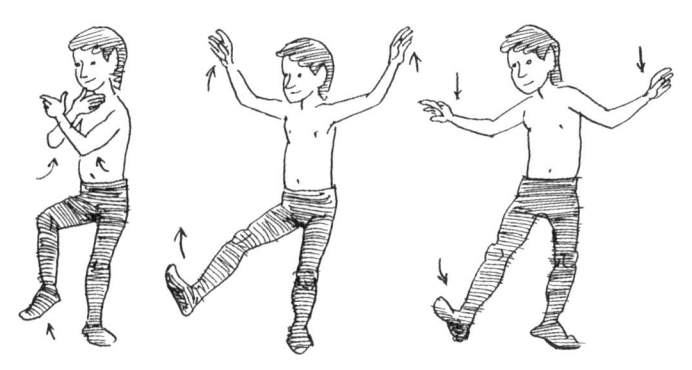

A CEGONHA

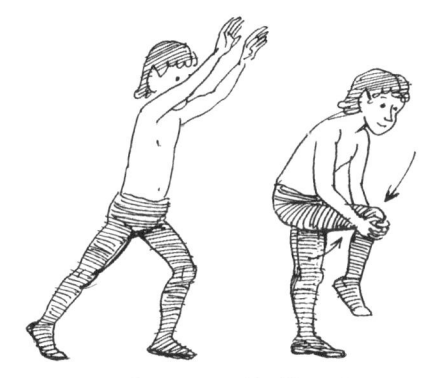

ERGUENDO UM JOELHO

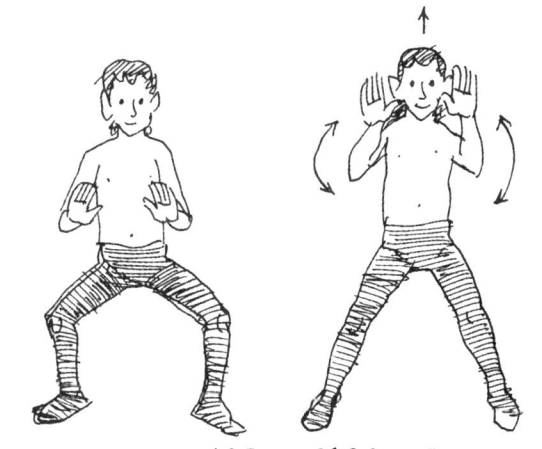

LIMPANDO O ESPELHO

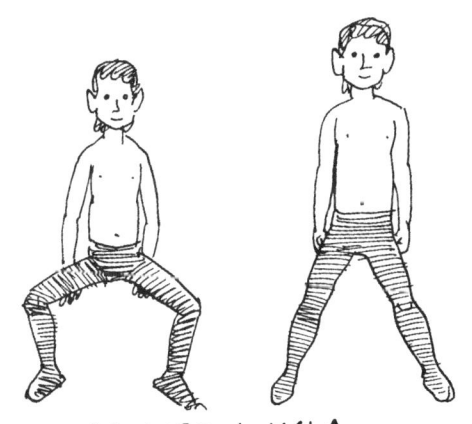

PEGANDO A MALA

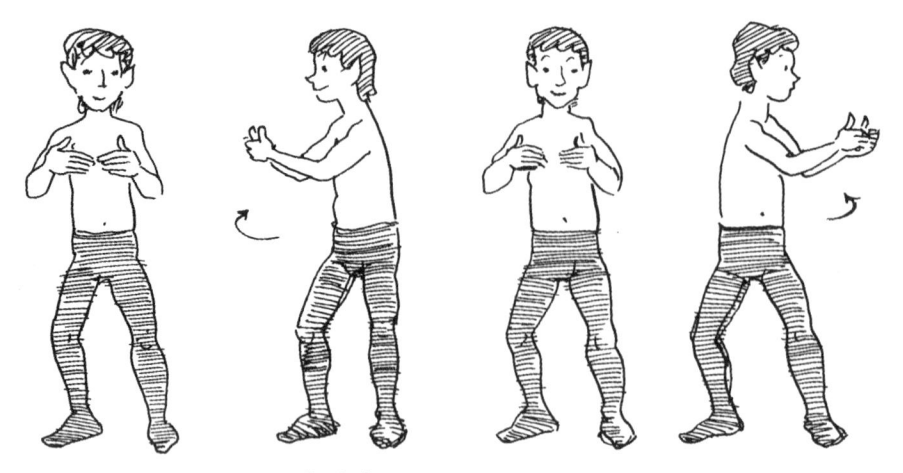

POSTE UNIVERSAL

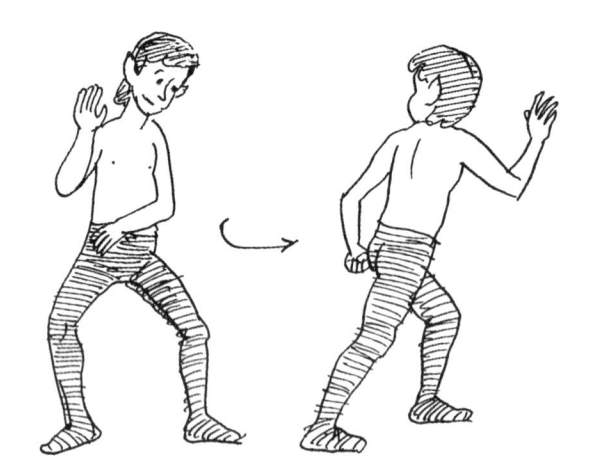

MACACO OUVE UM BARULHO

# Agradecimentos

Este trabalho foi um verdadeiro esforço de equipe que combinou perfeitamente talentos, criatividade, pensamentos e a sabedoria de muitas pessoas.

Ted Spiker é uma das pessoas mais excepcionais com quem já tivemos a honra de trabalhar. Merece um doutorado honorário de nossas duas escolas médicas, mas, por enquanto, sua própria University of Florida sabiamente lhe concedeu uma posição em seu quadro permanente de jornalismo – uma das mais altas honras na comunidade acadêmica. Como sempre, ele reuniu nossos pensamentos aleatórios em uma obra acessível e divertida que tem atitude, mas nunca é condescendente. Gary Hallgren é um artista brilhante e espirituoso com ótimos insights sobre medicina. Seus cartuns permeiam *VOCÊ* de insights instigantes que dão vida aos avanços médicos. E ele sempre tenta pôr coisas em letras miúdas depois de nós. A mulher de Craig Wynett está pagando caro por ter colocado seu marido na nossa equipe; agora tem de vê-lo trabalhar sem parar conosco como co-autor. Craig transforma a nós e a vocês com seus insights notáveis e suas pérolas de sabedoria, agora presentes no texto. O trabalho incansável e os comentários incisivos do Dr. Mark Rudberg deram vida à perspectiva de um geriatra. Jeff Roizen, Alicia Menezes, Adam Snavely e Robin Friedlander responderam a todas as perguntas esotéricas que podíamos fazer ao interpretar os estudos complexos que usamos para ensinar a ciência natural da vitalidade e do envelhecimento. Embora as horas de teleconferências, pesquisas e escrita fossem freqüentemente exaustivas, esse grupo poderoso resolveu perfeitamente os problemas de conteúdo e estilo.

Agradecemos a Joel Harper por seu notável esforço para tornar o Exercício de VOCÊ TAMBÉM a ferramenta perfeita para fazer os procrastinadores se exercitarem. Joel também supervisionou a ótima produção do vídeo de Chi Kung por Karl Romain. Erin Olivo criou um programa espetacular de administração da raiva e relaxamento. Nossas receitas (veja o website www.realage.com/youdocs) foram melhoradas pelos grandes chefs e artistas Jim Perko, Karen Levin, Mindy Hermann, Val Weaver e o Dr. John LaPuma. Finalmente, os comentários sinceros e firmes conselhos de nossa agente Candice Fuhrman permitiram que este trabalho se tornasse o livro que os leitores merecem. Linda Kahn conquistou outra vez todo o nosso respeito trabalhando incansavelmente nas muitas revisões. Sem ela, teríamos um produto muito inferior. Lisa Oz ilumina o caminho que seguimos em nossa tentativa de instruir e seus firmes conselhos editoriais nos mantêm sinceros. Nós dois a adoramos e um de nós precisava se casar com ela.

Também gostaríamos de agradecer a todos na Free Press (Simon & Schuster) que apoiaram entusiasticamente este material e se dedicaram a levar nossas idéias para o mundo.

Agradecemos especialmente a nosso criterioso editor, Dominick Anfuso, e seus assistentes, Wylie O'Sullivan e Maria Aupérin. Apreciamos a corajosa liderança de Martha Levin e o incansável apoio de Jill Siegel, Carisa Hays, Suzanne Donahue e Linda Dingler.

Somos gratos aos nossos maravilhosos colaboradores em RealAge.com, inclusive Charlie Silver, Val Weaver, Jennifer Perciballi e seu falecido co-fundador, Marty Rom, e em Discovery Health, inclusive Eileen O'Neil, Donald Thoms, Wayne Barbin e Jonathan Grupper. Billy Campbell: obrigado por ser sempre um amigo tão sincero.

Em um livro com este alcance, nenhum ser humano detém todo o conhecimento necessário, por isso buscamos o conselho de muitos especialistas do mundo que partilharam seus insights, dentro da verdadeira tradição acadêmica. Relacionamos todos eles aqui sem detalhes de suas contribuições para economizar espaço, mas apreciamos muito sua dedicação às nossas especialidades e disposição de sacrificar seu tempo ajudando a produzir o livro sobre envelhecimento mais cientificamente exato possível. Agradecemos a Michael Gershon, Tracy Hafen, Evan Johnson, Ivan Kronenfeld, Jon Lapook, Arthur Perry, Paul Rosenberg, Keith Roach, Axel Goetz, Rich Lang, Nancy Roizen, Zeyd Ebraham, Lilian Gonsalves, Paul Katz, Lisa B. Aronson, Marci Anthone, John Petre, Susan Petre, Irwin Davis, Ruth Klein, Roz Wattell, Jane Spinner, Dr. Steve Ross, Jennifer Roizen, Jay Lombard, Judith Reichman, Jennifer Ashton, Freya Schnabel, Dac Benasillo, Alphonse Gallizia, Aaron Katz, Ferid Murad, Paul Sereno, Ridwan Shapsig, Francis Levin, Robin Golan, Julide Tok, Rob Abel, Rob Kazim, Evan Johnson, Scott Forman, Bill Levine, Ian Storper, Jonathon Levine, Mitch Gaynor, Paul Simonelli, George Roth, Kevin Tracey, Louann Brizendine, Neil Theise, Abby Abelson, Gordon Bell, Linda Bradley, Glen Copeland, Nancy Foldvary, Bryon Hoogwerf, Gordon Hughes, Susan Joy, Cynthia Kubu, Angelo Licata, Izzy Lieberman, Tom Bormes, Jennifer Capezio, Murray Favus, Michael Matheis, David Muzina, Allison Vidimos, Michael Breus, Neil Kavey, Bob Uttl, Bruce N. Ames, Jung Hyuk Suh, Jim Zacny e Dean Ornish, por nos ensinarem sobre envelhecimento e revisarem nosso trabalho.

*De Ted Spiker*: Meus colegas e alunos da University of Florida College of Journalism and Communications, por seu talento, entusiasmo e inspiração. Meus professores e amigos da University of Delaware, por incentivarem e cultivarem minha carreira na escrita e no ensino. Dave Zinczenko e todos aqueles com quem trabalhei em *Men's Health* e Rodale, pelas oportunidades que me deram e suas lições de escrita sobre saúde. Minha família, especialmente minha mãe, Faith; minhas irmãs, Kathy e Kim; e meus parentes por afinidade Karen e John – por seu encorajamento constante. Meus filhos, Alex e Thad, que me fazem sorrir sempre que os vejo. Minha mulher, Liz, a quem amo profundamente, não só por seu apoio, como também por seus próprios dons e suas paixões que tocam tantas pessoas. Obrigado.

*De Craig Wynett*: T George Harris, considerado por muitos o pai do movimento de saúde moderna, por seus insights únicos. Phil E. Pfeifer, o professor brilhante e prático de análise quantitativa da Darden School, que se certificou de que usaríamos a matemática certa. Meu pai, Paul Wynett, que me ensinou a ver o mundo não pelo que é, mas pelo que poderia ser. Meus irmãos, David e Ben, e minha tia Sallie Burke. Meus colegas Paul Zaffiro, Pete Foley, Faye Blum, Michael Ball e Jim Bangel. Minha mulher de 24 anos, Denise, que sempre encontra respostas novas para a eterna pergunta: "Como você vive com ele?" Minha loucura freqüentemente supera o fato de que ela é por si mesma uma grande força: artista, música e criadora de suas próprias belas obras. Meus filhos, Ryan e Jim, lembretes irresistíveis do objetivo de ter uma vida longa e saudável a serviço dos outros. Sou grato a todos vocês por enriquecerem e darem sabor à minha vida.

*De Gary Hallgren*: *Gray's Anatomy*, por inspirar o título da ilustração. Ted Spiker, por me conduzir à terra de Oz e Roizen. Minha mulher, Michelle, e minha filha, Annabel, por seu apoio entusiástico a todos os meus projetos.

*De Mark Rudberg*: Meus muitos pacientes, que me ensinaram o que é realmente importante para a saúde e a vida deles. Meus pais, Morrie e Sheila, que me incentivaram sendo quem são e meus parentes por afinidade Nancy e Emmett Peck, que me mostraram o significado de envelhecer com vitalidade. Minha mulher, Ellory Peck, e meu filho, Leo Rudberg, que me compreenderam e incentivaram em todo o processo, especialmente por me deixarem sair para nossas teleconferências nas manhãs de domingo. Ellory e Leo, vocês fazem ser divertido e valer a pena envelhecer com saúde.

## Agradecimentos de Michael F. Roizen

Quando você envelhece, um livro sobre estender sua garantia se torna pessoal. Portanto, preciso agradecer – por suas contribuições científicas e críticas construtivas, por me concederem tempo para terminar este livro e me incentivarem a fazê-lo – aos muitos colaboradores, clínicos, cientistas e especialistas na Cleveland Clinic, tanto na Divison I que presidi, Anesthesia, Critical Care e Pain Management, que são inquestionavelmente os melhores do mundo no que fazem (a revista *U.S. News & World Report* provavelmente não pode classificar esses departamentos, porque haveria uma grande lacuna entre o número um e qualquer um que viesse depois), quanto no instituto que comecei a presidir – o Wellness Institute.

Este trabalho começou porque as complicações pós-cirúrgicas aumentam muito quando você envelhece. Nossa divisão na clínica queria fazer mais do que tirar e examinar seu sangue antes da cirurgia – queria torná-lo dez anos mais jovem nas duas semanas perto de seu procedimento. É isso que tentamos fazer diariamente com muitas pessoas, como um resultado deste trabalho. E o CEO da clínica assumiu a posição de que a Cleveland Clinic não pode continuar apenas a tratar de doenças e prosperar na área de saúde ou se considerar uma grande instituição. O CEO Toby Cosgrove disse que, apesar de que a clínica foi e continuará sendo uma das melhores – se não a melhor – no tratamento de doenças, o bem-estar (a garantia estendida) é parte integrante do que a clínica faz e deve fazer para todos os funcionários e todas as pessoas com quem entra em contato. Eu tenho a sorte de trabalhar com uma equipe talentosa e criativa que inclui pessoas como Dr. Martin Harris, Dra. Brigette Duffy, David Strand, Dr. Mike O'Donnell, Dennis Kenny, Rich Day, Dra. Tanya Edwards, muitos nutricionistas e especialistas em fisiologia do exercício, o chef Jim Perko, Dr. Rich Lang, Dr. Rene Seballos, Claire e Jim Young e os especialistas do Canyon Ranch, inclusive o Dr. Rich Carmona, Jerry Cohen, Bernard Plishtin, Dr. Mark Liponis (e muitos mais), que ultrapassam os limites da escala de professores de colégio das áreas centrais da cidade (Rosalind Strickland, e aqueles que inspira, reverendo Otis Moss) a treinadores executivos. Porém, o mais importante é que tenho a sorte de trabalhar com muitas enfermeiras e profissionais de saúde que fogem aos moldes tradicionais e estão tornando a Cleveland Clinic o melhor lugar para trabalhar e receber tratamento – especialmente se você deseja bem-estar como uma cultura e um resultado a longo prazo.

Nossa família se engajou totalmente – com Jeff, como nosso assistente de pesquisa MD-PhD; e Jennifer e Nancy, como leitoras críticas, às vezes acompanhadas pela "família ampliada" dos Katzes, Unobskeys e Campodonicos. Também preciso agradecer a Sukie Miller, Linda Defrancisco, Dr. Carl Peck, Rick Cott, Eileen Sheil, Erinne Dyer, Nabil Gabriel, John Maudlin, Zack Wassermann, Rachel Cicurel e outros por encorajarem e criticarem os conceitos, e especialmente a Anita Shreve, por dizer que os primeiros capítulos eram justamente o que ela queria ler; aos muitos gerontologistas e médicos de doenças internas que leram partes do livro para avaliar sua precisão; outros da equipe de RealAge que verificaram e validaram o conteúdo, e contribuíram com sua experiência para o livro.

Também agradeço a paixão por *Você sempre jovem* por parte do *staff* do Center for Partnership Medicine, no Northwestern Memorial Hospital, em Chicago, especialmente à Dra. Lorrie Elliott, a Elizabeth Crane, Jeff Klein, Jason Conviser, Dr. Dan Dermann, Drew Palumbo e Dean Harrison. E a meus parceiros que me incentivaram a realizar este trabalho: Dr. Aaron Gerber, Bob Hurwitz, Jane Spinner e Mike Kessel.

Minhas sócias administrativas Candy Lawrence e especialmente Beth Grubb tornaram este trabalho possível. (Vale lembrar que o Cavs quase o atrasou, mas também sou grato a Dan Gilbert, David Katzman, Steve Cicurel, LeBron e Booby – vocês quase atrasaram o manuscrito, mas me ensinaram que eu poderia tolerar dois minutos de estresse extremo em noites alternadas.) Não é à toa que a revista *U.S. News & World Report* considerou a Cleveland Clinic a número 1 em tratamento cardíaco por 13 anos seguidos: Toby Cosgrove, Joe Hahn, Mike O'Boyle, Martin Harris, Paul Matsen e Jim Blazer são os melhores em suas posições e insistem em inovação e excelência. Entendem a necessidade de fazer mais do que prevenir doenças, e de promover o bem-estar diário. E agradeço a todos os ilustres colegas da clínica que responderam às nossas muitas perguntas. Minha antiga sócia administrativa Anne-Marie Prince merece um agradecimento especial, assim como Diane Reverand – ela iniciou este processo me dizendo para não me preocupar com a possibilidade de ofender colegas médicos. Desde que a ciência fosse sólida, eles entenderiam que estávamos tentando motivar *você* a entender que pode controlar seus genes.

É claro que ter uma ótima parceira para combater diariamente o estresse é um excelente modo de diminuir sua idade verdadeira e estender sua garantia. Nancy, olhar para você já é uma alegria e faz meus telômeros crescerem todas as noites, estou certo disso.

Espero e acredito que este livro o ajude a rejuvenescer e viver mais — pessoas saudáveis por muito mais anos é a melhor recompensa que qualquer médico poderia desejar.

## Agradecimentos de Mehmet C. Oz

Agradeço aos meus colegas da cirurgia cardiotorácica por acreditarem que os cirurgiões podem curar com suas canetas, assim como com o aço frio de seus bisturis. Eles me deixaram livre para ter idéias e escrever, especialmente o Dr. Eric Rose, Dr. Craig Smith, Dr. Yoshifuma Naka, Dr. Mike Argenziano, Dr. Henry Spotnitz, Dr. Allan Stewart, Dr. Mat Williams, Dr. Barry Esrig e os outros ótimos cirurgiões de nossa equipe. Os médicos-assistentes, especialmente Laura Baer, as enfermeiras no centro cirúrgico e ambulatório, e nossa equipe espetacular de UTI cuidavam tão bem de meus pacientes que, em meu tempo livre, eu podia voltar minha mente totalmente para este livro sem precisar de "juntar os pedaços" de meu trabalho clínico. A gerente de meu consultório, Lidia Nieves, tem a mente (e memória) afiada que evitou que os cuidados com os pacientes fossem negligenciados. Minha coordenadora administrativa, Michelle Washburn, não só se certificou de que todas as tarefas que envolviam o livro seriam feitas a tempo, como também leu inúmeros rascunhos e forneceu comentários incrivelmente reveladores. Agradeço a Melanie Fernandi por ajudar sempre que necessário. Finalmente, como em nossos outros livros, nossa administradora de divisão, Diane Amato, contribuiu para a América ao partilhar seu precioso intelecto comigo sem se preocupar com seu tempo, e fornecer amplas opiniões sobre a condução de nosso trabalho.

Agradeço a todos os meus colegas de outras especialidades que forneceram controle de qualidade por meio de cuidadoso feedback a respeito de nossa escrita. Citamos seus nomes em nossos agradecimentos conjuntos, mas sempre lhes serei grato por suas incansáveis respostas às minhas às vezes entediantes perguntas. Agradeço ao grupo de comunicação social muito talentoso (e ocupado) da New York-Presbyterian, inclusive a Bryan Dotson, Alicia Park e Myrna Manners, que me ensinaram a transmitir mensagens complexas de um modo acessível. Obrigado, Ivan Kronenfeld, por toda a sua orientação.

Meus pais, Mustafa e Suna Oz, ensinaram-me a trabalhar duro para alcançar meus objetivos na vida e a seguir em frente mesmo quando o sucesso parece impossível. Meus sogros, Gerald e Emily Jane Lemole, partilharam comigo seu forte sistema de valores e sua paixão por procurar respostas que podem mudar o mundo. Minha mulher e co-autora, Lisa, que todos os nossos amigos consideram o "cérebro" da família, compartilha gentilmente comigo suas ótimas opiniões sobre saúde, permitindo-me manter meu rumo nas verdadeiras lições testadas pela família que nossos leitores desejam. É divertido estar casado e trabalhar com uma alma gêmea. Nossos irmãos, Nazlim, Laura, Emily, Michael, Christopher (e especialmente Samantha, Seval e Sonya, com seus exercícios), nos mantêm prontos para a ação. Nossos quatro filhos – Daphne, que herdou o gene e escreveu seu primeiro livro, Arabella, Zoe e Oliver – alegram nossas vidas. Mais uma vez, nós lhe agradecemos por tornar nossos livros parte de suas vidas.

# SAÚDE DIA-A-DIA

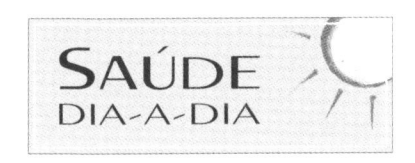

CURA ESPONTÂNEA – Andrew Weil
SAÚDE IDEAL EM 8 SEMANAS – Andrew Weil
ALIMENTAÇÃO IDEAL PARA UMA SAÚDE PERFEITA – Andrew Weil
ENVELHECER COM SAÚDE – Andrew Weil
A CURA E A MENTE – Bill Moyers
REIKI – Brigitte Müller & Horst H. Günther
ESTILO IPANEMA – Carlos Scherr
VOCÊ PODE TER SAÚDE – BASTA QUERER – Catharina Walzberg
O CÉREBRO EMOCIONAL – Gilberto Ururahy & Éric Albert
O CAMINHO DA LONGEVIDADE – Jairo Mancilha & Luiz Alberto Py
A ARTE DE SE CUIDAR – João Curvo
A DIETA DO YIN E DO YANG PARA GORDOS, MAGROS E INSTÁVEIS – João Curvo
AS CINCO ESTAÇÕES DO CORPO – João Curvo & Walter Tuche
A ALQUIMIA DOS SABORES – A CULINÁRIA FUNCIONAL – João Curvo
ANTES QUE SEJA TARDE – O que as corporações não farão por você – Marilene Lopes
VOCÊ SEMPRE JOVEM – Michael F. Roizen e Mehmet C. Oz
MULHERES JAPONESAS NÃO ENGORDAM NEM ENVELHECEM – Naomi Moriyama
    e William Doyle
A MULHER ESSENCIAL – Patrícia do Carmo Teixeira e Maria Júlia Cruvinel
A SABEDORIA DO CORPO – Sherwin B. Nuland
TORNE-SE MAIS JOVEM, VIVA POR MAIS TEMPO – Deepak Chopra
CORPO SEM IDADE, MENTE SEM FRONTEIRAS – Deepak Chopra
BIBLIOTECA DA SAÚDE PERFEITA – Deepak Chopra
- DIGESTÃO PERFEITA
- ENERGIA ILIMITADA
- DOMINANDO O VÍCIO
- SONO TRANQUILO
- PESO PERFEITO

Impressão e Acabamento:
GRÁFICA STAMPPA LTDA.